瑜伽飲食指南

125道以阿育吠陀飲食法則設計，
滿足蔬食、純素、低卡、高蛋白、無麩質、無穀物、無奶、
無精緻糖各種飲食需求，滋養身體與靈魂的美味食譜

傑瑞米・洛克・史密斯 Jeremy Rock Smith
大衛・約阿希姆 David Joachim
合著

布萊恩・塞繆爾 Brian Samuels
食物攝影

常常生活文創

瑜伽飲食指南

125道以阿育吠陀飲食法則設計，
滿足蔬食、純素、低卡、高蛋白、無麩質、無穀物、無奶、
無精緻糖各種飲食需求，滋養身體與靈魂的美味食譜

作者	傑里米・洛克・史密斯 JEREMY ROCK SMITH 大衛・約阿希姆 DAVID JOACHIM
譯者	王心宇
責任編輯	林志恒
封面設計	化外設計
發行人	許彩雪
總編輯	林志恒
出版者	常常生活文創股份有限公司
地址	台北市106大安區信義路二段130號
讀者服務專線	(02) 2325-2332
讀者服務傳真	(02) 2325-2252
讀者服務信箱	goodfood@taster.com.tw
法律顧問	浩宇法律事務所
總經銷	大和圖書有限公司
電話	(02) 8990-2588(代表號)
傳真	(02) 2290-1628
製版印刷	龍岡數位文化股份有限公司
初版一刷	2021年12月
定價	新台幣680元
ISBN	978-986-06452-6-2

國家圖書館出版品預行編目（CIP）資料

瑜伽飲食指南：125道以阿育吠陀飲食法則設計，滿足蔬食、純素、低卡、高蛋白、無麩質、無穀物、無奶、無精緻糖各種飲食需求，滋養身體與靈魂的美味食譜／傑里米・洛克・史密斯(Jeremy Rock Smith)，大衛・約阿希姆(David Joachim)作；王心宇譯. -- 初版. -- 臺北市：常常生活文創股份有限公司，2021.12
面；　公分
譯自：The Kripalu kitchen : nourishing food for body and soul
ISBN 978-986-06452-6-2（平裝）

1.食譜　2.健康飲食

427.1　　110020289

FB｜常常好食　　網站｜食醫行市集

獻給史瓦密·克里帕魯（Swami Kripalu）
感謝其推廣瑜伽之愛

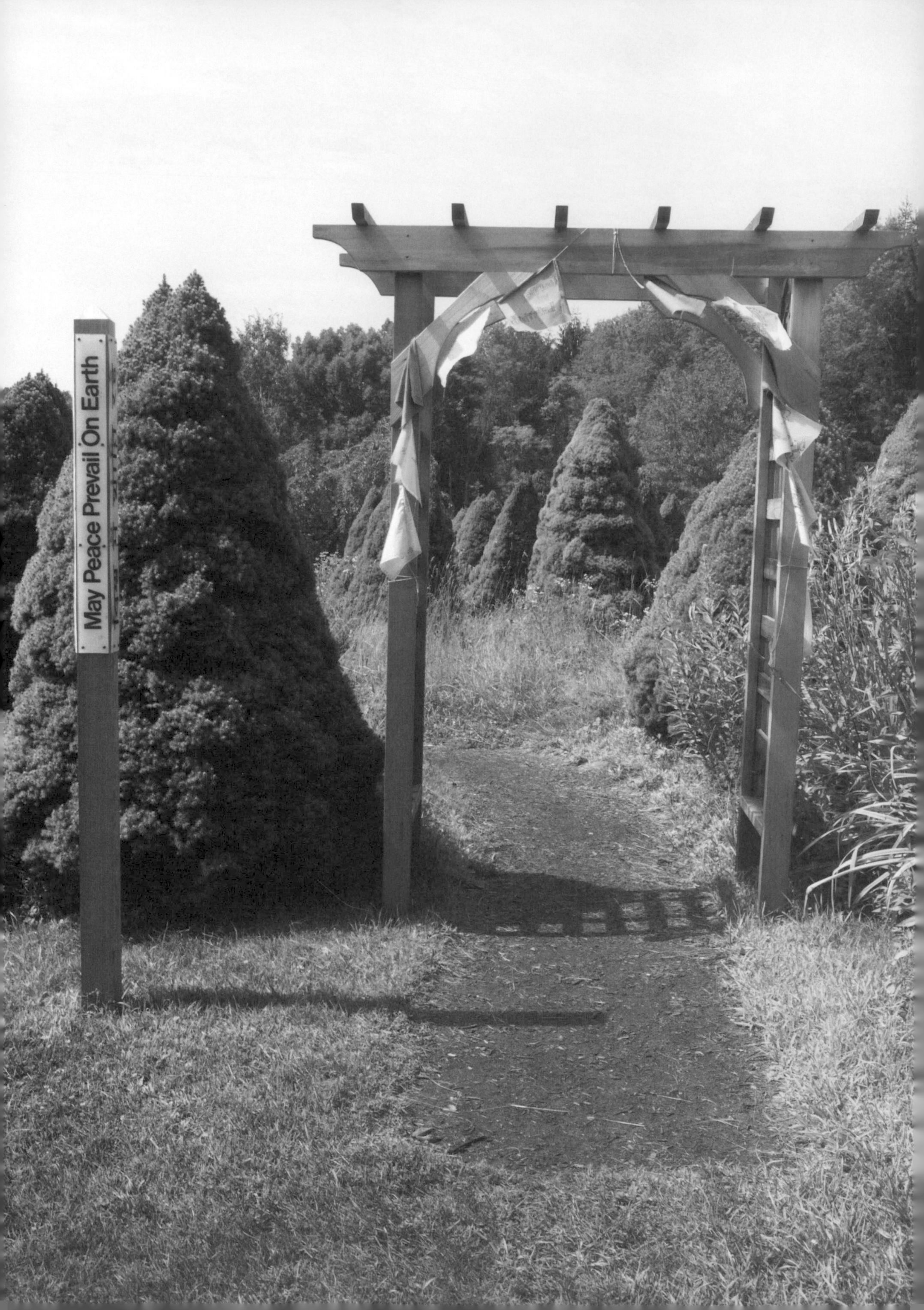
May Peace Prevail On Earth

內容

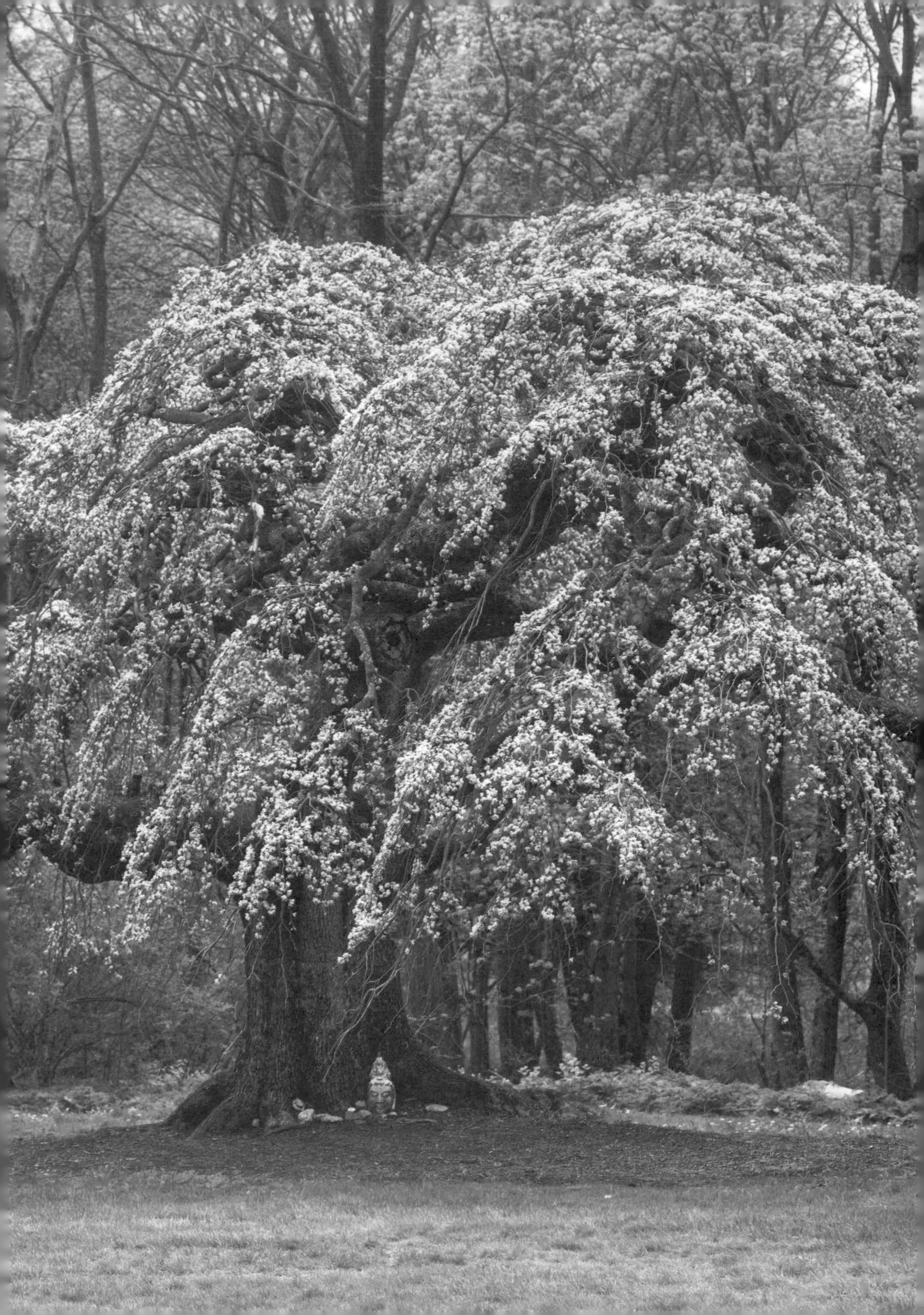

食譜列表

早餐

瑪芬、司康和麵包

湯品

沙拉與三明治

大佛吧台的常備菜色

主菜

蔬菜與穀物

來一點甜的

果汁、茶與氣泡飲

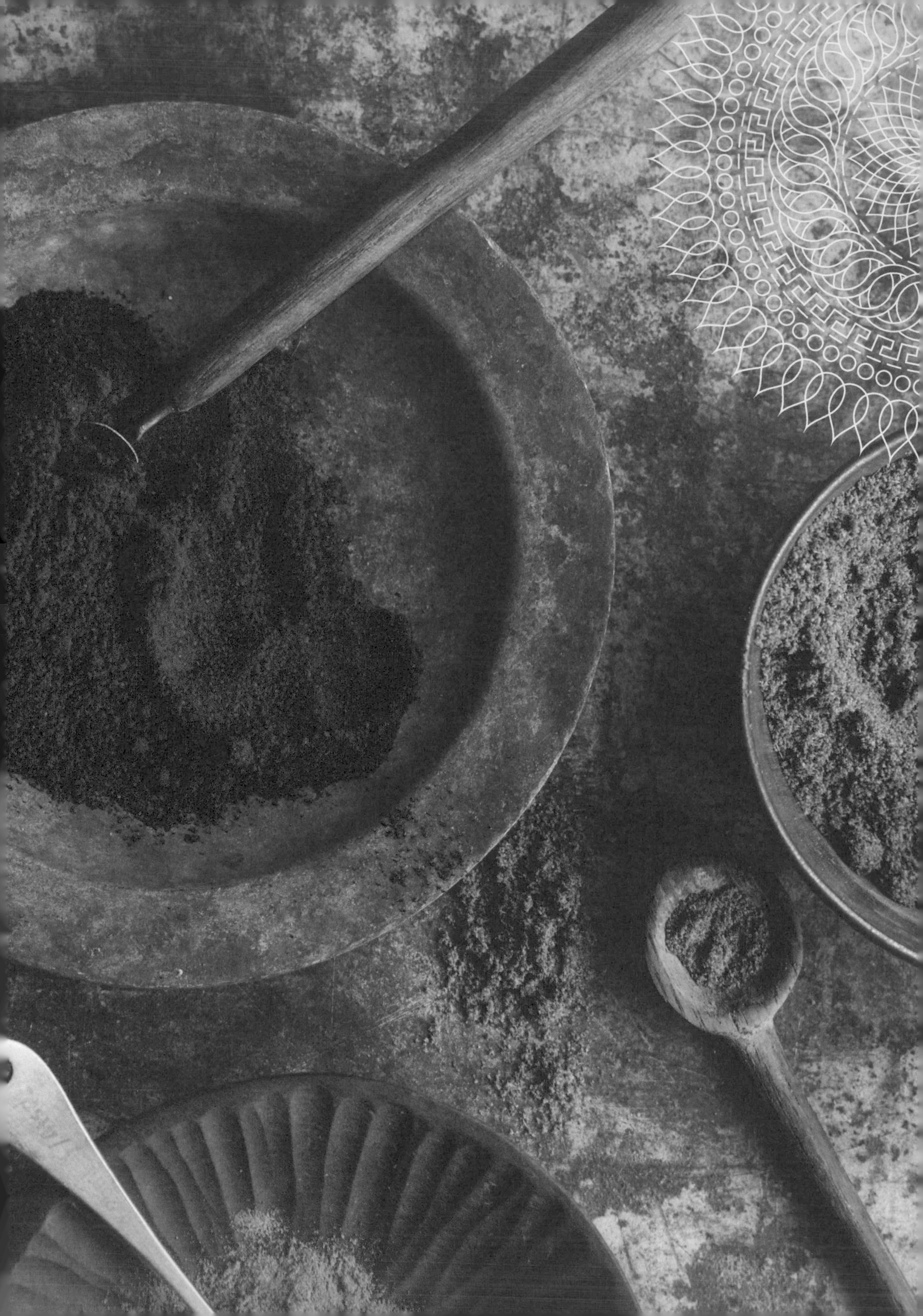

序

歡迎來到
克里帕魯瑜伽廚房

你注意到了嗎？在美國，幾乎所有小鎮都有至少一間瑜伽教室。在更大的城市還能找到更多間。根據美國瑜伽聯盟（Yoga Alliance）與《瑜伽》雜誌（Yoga Journal）近期的調查顯示，超過三千六百萬美國人都在練習某種形式的瑜伽。為什麼呢？因為練瑜伽讓人覺得舒服啊！越來越多研究證實瑜伽對健康的好處，像是減少壓力、降低血壓、改善心臟健康、對抗發炎、緩和慢性病痛，以及改善心理健康。

同時，也有越來越多人開始進行健行、划槳衝浪和太極拳這類活動。隨著這些體能活動越來越盛行，具有療癒效果的食物，如薑黃與生薑，近年來的需求也大增。你也能找到科學研究證實這些歷史悠久、具有療效的食材，確實對健康有益。除此之外，這類食物好吃極了！

瑜伽、太極拳、划槳、薑黃與生薑——從飲食到日常享受的活動中，可見美國正朝向健康生活邁進。身為北美最大規模瑜伽養生與教育中心：克里帕魯瑜伽與養身中心（Kripalu Center for Yoga & Health）所採取的健康生活型態中，這些也都是不可或缺的元素。這本食譜書真實描寫我們在克里帕魯養生中心做的所有事。此書提供了數十種養生策略，以及 125 道能夠滿足身心的食譜，同時提供變化方式，創造更多選擇，讓你變健康，並且保持健康。

克里帕魯養生中心教授養生技巧，已經超過四十年，每年吸引將近五萬名訪客。這個非營利的機構位於美國麻薩諸塞州西部，座落在美不勝收的柏克夏丘陵（Berkshire Hills），每年提供大約一千種不同的獨創養生課程。我們每天也會提供客人超過一千兩百份營養滿分的餐點。事實上，由客人評選出的體驗當中，最高分的除了機構的美麗景色以外，就是克里帕魯瑜伽廚房的每日餐點。

這本食譜書，將克里帕魯養生中心最受歡迎的食物，連帶它們的滿足感與療癒能力，一起帶到你的餐桌。同時，此書也能提供客製化的營養計畫，包括介紹古老的阿育吠陀養生觀念，有用的正念飲食技巧，多樣化又美味的跨文化食譜，亦能滿足不同飲食偏好的需求，如純素食、蔬食、無麩質、無穀物、無奶類飲食和無糖飲食等等。無論生活有多忙碌，我們鼓勵你，在現在的生活方式中，加入更健康的飲食選擇。因此我們也提供十幾種只需要六種食材、三十分鐘即可上菜的食譜。

多年來，我們在瑜伽廚房準備的食物，將古代療法的智慧結晶與現代營養科學相互交織，同時運用了經典與現代的料理技巧。此書裡的食譜風格多樣，包括將大家平日喜愛的佳餚，加上一些異國風采，如椰香法式吐司佐泰式生薑楓糖漿（P.62）；簡單又有飽足感的菜色有了更健康的版本，像是起司香菇排（P.203）與南瓜鼠尾草「奶油」細扁麵佐羽衣甘藍青醬（P.192）；還有具有滋補功效的常備食品，如早晨高湯（P.279 頁）與小黃瓜、羽衣甘藍、生薑和蘋果汁（P.292）。

我們做的料理，每天必須滿足 200 到 600 個人的味蕾，所以這些食譜也附上一些簡單的變化，以便符合特殊飲食需求；端出香煎紅目鱸搭配哈里薩辣醬、烤杏仁與蜂蜜（P.212）這樣的菜色時，只要將食譜裡的魚，用植物性蛋白質如豆腐代替，就能提供給純素食和素食者享用。此書裡 80% 的食譜都是蔬食，剩下的 20% 也能很容易變化出純素或蔬食的版本。許多訪客採取無麩質飲食，所以我們也在本書加入我們最可靠的烘焙美食食譜，像是無麩質鹽味雙巧克力豆餅乾（P.253）、無麩質全穀物純素布朗尼（P.261），以及無麩質純素克里帕魯生日蛋糕（P.273）。

但這不只是一本食譜書。在克里帕魯養生中心，我們的使命是幫助你透過瑜伽具有啟發性的智慧，身心靈的結合，發掘自己的最大潛力。任何有系統性的健康療程當中，營養的飲食是關鍵，而這本書能幫助你找到最適合你的飲食方法。我們會進行一項簡單的測試，了解你的營養狀態，並解釋哪些食物最適合你。為了幫助你達成並且維持最佳健康狀態，此書中每一篇食譜都會被標記為，有助於平衡或無助於平衡你個人的身體狀況。

個人營養與個人選擇的概念，就是克里帕魯瑜伽廚房的核心精神。我們相信每個人在尋求健康時，都有自己獨特的道路要走，而我們的目標便是在路途中，稍微提供一點指引。讓我們開始吧！

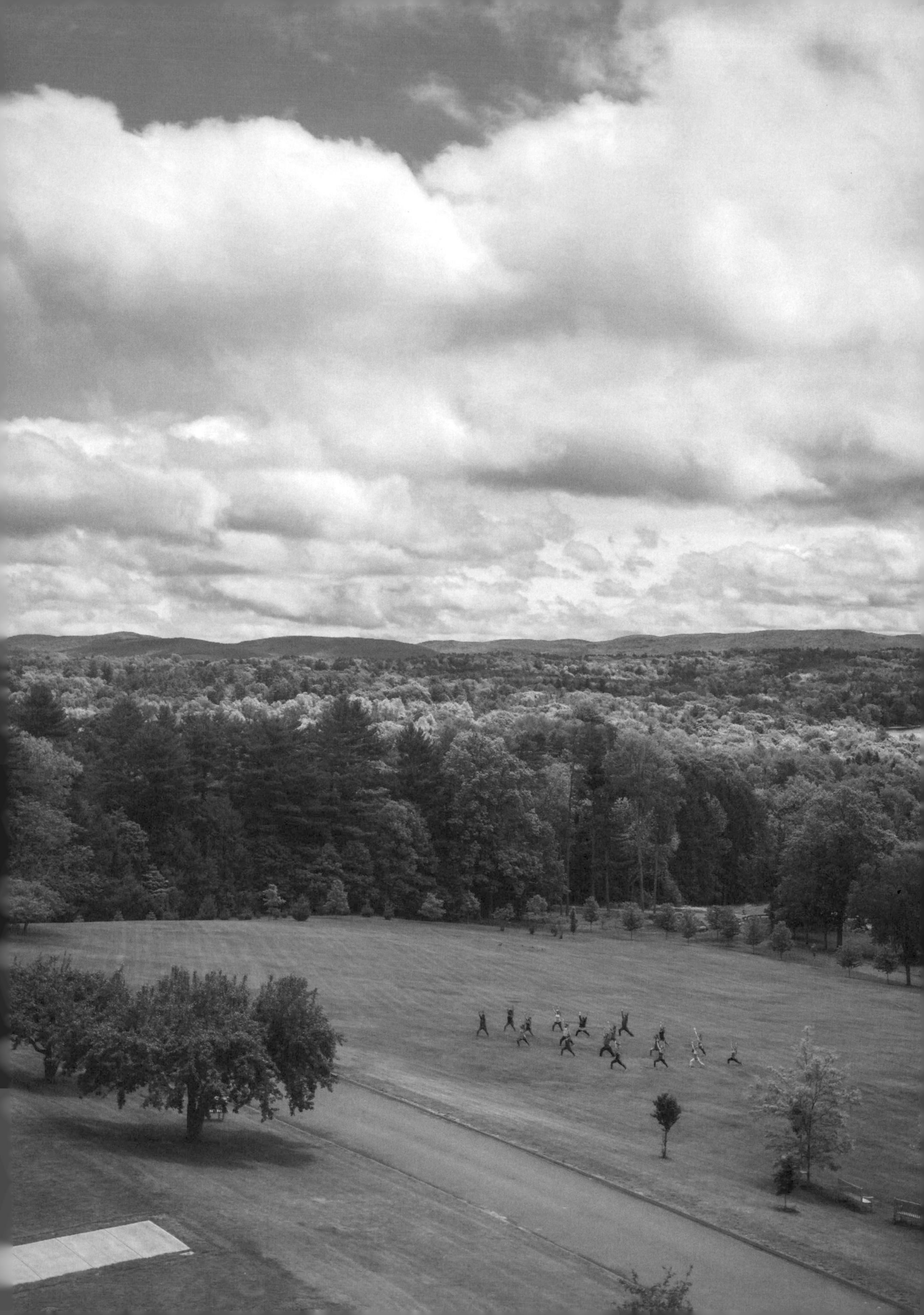

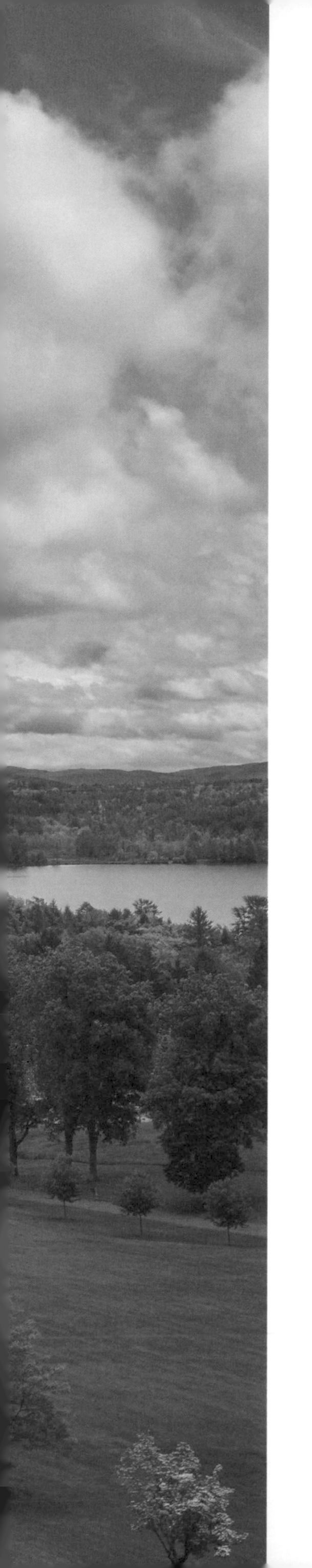

瑜伽飲食指南

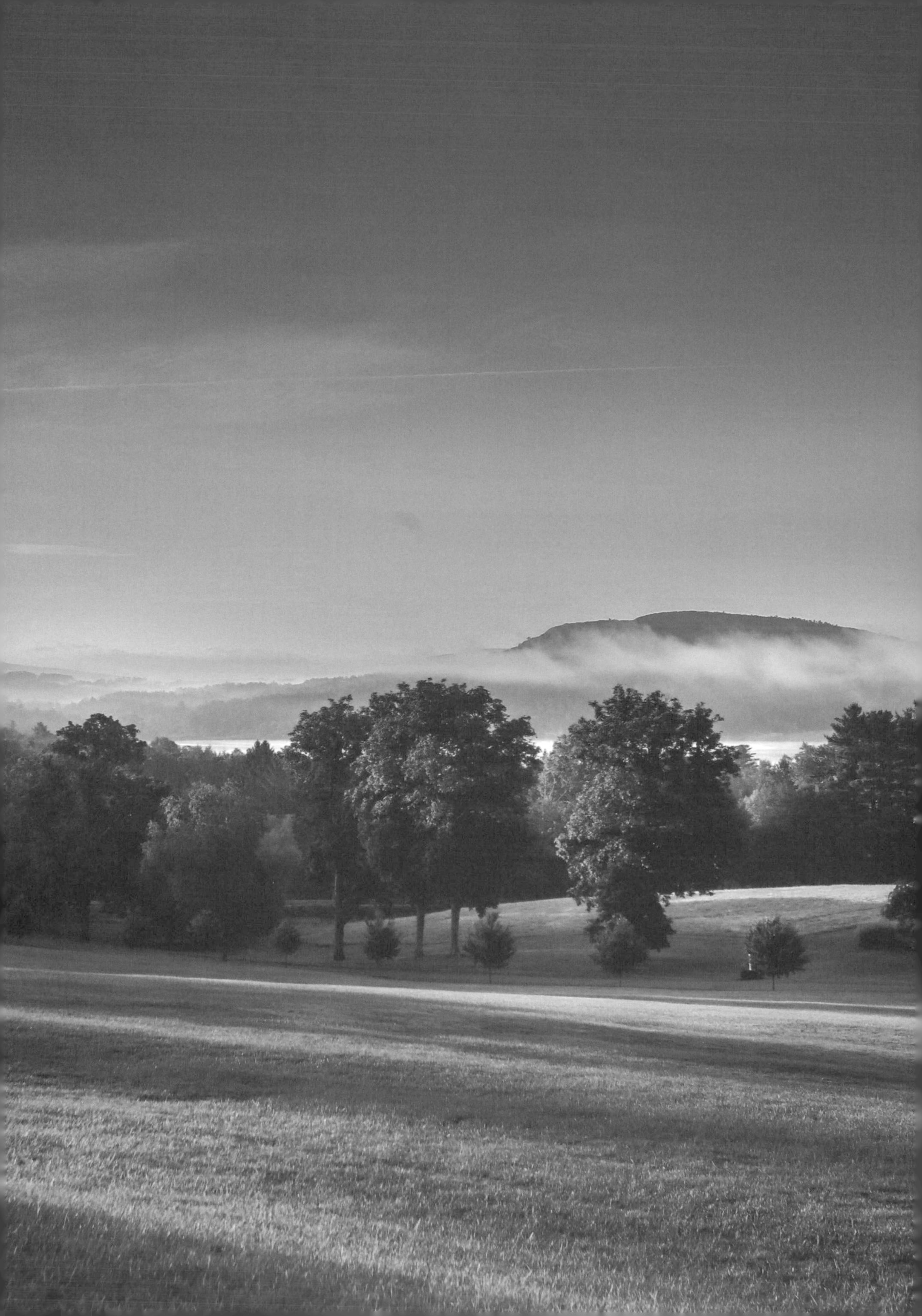

個人營養

大象跟螞蟻在決定何謂「適量」時，
牠們想像中的份量會很不同。

——— 史瓦密．克里帕魯（SWAMI KRIPALU）

在克里帕魯養生中心，我們致力幫助客人改變健康狀態的方式，就是讓他們深入理解食物與營養。我們的營養哲學，結合了現代科學研究與瑜伽傳統智慧。其中，這種傳統智慧將食物視為普拉納(prana)，也就是「生命的能量」。我們所有的飲食建議都會導向增強能量與活力、改善消化、提升新陳代謝，以及如果有在練瑜伽的話，加強瑜伽的練習。我們支持多元的飲食選擇，但對每個人只有一個建言：盡可能食用最高品質的食物。在克里帕魯瑜伽廚房，所謂最高品質的食物，就是要享用最新鮮、最營養、加工過程最少的食物，並且盡可能購買當地、當令以及有機的食材。為了幫助平衡飲食選擇，我們鼓勵你採取所謂的「同理心自我觀察」(compassionate self-observation)，一種不帶有評斷、漸漸接受自身行為的過程，容許改變自然發生。食物是強大的藥物。聰明地選擇，不但能改變自己的健康，更能改變你的環境、人際關係與社群團體。

東西合璧營養觀念

「健康飲食」的組成要件是非常有爭議的話題。事實上，對於每個人、對於處在人生不同階段的人，以及對於在全球不同地區的人，沒有任何一種飲食方式是完全健康的。我們都有稍微不同的飲食需求，這要看我們是否在試著減重、增重、增強免疫力、降低發炎或預防疾病。不過還是有一些通用的飲食方法，對每個人都算是健康的。全球最被廣泛研究的飲食模式之一，就是大家所謂的地中海飲食。這種飲食方式強調攝取大量蔬菜、水果與其它植物性食材。這些食物大多用橄欖油處理，除此之外加工過程少之又少。這種飲食模式偏好攝取全穀物與豆科植物(豆類和豌豆等)，以及適量的魚肉、家禽與奶製品。紅肉與甜食攝取都盡量降到最低。

在眾多飲食方法當中，地中海飲食的健康效益具有最令人信服、最可靠的科學根據。許多長期研究的整合分析顯示，全食物、植物性飲食模式或許能降低罹患各種重大疾病的風險，包括心血管疾病(美國第一大死因)、癌症、糖尿病與阿茲海默症。

從許多方面來看，印度醫療人士長期支持的飲食模式，其實就是地中海飲食的寫照。數千年以來，這些醫療人士都在強調應食用完整、少加工的植物性食物，這是阿育吠陀醫學的一部分。阿育吠陀治癒者建議，應該適量地享用當令食物。不過，他們還會採取更進一步的做法。阿育吠陀療癒者支持個人化的飲食，以滿足個人的健康需求。如此一來，阿育吠陀飲食模式適用在各種現代的飲食偏好，從蔬食、純素食，到低卡、高蛋白、無麩質、無穀物、無奶製品與無糖飲食。

阿育吠陀核心原則

源自五千年前的印度，阿育吠陀是目前仍在實行的全球最古老養生保健系統。阿育吠陀 (Ayurveda) 譯為「生命的科學」，並對健康採取整體觀。阿育吠陀醫學的一個關鍵概念就是：人類與其他人、與環境、與宇宙都有通用的連結。阿育吠陀醫學認為每個人的最佳飲食，是需要考量自己的身、心、感官與精神狀態的，加上也要考慮到當下的年齡、活動量、生活型態、情緒，甚至是天氣等因素。

現代醫療行為大多專注在治療疾病本身，阿育吠陀醫學著重的是預防疾病。從阿育吠陀觀點來看，健康不只是無病無痛：健康的人要能散發出活力與生命力。恢復健康的關鍵就是在飲食與生活方式兩方面，恢復平衡與適量之道。

越來越多美國人正面對壓力引發的疾病，加上相互矛盾的營養建議，使越來越多美國人轉向尋求阿育吠陀這種古老療法的幫助。既然現在全球醫療專業人員都認定，飲食與生活方式是預防疾病、保持健康的重要因素，阿育吠陀醫學的教誨因此重新獲得器重。事實上，美國人對阿育吠陀醫學的興趣越來越強烈，以致美國國家衛生院 (U.S. National Institutes of Health) 投入相當多的資源研究其效果，還資助了各種阿育吠陀療法的臨床試驗，從瑜伽到焦慮症治療。

認識自己

阿育吠陀療法雖然提倡每個人都應該食用當令、適量的全食物以及最低限度的加工食品，個人飲食的詳細建議則要取決於每個人獨特的「組成特質」。阿育吠陀經文描述人類組成的元素，和宇宙所有物體的組成元素相同。但是每一個人類的組成，都是由特定的元素比例，組合而成獨一無二的自我。

阿育吠陀醫學分辨出五種宇宙基本元素：空、氣、火、水與土。空 (ether) 是空間的元素；氣是動力的元素；火是轉變的元素；水是凝聚力的元素；土則是結構的元素。這些元素會以三種基本形式組合起來，阿育吠陀醫學稱之為：風型 (vata)、火型 (pitta) 與水型 (kapha)。「風型」是由空和氣組成，其特質包括乾燥、清瘦、寒冷、機動性與敏銳。「火型」是由火與水組成，其特質有油、尖銳、熱與分散。「水型」是由土與水組成，其特質有沈重、黯淡、穩定、冷靜與黏性。這些基本的元素組合稱為「能量體質」(doshas)。這三種能量體質組成你的身心特質，並主宰一個人的整體健康與成長。能量體質能被視為不同的身心類型。

雖然阿育吠陀經文描述根據不同因素，如時間、日期、人生階段等，這三種能量體質會在每個人體內起伏，但是每個人都有它獨一無二的能量體質。阿育吠陀飲食的目標，就是讓身體裡的三種能量體質處於和諧且平衡的狀態。

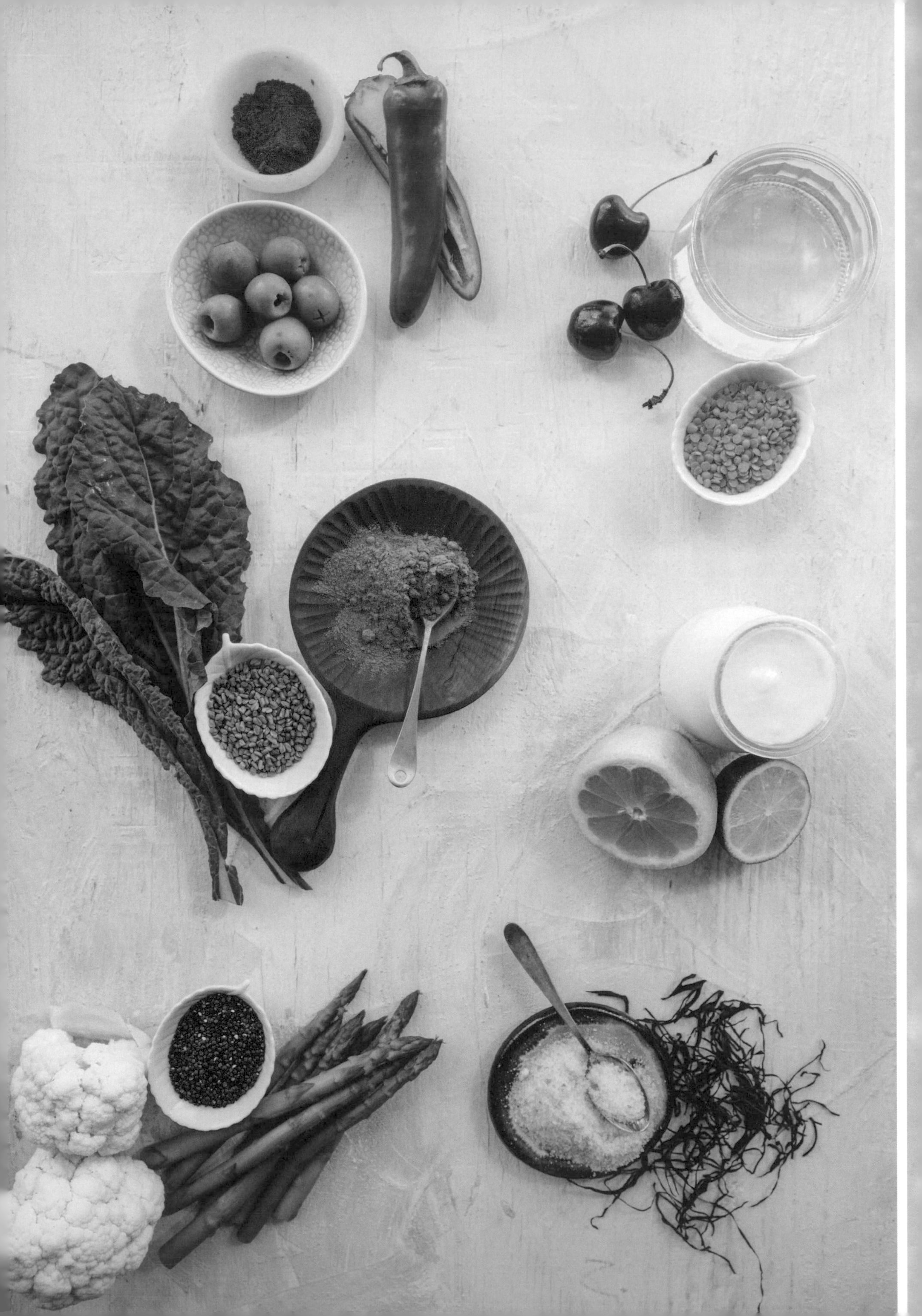

我的個人體質是什麼？

阿育吠陀分類出三種基本的心靈與身體屬性：「風型」、「火型」與「水型」——稱為能量體質。個人體質的組成，是這些身體屬性及其特色的獨特結合。要了解自己的體質，請回答下列問題（你的身體輪廓、體重等等）並為每一個項目圈選一個答案。將每個能量體質欄位的圈數加總，記在最底端。圈選數最多的欄位就是你的主要能量體質，分數較低的即是次要的能量體質。知道自己的組成體質後，就能夠選擇能改善健康的食物與餐點了。此書裡的每一份食譜都有針對你的主要能量體質，標示為平衡（降低）或不平衡（增加）。

	風型	火型	水型
身體輪廓	瘦、高或矮	中等	重、寬
體重	不易增重、容易減重	容易增重、容易減重	容易增重、不易減重
皮膚	冰冷且乾燥、深色/蠟黃	溫暖且濕潤、雀斑、容易曬傷	冰冷且濕潤、膚色白、油性、厚實
頭髮	乾燥、捲曲、量少、深色	細直髮、少年白或禿頭	油性、波浪捲、量多
眼睛	小、咖啡色、灰色、紫羅蘭色、不尋常的顏色	杏型、清澈、眼神炙熱、綠色、淡褐色	大、圓型、深色、藍色、睫毛濃密
胃口	不固定（有時候非常餓，有時候會跳過某餐）	強烈（餓的時候會很煩躁）	固定（有時候會跳過早餐，除此之外胃口都很好）
排便	便秘、乾硬、頻率不固定、量少	軟便、頻率固定、量多	緩慢、體積大、頻率固定、量適中
流汗	少量	過多	適量
脾氣	有活力、有創意、熱心、洞察力強、害怕、猶豫不決、緊張、注意力分散	聰慧、幽默、目標導向、好勝、努力、愛挑惕	可靠、理智、穩定、貪心、固執、缺乏動力
記憶	學得快、忘得快	學得快、忘得慢	學得慢、忘得慢

	風型	火型	水型
說話	不規則、愛說話、音調高、快速、活潑	能言善道、有主見、有組織、清楚、尖銳	緩慢、有旋律、音調低、聲音低、聲音大
氣候	偏好濕熱、不喜歡乾冷	偏好涼爽氣溫、不喜歡濕熱	偏好溫暖與乾燥、不喜歡濕氣與潮濕
活動量	活動量大、喜愛社交、有活力、坐不住	好勝、激烈	冷靜、緩慢、喜歡休閒活動
日常	喜歡變化、不喜歡一成不變	喜歡計畫與組織	適合遵照例行工作

食物六味

阿育吠陀經文解釋，不同食物會以不同方式影響能量體質。例如，非常辛辣的香料會加重火型體質，而冰冷的輕食如沙拉能讓它冷靜下來。這種會影響能量體質的能力，就是個人化飲食的潛在基準。

根據阿育吠陀醫學，食物最基本的六味是甜、酸、鹹、辛辣、苦與澀味。大部分的食物都是甜、酸或鹹味——這些味道能強健、扎根以及滋養。香料通常味道比較強烈、苦或澀——這些味道通常具有淨化作用，同時能幫助消化比較有飽足感的食物。下列是每種味道的特色，同時也列舉了含有這些味道的食物。

甜：包括穀物、奶製品、肉類、水果與蔬菜。

酸：包括柑橘類水果、優格與發酵食物如醃漬小黃瓜和泡菜。

鹹：包括鹽、海帶與無麥麩醬油(tamari)。

辛辣：包括大蒜、洋蔥、薑與辣椒。

苦：包括羽衣甘藍、甘藍菜、菠菜、葉用甜菜、花椰菜、紅茶與薑黃。

澀：包括豆科植物(豆類與豌豆)、發芽豆類與石榴。

阿育吠陀建議每一餐都要平衡這六種味道。六味平衡能促進最好的消化、代謝、吸收與排泄功能。營養均衡的餐點能幫助你抑制食慾、降低對食物的渴望。根據你的主要能量體質而定，你的個人營養需求會著重某些特定食物、少量攝取其它食物。每一種味道對不同能量體質的影響，以及一年當中有哪些不同時節，最好多食用含有這些味道的食物，皆列舉如下。

甜：減少風型體質。減少火型體質。增加水型體質。冬天與夏天可以多食。

酸：降低風型體質。增加火型體質。增加水型體質。冬天可以多食。

鹹：降低風型體質。增加火型體質。增加水型體質。冬天可以多食。

辛辣：增加風型體質。增加火型體質。減少水型體質。春天可以多食。

苦：增加風型體質。減少火型體質。減少水型體質。春天與夏天可以多食。

澀：增加風型體質。減少火型體質。減少水型體質。春天與夏天可以多食。

我們在克里帕魯瑜伽廚房創造新菜色時，此六味能為我們的選擇提供指引。我們致力在個別菜色以及整體餐點中平衡這六味。我們常常會把每一個餐點裡的組成食材分開，例如分成蔬菜、蛋白質、醬汁與調味醬等等，這樣客人能依照自己的體質，創造最適合的餐點。此書裡的食譜中通常包含多種選擇，讓你在家烹調時，能依照自己的體質調整食材。

風型、火型、水型標示

為了幫助你選擇最能促進個人健康的餐點，本書裡的食譜都有特別標示。了解自己的人體組成與主要能量體質 (請見 P.7) 之後，你就能選擇可以降低主要能量體質、提升次要能量體質的食物。有些菜色被標示為「適合三種體質」(tridoshic)，表示這是能夠平衡三種能量體質的食物。我們的整體目標是要透過飲食平衡三種能量體質。以下是每一種符號標籤、符號的意思，以及何時該選擇這類食物。

↓V—能夠減少風型能量體質。這類食物具有讓人感到溫暖、扎根，亦或保濕的特質。推薦給需要減少排氣、脹氣與便秘；紓緩乾燥肌膚和眼睛；以及減少壓力、緊張感、過度刺激或失眠的人。冬天可以多食用這類食物。

↑V—能夠增加風型能量體質。這類食物具有乾燥、輕體、刺激或冷卻的特質。如果正在脹氣、便秘、覺得乾燥或有壓力，就不建議食用這類食物。冬天要少吃這種食物。

↓P—能夠減少火型能量體質。這類食物有冷卻、提神或抗發炎的特質。推薦給需要舒緩胃灼熱、皮膚發炎或不適、眼睛紅腫或灼熱、體溫過高以及心理焦慮不安的人。夏天可以多食用這類食物。

↑P—能夠增加火型能量體質。這類食物具有加熱、刺激、酸性或油性的特質。不建議過度燥熱、胃灼熱或心理焦慮不安的人食用。夏天要減少食用這種食物。

↓K—能夠減少水型能量體質。這類食物具有溫緩、輕盈、刺激或淨化的特質。推薦給需要緩解萎靡感、水腫、消化緩慢、胃口不佳、腦霧、缺乏動力並感到停滯不前的人。春天可以多食用這類食物。

↑K—能夠增加水型能量體質。這類食物很有飽足感、濃郁、密度高、粘膩或油膩。不推薦感到沈重或消化緩慢的人食用。春天盡量減少食用這類食物。

＝這種食物不會增加或減少任何能量體質。一年四季都能適量享用這類食物。

舒緩慢性發炎的食物

傳統阿育吠陀飲食中，許多食物都能減少發炎情況。發炎其實是身體的一種修復反應。當你受傷撞到手肘，結果瘀青時，身體會派白血球到這個區域療傷。發炎也是身體在對抗有害細菌與病毒時的反應。發炎本身不是壞事，但如果持續發炎好幾週、甚至經年累月，就可能造成更嚴重的疾病。事實上，低程度的慢性發炎出現在大多數的退化性疾病，如心血管疾病、癌症、糖尿病和阿茲海默症，是重要的病灶。

富含抗氧化物的食物，包括大多數的植物、水果與植物性食物，都能幫助減少發炎反應。根據阿育吠陀醫學，這些富含抗氧化物的植物性食物，應該是我們飲食的基礎，由於食用這類食物，更能解釋為何阿育吠陀飲食模式，對於改善健康、預防疾病皆能見效。辛香料在阿育吠陀飲食中也扮演重要角色。特別是有兩種辛香料，含有有效的抗發炎物質。薑黃裡有薑黃素 (curcumin)，而許多研究顯示這個成分能夠減少低程度的慢性發炎。根據美國國家衛生院的整合分析，薑黃的抗發炎特質，甚至可能協助減少類風濕性關節炎的症狀。生薑裡也有抗發炎化合物：薑油 (gingerol，又稱薑辣素)，這也是阿育吠陀飲食中經常使用的辛香料。美國國家衛生院評估結果顯示，薑可能幫助減少慢性炎症、降低罹患退化性疾病，如癌症與心血管疾病的風險。

阿育吠陀飲食在烹調時經常使用薑黃、生薑與其它辛香料，因為香料不但對健康有益，也非常美味！舉例而言，無論是新鮮的薑還是薑粉，都有抗發炎的功效，也能幫助消除脹氣，並舒緩各種消化問題。阿育吠陀醫療者認為消化平衡是健康的基石，我們在下一章會解釋，因此在阿育吠陀料理中，薑是很關鍵的香料。下次炒青菜時，試試先炒一點新鮮薑末，或嘗試各種薑料理，如純素食薑味司康 (P.80) 和椰香法式吐司佐泰式生薑楓糖漿 (P.62)。薑黃粉末也能加進簡單的料理中，像是炒蛋和烤蔬菜。也可以把薑黃粉加進生命能量奶 (P.285)，這是克里帕魯養生中心版本的療癒飲品「黃金奶」。

根據阿育吠陀醫學，消化功能要強健、整體健康要好，一部分需要仰賴每一餐慎選的食物。確定自己的個人體質後，多方嘗試本書中的各種食譜，幫助你的身體與食物維持更平衡的關係。注意飲食，能讓你找到最好的食物，幫助你增加能量與活力。值得留意的是，個人體質會隨著人生不同階段、心理健康狀態、環境、生理健康與活動力而改變。如有必要，重新回答「我的個人體質是什麼？」(P.7) 就能重新確認自己的主要與次要能量體質。接著，再選擇最能改善健康的食物與食譜。你很可能還會發現，最能讓你感到滿足的，同樣也是這些食譜的味道。這就是阿育吠陀客製化飲食與烹飪的藝術。

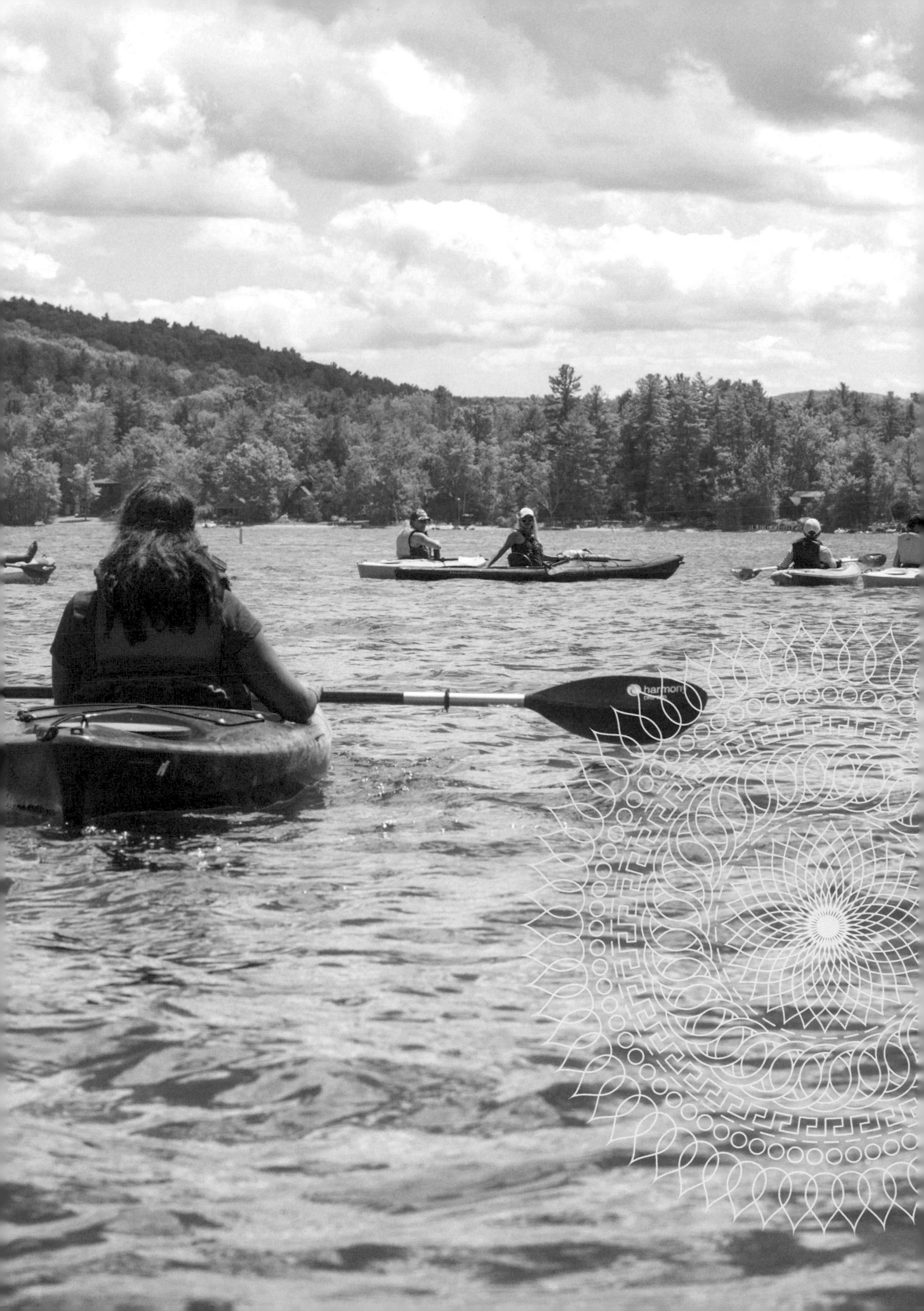

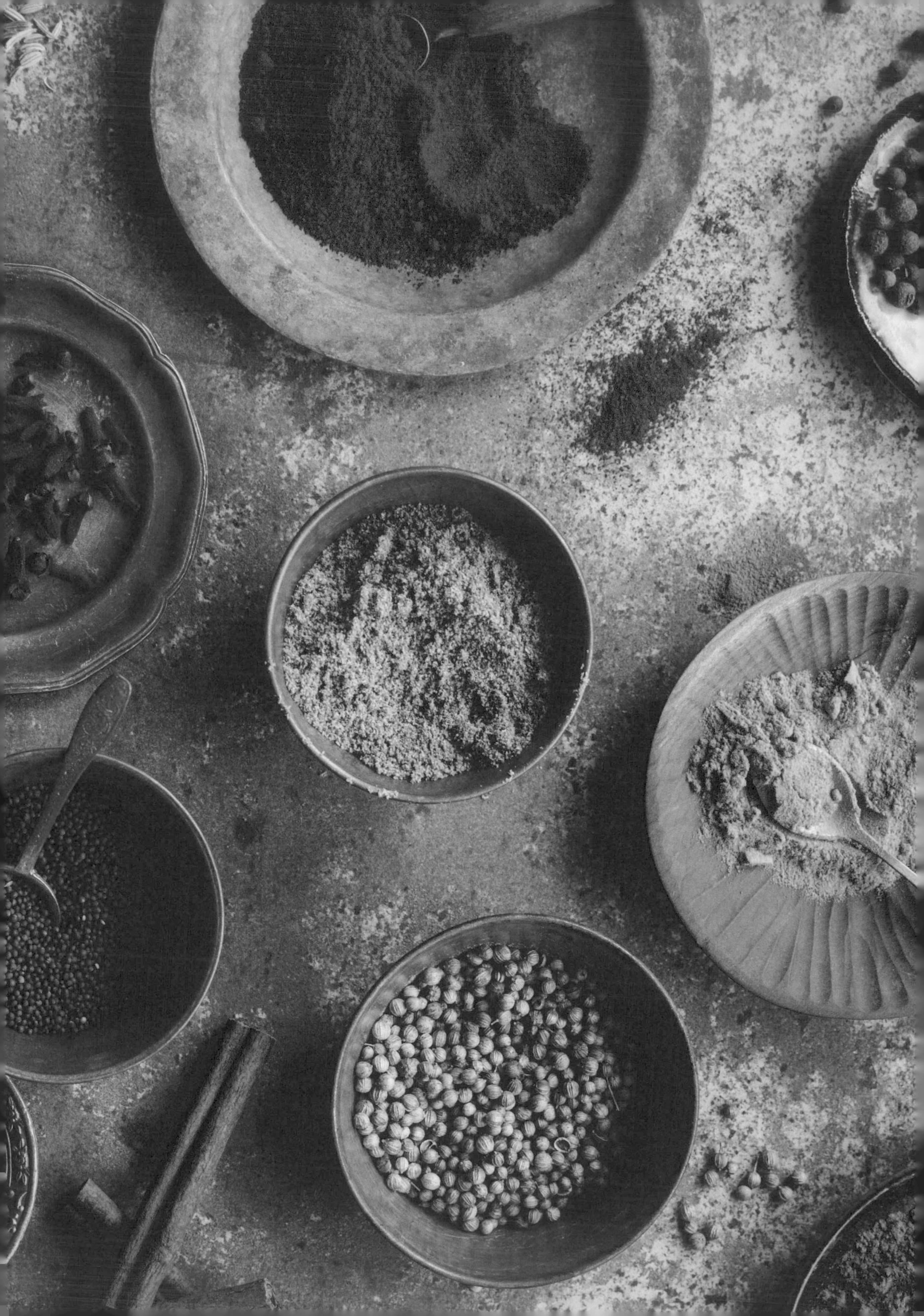

正念飲食

至高的靈修，就是不帶評斷的自我觀察。

——— 史瓦密．克里帕魯（SWAMI KRIPALU）

你是否曾在看電視時吃著爆米花，結果突然往下看才發現整碗爆米花都被吃光了？這個情境最能描繪出「無意識飲食」的概念。你一再把食物塞進嘴巴，但沒來得及真正品嚐，或意識到自己吃進多少食物，因為你的注意力放在別的地方。

正念飲食則完全相反：吃東西時要全神貫注，完全知道自己在吃什麼、吃了多少，細細品嚐每一口美食。有意識地飲食，是阿育吠陀——印度古老療法的中心信念。簡而言之，正念飲食就是要適量飲食、食用當令食材，並且花時間享用餐食。正念飲食能幫助你減少壓力、改善消化機能、避免飲食過量、控制體重，也能提供更健康幸福的感受。最重要的是，正念飲食能讓食物成為更大的享受。

隨著大自然的節奏飲食

作為整體健康療法，阿育吠陀強調應與自然節奏和諧共處。當你偏離自然運行的基本模式，不健康的傾向會開始從身體顯現。正念飲食的一部分，是根據生活環境的每日變化與季節變化進食。從阿育吠陀觀點來看，你是大宇宙的其中一個縮影，日正當中時，身體也會覺得最熱。「火」在阿育吠陀讀作 agni；用來形容太陽的能量，也用來形容自己內在的能量。太陽的火與你內在消化系統的火，在正中午都是最強烈的。我們的目標是讓這個「火」保持平衡，意思是它燃燒得強烈時，要餵養更多；消化之火比較微弱時，則要進食比較少。因此，阿育吠陀建議盡可能將午餐，當作一天中最大的一餐。

相對的，晚上最好享用比較輕盈的餐點。睡前至少兩小時以前先吃晚餐也有所幫助。晚上睡覺時，消化火焰處於最微弱的狀態。如果晚餐吃很多，或是吃飽後太快去睡覺，食物可能還未完全消化，可能導致身體不平衡，造成胃灼熱、脹氣、大腸激躁症與睡眠間斷。

與太陽同步進食的原則，或許能解釋為什麼地中海飲食如此健康。或許不只是因為地中海飲食吃進哪些食物(大多是植物性食物)，而是如何進食以及吃飯的時間。在地中海，午餐是一天最主要的餐點，這點與阿育吠陀飲食建議相符。

在現代工作環境裡，午餐要當作最大的一餐似乎是不可能的事。只要盡力就好。如果平日在辦公室上班，至少把電腦關掉，找個安靜的地方，花一點時間在不分心的情況下享用午餐。然後，週末在家的時候，再好好跟著太陽一起進食：享受悠哉的午餐。

食用當季與當地食材

隨著自然節奏進食也包括食用當令食材。你身體最需要的是，在一年當中特定時間能夠收成的食物。

在炎炎夏日裡，我們自然會渴望可以降溫的食物，像是小黃瓜和多汁的水果，如水蜜桃和蜜瓜，整體也會吃比較多輕食。比較冷的月份裡，情況就相反了：我們的胃口會為了囤積內在的溫暖，而直覺地增加。冬天也會吃比較多，並著重攝取濃郁、有飽足感的穀物如燕麥，根莖類蔬菜如地瓜，和熱湯及燉菜。

夏天容易食用當季及健康的食材，因為這個季節有太多營養豐富的植物蓬勃生長。隨地都能找到新鮮萵苣和綠色蔬菜，到哪都有沙拉可以吃。但是到了冬天，要吃得健康看似比較難，因為蔬菜量少了許多。但我們大部分的人，還沒有探索完所有種類的美味冬季南瓜如斑紋南瓜 (delicata)、十字花科蔬菜如白色花椰菜，以及芥蘭菜這類冬季綠色蔬菜。還有一種冬季蔬菜是許多人可能會忽略的：海菜。昆布、紅皮藻 (dulse)、海帶芽和黑海藻 (arame) 這類海藻，都是在冬季收成，也能提供身體豐富的有益礦物質。海菜能在各式冬季湯品與燉菜中，增添令人滿足的鹹香味。除了傳統常見的冬季蔬菜如羽衣甘藍，你可以試著在餐點裡加入這些海中蔬菜。如果你是第一次嘗試用海菜烹飪，可以試做早晨高湯 (P.279) 或無麥麩醬油薑味高湯豆腐 (P.158)，這兩種菜色都是利用昆布提煉出鮮味。你也可以試做黑海藻與天貝 (P.160)。

另外，要考慮使用在地食材。阿育吠陀提醒：我們的身體只是在反應當地的環境。與自然節奏和諧共食的意思是，要吃生長在離你最近的地方的食物。如果你吃的是在地球另一端種植的食材，你吃的是不同環境中生長的食物。在當地的農夫市集選購食材。加入一個社區支持農業 (Community Supported Agriculture，CSA) 或共享農場。購買當地生產的食材，也能讓你更輕鬆吃到當季食物，因為當地種植的食材自然就是當令的。「使用當地食材」的原則，可以解釋為什麼在克里帕魯養生中心，純楓糖漿是我們偏好的甜味劑：我們用的楓糖漿，就是我們麻州柏克夏丘陵當地所生產的。

當令食材指南

在美國超市裡，一年四季都能找到大部分的新鮮蔬果。但一月進口到超市的草莓，絕對比不上當地五月底或六月採收的草莓。當令食材也不必千里迢迢運送過來。

在你所在的地方，養成選擇當季熟成蔬果的習慣。若在北美洲的春季，那就是多食用蘆筍與馬鈴薯這類食材。夏天就吃玉米與番茄，秋天吃南瓜和菇類，冬天吃花椰菜和羽衣甘藍。以下是在每季成熟的食物。

季節	蔬菜	水果
春天	朝鮮薊、蘆筍、酪梨、甜菜根、花椰菜、紅蘿蔔、芹菜、蒲公英葉、苦苣、四季豆、防風草、馬鈴薯、蘿蔔、蕪菁甘藍、青蔥、菠菜、西洋菜、敏豆 (wax beans)	香蕉、葡萄柚、柳橙、鳳梨、大黃、草莓
夏天	蘆筍、甜菜根、花椰菜、高麗菜、紅蘿蔔、白花椰菜、芹菜、瑞士甜菜、菊苣、玉米、小黃瓜、蒲公英葉、茄子、四季豆、萵苣、皇帝豆、芥菜、秋葵、洋蔥、防風草、豌豆、甜椒、馬鈴薯、蘿蔔、蔥、菠菜、夏南瓜、番茄、蕪菁、敏豆。	杏桃、香蕉、黑莓、藍莓、哈密瓜、櫻桃、葡萄、蜜瓜、檸檬、萊姆、水蜜桃、鳳梨、覆盆莓、大黃、草莓、西瓜
秋天	甜菜根、花椰菜、抱子甘藍、高麗菜、紅蘿蔔、白花椰菜、芹菜、瑞士甜菜、玉米、小黃瓜、茄子、苦苣、闊葉苦苣、萵苣、敏豆、香菇、洋蔥、防風草、豌豆、甜椒、馬鈴薯、南瓜、蘿蔔、蕪菁甘藍、地瓜、番茄、蕪菁、印度南瓜	蘋果、哈密瓜、椰棗、莓果乾、無花果、葡萄、西洋梨、李子、番石榴、葡萄乾
冬天	花椰菜、抱子甘藍、紅蘿蔔、白花椰菜、芹菜、甘藍、苦苣、羽衣甘藍、防風草、馬鈴薯、蕪菁甘藍、地瓜、蘿蔔、印度南瓜	椰棗、莓果乾、葡萄柚、柳橙、石榴、葡萄乾、柑橘

編按：此表格為北美地區四季蔬果，與台灣不盡相同，網站資料豐富，欲知台灣當季盛產蔬果，可上網搜尋。

適量飲食（EAT IN MODERATION）

正念飲食 (mindful eating) 不只講究何時進食，吃多少也很重要。阿育吠陀理論中，適量飲食的概念叫做 mitahar，直譯就是「適度攝取食物」。適度飲食的定義是，只攝取足量的食物，以保持身體的警覺性與有效率地運轉。如果飲食過量，你的身體要更努力運作，才能代謝多餘的食物。

適量飲食被證實對代謝有益。這種飲食方式，能夠減少氧化壓力並改善消化，整體健康也會因此能提升。如果你持續注重身體健康及需求，適度飲食一言以蔽之便是：餓的時候就吃；不餓就不吃。固定時間吃飯也有助於調節胃口，所以試著每天在大致相同的時間吃早、午、晚餐。

要實施適度飲食原則，必須小心做一些考量，尤其因為我們被「過度美味」的食物包圍。過度美味食品的設計，就是要讓我們更餓。糖果裡的糖分讓我們想吃更多。洋芋片裡的鹽驅使我們繼續吃。冰淇淋裡的脂肪害我們會嗑掉一整桶。但這些食物本身能給我們身體的持久營養卻是少之又少。它們會讓我們覺得更餓。畢竟，這些過度美味食品的製造者，做生意並不是為了給我們提供營養。他們的事業是賣出更多食物。而且做得很成功。垃圾食物很難適量飲食。

注意自己的飢餓訊號是關鍵。你是真的餓了，還是只是渴了？你吃東西是為了安慰自己遇到的某種壓力嗎？如果你是因為壓力飲食，有沒有別的方法能幫助你減壓呢？或許可以試試靜坐、瑜伽或某種體能活動？如果你真的餓了，你正在吃的食物真的能滿足這股飢餓感嗎？還是只能迅速提供一點味覺的安慰？試著攝取低限度加工的原形食物，提供身體更持久的滿足感。

要注意的是，適度飲食並非一定只能吃少量的食物。你的飲食需求會隨著每天的時段、季節、個人體質 (請見 P.7) 以及活動量而有所變化。如果你正在練習流動瑜伽 (vinyasa yoga)，或是一位運動健將，或是經常勞動，你的營養需求會跟練習靜坐瑜伽、缺乏運動的人，或朝九晚五的上班族非常不同。活動量大的人需要更多熱量。身體動得越多的人，更需要蛋白質才能重建肌肉組織。或者，假設你的活動量每天都不同。活動量比較大的日子，胃口自然會比較好，你應該傾聽這些飢餓訊號，攝取多一點食物。活動量較少的日子，你的胃口會比較小、代謝會慢下來，所以應該吃少一點。適度飲食的精髓，就是充份注意自己的身體，並且注意身體在特定時間需要、以及不需要的東西。這樣你就能提供自己的身體最適量的食物——不多也不少。

適度飲食不只是好的飲食習慣，更是練習瑜伽的必要環節。只攝取身體所需的食物能改變你的瑜伽之旅，幫助你找到新的能量來源，激發自己的最大潛能。適度飲食也被認為是靈修的基礎之一。對自己和自身飲食需求有完整的意識，能讓你與周圍的世界產生更深的連結，同時加深你在這個環境裡所扮演的角色。但這是需要練習的。我們都知道適量飲食最好，但實際執行又是另一回事。一開始可能會覺得充滿挑戰。慢慢來。與其突然作出改變，不如漸進式地改變飲食，會讓你更容易維持。時間久了，採取適度飲食能幫助你穩定地維持更均衡又健康的飲食模式。

花時間享受三餐

正念飲食也能鼓勵我們注意食物本身。試著不要在趕往下一個行程中吃東西，或者邊吃邊做別的事情。現在的日子節奏太快，站著吃飯、在車上吃、在電腦前吃、看電視吃，或一邊講電話一邊吃，都很常見。這樣注意力分散地進食看似無害，但完全與正念飲食的概念背道而馳。久而久之，注意力分散飲食可能會妨礙消化，導致身體出現不平衡，進而讓健康惡化。試著注意自己吃的食物。避免在心情不好、生氣或爭吵時用餐。如果你是從壓力龐大的情況或環境出發去用餐，坐下來吃飯之前，應該先花一點時間讓自己放鬆下來。接著，把自己放在一個冷靜、坐下來、安穩的環境裡，將注意力全心全意放在食物上。無論你只有十分鐘，還是有一個小時可以用餐：用餐的時候，你應該把注意力全放在用餐這件事情上。

觀察盤子上或碗裡每一種顏色與形狀。用鼻子吸入食物迷人的香氣。感謝那些種植、收成、烹調這份餐點的人。用緩慢的步調享受食物，偶爾放下刀叉，好好咀嚼每一口。吃東西的時候，把五感發揮到極致：徹底嚐到所有味道、質地、溫度，甚至是聲音。用餐時，搭配溫水或室溫水，能幫助消化。吃飽後，放鬆幾分鐘。或許還可以散步一下，刺激血液循環。每餐間隔幾小時，讓身體有機會完全消化食物。

這些正念的練習：吃當令食物、跟著自然節奏飲食，以及適度飲食、緩慢進食，都是在企圖改善身體消化系統的健康。記得：你的消化「火焰」(阿育吠陀的agni)，僅僅只是空中那團火——太陽的反射。正念飲食能促進均衡的消化，而強健的消化系統能幫助你一整天都維持足夠的活力。

正念飲食的精髓，就是認知到、並且尊敬食物對於身體健康所扮演的關鍵角色。食物是所有生命最基本的建構元素，而你吃的食物，有能力改善或損害你的健康。想要改善健康，就要認識自己，並且盡可能用最好的食物餵養你的身體。自己準備食物，而不是仰賴速食、包裝食品與餐廳外帶，會更有幫助。學會煮一些原型食物、植物性餐點，對於治療疾病、讓身體恢復活力，以及滋養靈魂，都是有長遠的幫助。

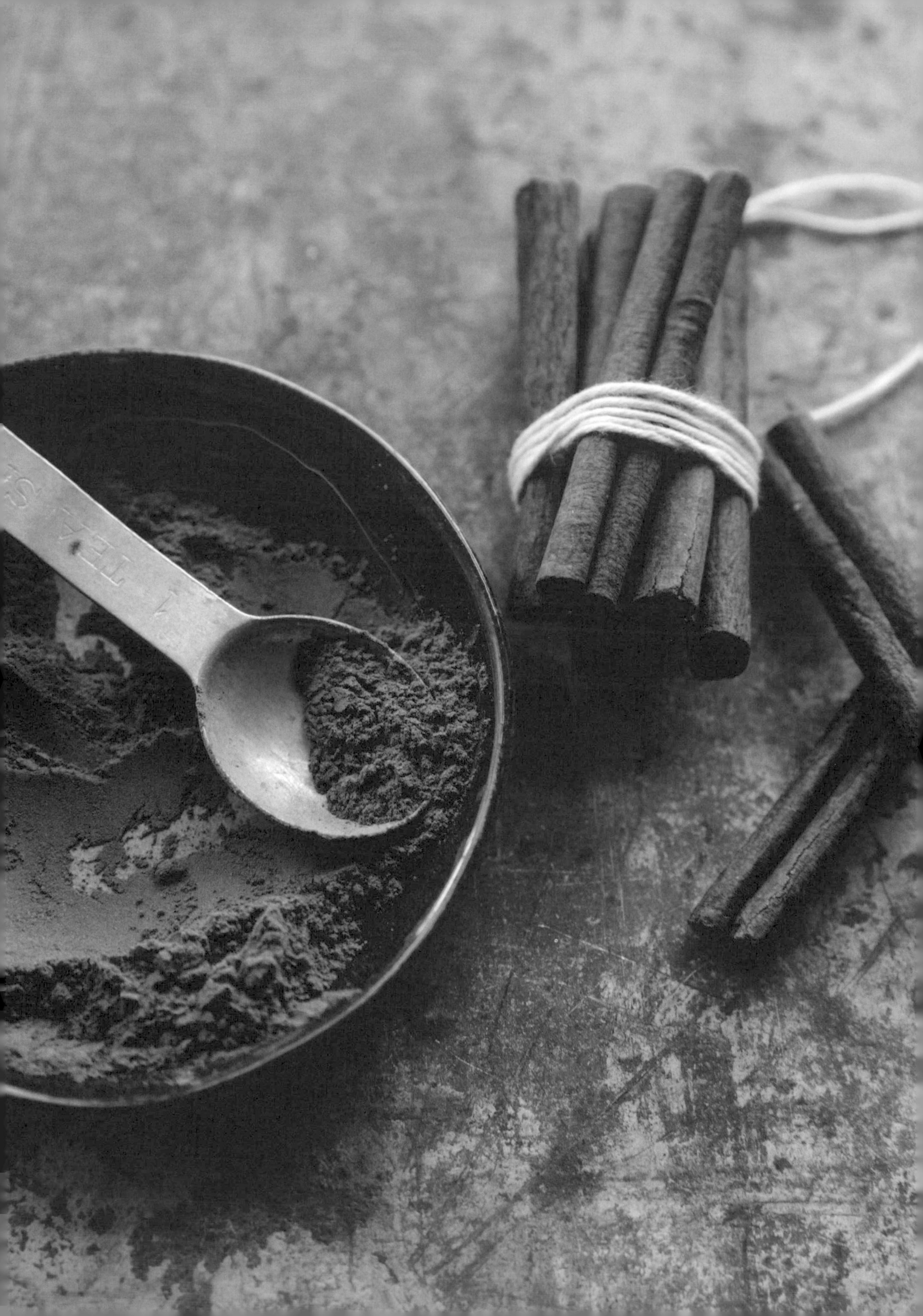

瑜伽廚房在我家

全心全意地奉獻。

讓別人快樂，就能讓自己快樂。

——— 史瓦密．克里帕魯（SWAMI KRIPALU）

在克里帕魯養生中心的餐廳，我們每天供應大約一千兩百個健康餐點。幾十年來，我們學會如何組織採購、計畫、備餐以及烹調，以滿足客人廣泛的口味與飲食需求。無論是為一大群人準備餐點，或是在家為一兩位準備，每天提供健康食物其實不必成為艱鉅的任務。稍微計畫一下，學會一些關鍵的烹調技巧，加上一點基本的道具，像是平衡感好的主廚刀，就能讓這項任務輕鬆不少。以下是我們的其它策略。

只要記得保持冷靜。跟練習瑜伽一樣，烹調也是一種練習，犯錯只是過程的一部分。如果成果不如預期，結果只能訂外賣，明天還是能再試一次。盡可能按照書中指示，但如果需要在某些部分妥協，也不必擔心：整個飲食計畫不會付之一炬。只要全神貫注地對待烹飪這件事，餐點的品質會持續進步。烹飪這才會變成一種享受、讓人覺得有益。

聰明選購

自己煮是最能改善健康的作法。我們飲食中多餘的熱量、脂肪、鹽分與碳水化合物，並不是來自家常料理，而是那些餐廳的餐點和包裝食品。自己煮就能控制使用的食材以及餐點的份量。第一步：購買那些你想要更常吃的食物，避免購買不想吃到的東西。讓自己被健康食物環繞，最後就會只吃這些食物。盡可能購買最高品質的食材，將它視為對健康的投資。購買時可以挑選這些：

選擇原形食物。盡量購買自然形態的食材。如此一來，才能攝取到食材中最多的營養與風味。購買完整的蔬果；全穀物如法老小麥、藜麥與糙米；全麥麵粉與其它全穀物麵粉如燕麥粉；乾燥豆類和小扁豆。改買一整顆新鮮大蒜，而不是罐裝的蒜末；這樣你烹調的食物味道會更好，新鮮大蒜也能提供更多營養。事實上，任何形式的食物加工，即便只是將香料磨粉，都會讓食材的營養與風味流失。我們要盡量把重點擺在完整、新鮮的蔬菜與水果上。本書中的食譜，提供數十種享受新鮮生鮮蔬果的方法。如果不想看食譜做菜，只要生吃這些蔬果也可以。你可以生吃一根紅蘿蔔，或是啃一顆紅甜椒(這兩種蔬菜都是甜的)。當你開始吃原型、最低限度加工的食物，你會開始注意到它們對健康的影響。

盡可能購買當地食材。阿育吠陀的許多作法，都是企圖將你的身體與環境平衡。購買當地種植的食材能支持這個目標。購買當地食材也能降低對環境的衝擊，因為你的食物不必經過漫長的運送過程，消耗更多地球的寶貴資源。在當地農夫市集購物，還能發現多種色彩繽紛的蔬菜、水果、烘焙品、蜂蜜，以及在離你住的地方只有幾哩遠，種植、收成與準備的其它產品。

盡可能購買有機食材。在 2000 年，美國農業部 (USDA) 制定了「美國農業部有機」認證食品的標準。這些食物在種植和生產時，不得添加任何人工農藥、化學肥料或基因改造生物體 (GMOs)。有機肉類、蛋與奶製品，則不能含有生長激素或抗生素，牲畜一年四季也必須要有放牧區域，以及非基因改造的飼料。要通過美國農業部有機認證，農場也必須證明他們在進行認證前三年，就已經未使用禁用成分。

我們在吃有機食材時，這些可能造成損害的成分，最後不會留在體內或週遭環境，包括我們的水資源裡。要記得的一點是，有些農場可能未通過有機「認證」，但生產的食材仍是用有機農法。美國聯邦的有機認證很昂貴，有些小農單純只是用常識判斷，有時甚至做得比聯邦政府的有機標準還多，以確保農場的健全運作，並顧及農作物與顧客的健康。有疑慮的話，可以詢問農場主，他的生產方式與全國有機標準是否有差異。

食用當令食材。在農夫市集購物還有另一個好處：食材永遠是當令的。如果在農夫市集沒看到這個食材，那一定不是當季的食物。如果你冬天在超市裡想著要不要買架上的甜玉米，要記得那些玉米要到夏季才會盛產。若想知道北美洲一年四季有哪些當季蔬果，請見 P.18 的圖表。一年四季當中，盡可能透過選擇當季食材，才能與環境和諧共食。

利用配送服務。許多農場與市集現在都有搭配的當地運送服務，能選擇集運不同農場的產品。這種服務能將新鮮、當地、當令，而且通常是有機的食材，直接送到你的家門。想要簡化購買當地、當季食材的過程，在自己的地方市集詢問，或上網查訊居住地區的農夫市集運送服務。

冷凍蔬菜水果沒什麼問題。如果你沒辦法找到好品質的新鮮生鮮，改買冷凍蔬果也可以，這樣在最需要這些食材時也不會碰到短缺問題。冷凍蔬菜水果既營養又方便。在冷凍庫裡常備一些豌豆和紅蘿蔔，就能隨時做蔬菜印度香飯 (P.246)。冷凍玉米粒也很方便，還有冷凍莓果、切塊芒果與水蜜桃片。

有些罐頭食品還可以。到了冬季，避免買超市裡那些顏色慘淡的番茄。這種番茄大多味道不濃郁、營養成分不高，而且碳足跡超高。你反而應該買番茄罐頭。事實上，罐裝番茄裡，對心臟有益的茄紅素含量比新鮮番茄還高。同樣地，罐裝豆子跟乾豆子完全一樣。其它許多健康食材也有罐裝的，如椰奶和南瓜泥。

避免被行銷標語左右。要記得，最健康的食物沒有標籤。蔬果區裡的食物是你應該最常吃的，它們很少會被貼上「低脂！無麩質！健康！」這類標籤。盡量購買新鮮、沒有華麗包裝和廣告詞的原形食物。若有要買包裝食材，詳細閱讀其成分表。成分越少越好。

關於健康的成分

本書中大部分的食譜，都用很基本的食材，如新鮮蔬菜與水果。我們也會使用一些國外常見的食材，像是無麥麩醬油、芝麻醬 (tahini) 和辣椒醬。食譜裡會解釋這些食材是什麼，也會描述可以用哪些產品替代。以下所述是本書中其它常用的食材。

豆類 鷹嘴豆、黑豆、白腰豆與各種小扁豆（如紅色和褐色小扁豆），都是食品儲藏櫃裡可以常備的基本好食材。罐裝豆類很方便也能應急，不過，可以的話，還是存放一些乾燥豆類，隔夜泡水能縮短烹調時間。我們通常會用小火煮豆子，裡面加上一條昆布一起煮；昆布能提供一點鮮味和碘，幫助調節身體的代謝機能；昆布也能幫助豆子在烹調中分解，讓我們的身體更容易消化這些豆類。購買罐裝豆類時，選購加了昆布的品牌，如 Eden。無論如何，使用罐裝豆類之前，記得先沖水、瀝乾，能降低鈉含量。

麵包 自然發酵的酸麵包最好了。最好購買用全麥麵粉或發芽小麥麵粉製作的酸麵包。這種麵包能提供有益的礦物質與纖維，幫助減緩碳水化合物的吸收，也能避免血糖飆升。

罐裝魚 如果你吃魚，手邊準備一些罐頭能幫助你快速上菜。罐裝野生鮭魚、沙丁魚和鯷魚都富含對心臟健康有益的 omega-3 脂肪酸。

雞肉 如果你吃雞肉的話，購買有機雞肉，還有盡可能買當地生產的。這樣能避免接觸到商業飼養雞常有的激素、抗生素與農藥。有機雞群食用的是有機飼料，通常味道也比較好。

果乾 香甜營養的果乾很適合當作零食，或加進沙拉和米飯、穀類等佳餚。在食物儲藏櫃裡放一些葡萄乾、椰棗、醋栗、蔓越莓乾和櫻桃乾。這些食材都能久放。

雞蛋 我們會使用大顆雞蛋，並且一定購買有機雞蛋。我們每週會消耗很大量的蛋，所以我們選擇美國品牌 Pete & Gerry's 的有機家族農場，因為這樣能購買我們需要的大量雞蛋。任何有機品牌雞蛋都行，或是可以從當地有機農場購買雞蛋。

魚 如何選擇海鮮很像在踩地雷。一般來說，野生捕獲的魚比人工飼養的好。在克里帕魯養生中心吃的魚都是野生的，並且是透過可持續性捕撈法捕獲。

這些漁獲來自當地一位良心供應商，他則是直接向麻州波斯頓漁港取得貨源。想要聰明選擇該吃什麼魚，你可以在 seafoodwatch.org 查詢蒙特雷灣水族館的「優質海鮮選擇指南」(Seafood Watch)。選擇這份指南上所列出的魚，並且選擇有信譽的漁獲賣家，能保障海洋的長期健康與生機。

麵粉 除了多用途麵粉 (中筋麵粉)，應該常備一些全穀物麵粉，如全麥麵粉、燕麥粉、粗粒玉米粉、蕎麥粉與全麥低筋麵粉 (用來做比較軟的簡單麵包)。標榜「石磨」的麵粉是指全穀物麵粉，因為石磨磨成的粉用的是整個穀物。全穀物麵粉的纖維含量以及營養素較高。如果你採取無麩質飲食，如燕麥粉、木薯粉、米穀粉與椰子粉，都能製作令人滿意的無麩質烘焙品。你可以從當地生產者和磨坊取得這些麵粉，或是全國性品牌如鮑伯紅磨坊 (Bob’ s Red Mill)。我們花了數十年用不同的無麩質麵粉實驗，以及改善我們的烘焙食譜，如無麩質黑莓巧克力豆瑪芬 (P.77)、無麩質全穀物純素布朗尼 (P.261)、無麩質純素紅蘿蔔蛋糕 (P.270 頁) 與無麩質披薩麵團 (P.91)。請查閱食譜中實際使用的粉類。

印度酥油 這是傳統印度料理與阿育吠陀飲食中偏好的油脂。印度酥油類似無水奶油，但還是有一點不同。印度酥油煮的時間比較久，為的是讓水分蒸發，過程中乳固形物會變成金褐色。這些金褐色的乳固形物會被過濾掉，只留下令人滿足的火烤風味。印度酥油是無乳糖奶油，發煙點比一般奶油高，意思是跟奶油相比不會那麼快燒焦。你可以購買，或是自己做。這是我們偏好的烹調用油，能室溫保存也能放冷藏。橄欖油與椰子油都是適合的替代品，但這類油沒有印度酥油特有的堅果味。

穀物 我們幾乎每天都有提供糙米、香米、藜麥與小米。其它可以囤放的全穀物包括：傳統燕麥、法老小麥 (farro)、莧菜紅 (amaranth)、大麥、碾碎的乾小麥與蕎麥。全穀物能提供非常有飽足感的餐點，同時提供多元的抗氧化物、纖維、維生素與礦物質，能幫助降低罹患心血管疾病、中風、癌症與糖尿病的機率。隨時囤放各種全穀物，並且經常食用。

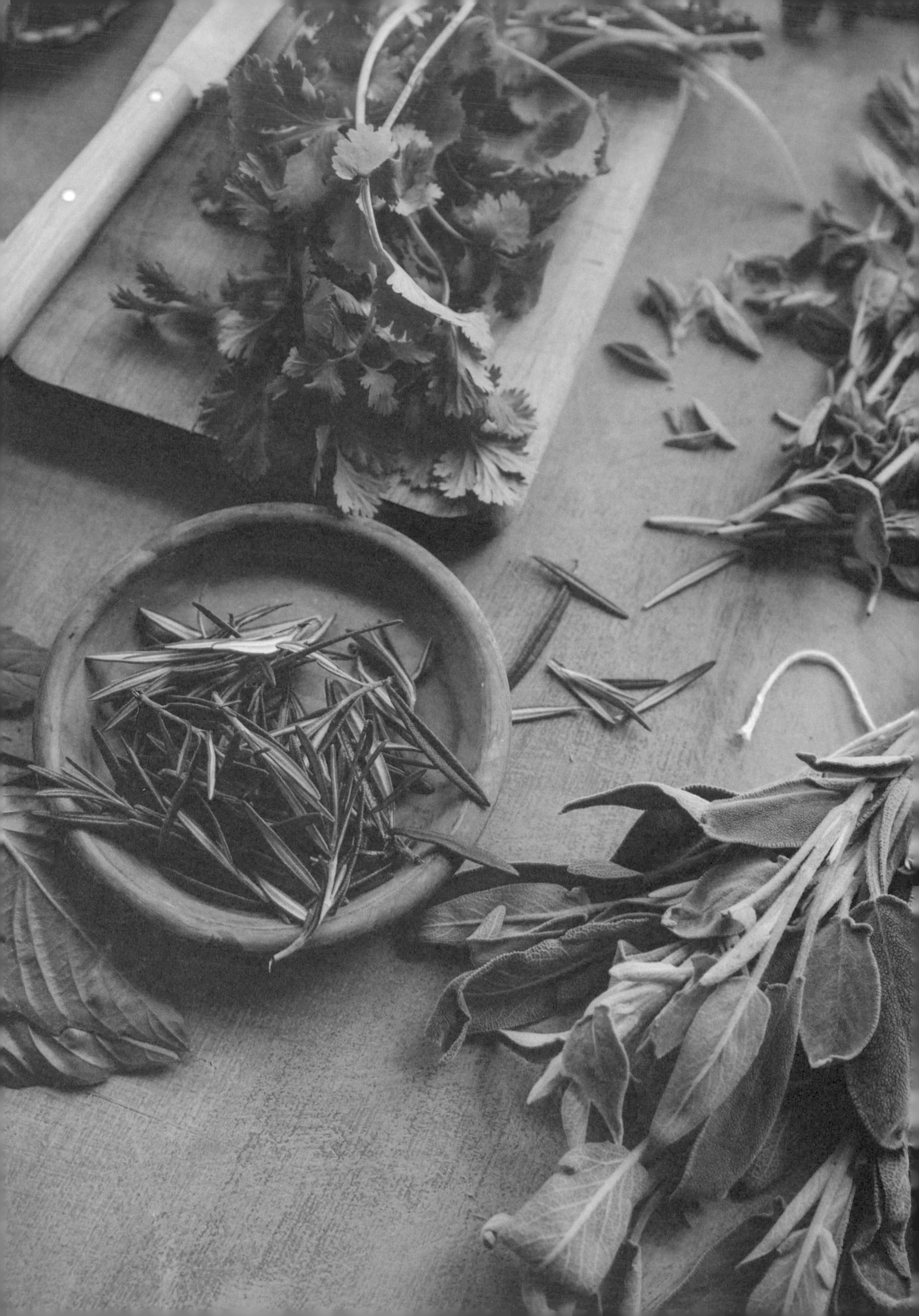

香草 乾燥香草中，奧勒岡與百里香是首選。其它容易損壞的香草比較適合趁新鮮食用，包括羅勒、香菜、薄荷與扁葉歐芹。可以的話，自己種一個香草園，甚至是在窗台上也可以，這樣在烹飪時，才能享受新鮮香草所帶來的風味與健康益處。

辣醬 在克里帕魯養生中心，我們都用「嬌露辣」辣醬 (Cholula hot sauce)，但「水晶牌」(Crystal) 辣椒醬或塔巴斯科辣椒醬 (Tabasco) 也是適合的替代品。

牛奶 我們使用的牛奶來自高地草原農場 (High Lawn Farm)，這是我們當地飼養草飼娟珊牛 (Jersey cows) 的農場。他們生產的牛奶味道濃郁、富含營養，因為牛隻都食用肥沃的牧草。如果你找不到草飼牛奶，請改找有機認證的牛奶。跟有機雞肉一樣，多花一點錢能確保你喝的牛奶裡，沒有可能有損健康的激素、抗生素與人工農藥。

非牛奶類奶製品 如果你不吃牛奶製品，準備一些無糖豆奶、米漿、或杏仁奶，可以在烹調時使用。每個人都有自己最喜歡的奶製品。即便你偏愛牛奶，你也會喜歡椰香法式吐司佐泰式生薑楓糖漿 (P.62) 這類菜色裡使用的椰奶。購買烹飪用的椰奶時，請找純的、百分之百脂肪的罐裝全脂椰奶。你喜歡的話，也可以使用減脂 (低熱量) 的罐裝椰奶，但是要避免使用無菌包裝或冷藏包裝的椰子飲品，這類椰子飲品通常含有樹膠等成份，對食譜的成品會有負面的影響。

營養酵母 純素食料理中經常使用營養酵母，它是滅活乾酵母，一般呈現黃色，具有類似起司的鹹味。營養酵母也富含維生素 B 群。在健康食品店如全食超市 (Whole Foods Market) 尋找營養酵母。我們在一些純素食食譜中，如海中鷹嘴豆 (P.126) 和無麩質純素肉汁醬 (P.130)，會使用營養酵母。

堅果與堅果抹醬 堅果很適合當零食，更能提供蛋白質、健康油脂和有益健康的礦物質。最好在食物儲藏櫃中備有多種堅果，包括核桃、杏仁、胡桃、腰果、開心果和花生。在製作薑味杏仁花椰菜沙拉 (P.133) 和無麩質巧克力花生醬能量棒 (P.258) 這類食譜時，杏仁抹醬、腰果抹醬與花生醬都很方便。

油 在克里帕魯養生中心，我們會使用各種油脂，包括特級初榨橄欖油、深焙麻油、葡萄籽油、椰子油與葵花油。做多功能快炒料理時，我們會用橄欖油或葵花油。我們也會將橄欖油裝在噴瓶裡，輕鬆替烤盤抹油。高溫炙燒時，我們會用葡萄籽油，因為其發煙點較高、味道中性。葡萄籽油在市面上已經很好取得。用來製作沙拉、淋醬、低溫烹調時，我們建議使用有機冷壓特級初榨橄欖油。如果你在找純素食的「豬油」風味，可以用椰子油。我稱它為「叢林豬油」，因為它帶有一點熱帶風味，口感也特別好。椰子油在室溫會凝固，溫度超過 24℃就會變成液態。

有些企業會賣混了其它油的椰子油。請選購百分之百未精製、冷壓、有機純椰子油，像是 Spectrum 這類品牌。如果食譜需要融化椰子油，你可以把椰子油擺在陽光照射得到的窗邊，讓椰子油液化。

洋蔥 我們大部分都使用黃色 (西班牙) 洋蔥。有時候為了顏色也會使用紅洋蔥，或是味道比較溫和的白洋蔥，或是維達麗雅 (Vidalia) 品種的甜洋蔥。有需要特定種類洋蔥的話，食譜裡會註明。

義大利麵 食物儲藏櫃請準備各種長條義大利麵，如義大利直麵或細扁麵，或是短義大利麵，如筆管麵或螺旋麵。這些義大利麵能幫助你輕鬆變出快速、營養的一餐，主要食材就用廚房裡有的任何蔬菜和蛋白質食材，例如蘆筍鮮菇韭蔥奶油蝴蝶麵 (P.196)。如果你偏好無麩質食材，可以尋找使用米、玉米、藜麥或這類穀物混合而成的義大利麵。

胡椒粒 若要得到最好的風味，將整顆黑胡椒顆粒，裝進胡椒研磨器，因為新鮮現磨的味道絕對比罐裝胡椒粉好吃多了。所有乾燥香料都是一樣。可以的話，自己用杵臼搗碎，或用小型香料研磨機 (咖啡豆研磨機) 磨成粉。這麼做能得到更強烈的風味。

鹽 我們烹調時，大多使用細海鹽或稍微粗一點的海鹽。有時候，我們也會用馬爾頓天然海鹽 (Maldon flake salt) 最後灑在菜上，而我們使用的「餐桌鹽」是喜馬拉雅山岩鹽，這裡面有非常多對身體有益的礦物質。準備一點煙燻海鹽，也能為菜餚增添不同風味。炒蔬菜的時候，我喜歡在蔬菜一下鍋就加一點海鹽。最後要盛盤之前，嚐一下味道再決定是不是需要再加一點鹽。習慣這種烹調方式後，你會發覺食物能調味得很徹底，而不只是在表層而已。每個人對鹽分的接受度不同，所以我們在這本書的食譜裡，只用最少的量作調味。上菜後覺得不夠的話還能再加。若要

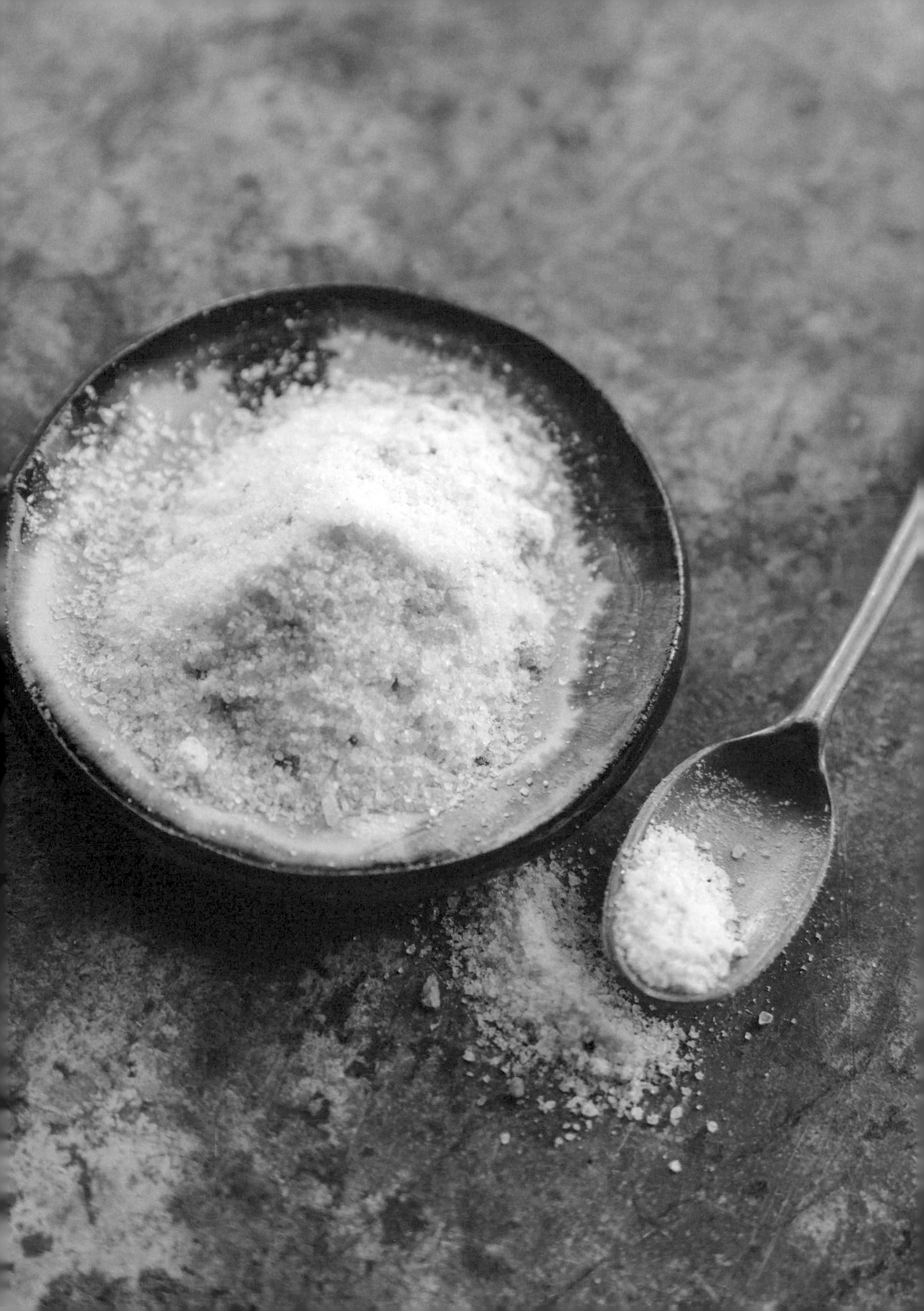

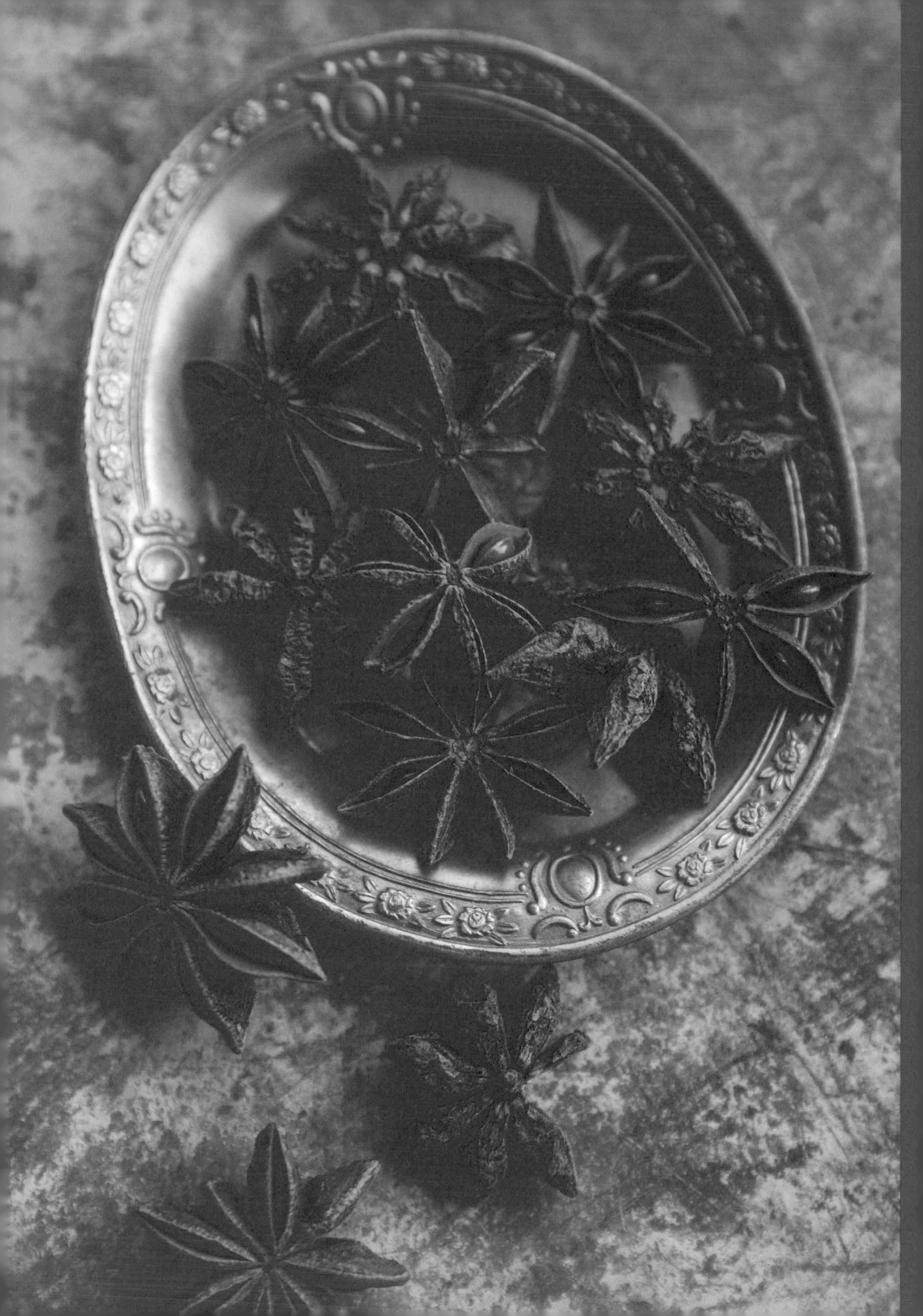

降低鈉的攝取，可以利用橄欖、酸豆、醃黃瓜、味噌與海菜多作調味。增加香料的用量也有幫助。在餐桌上可以準備一些不同的綜合香料粉，例如芝麻鹽 (P.171) 和南瓜籽紅藻粉 (P.173)。

海菜 巨海帶 (kelp)、昆布、黑海藻、海帶芽、羊栖菜與其它海菜 (海藻)，基本上都是阿育吠陀飲食中的冬季蔬菜，因為都是在冬季採收。雖然這些海菜來自海洋而非土壤，海菜富含維生素 B 群與有益的礦物質，如碘、鉀、鈣和鎂。海菜也有令人滿足的鹹味或鮮味。通常海菜都會被乾燥，幾乎可以無止盡保存，也很適合加進這類菜餚：早晨高湯 (P.279)、黑海藻與天貝 (P.160)，與無麥麩醬油薑味高湯豆腐 (P.158)。

種籽 和堅果一樣，種籽內含許多蛋白質、礦物質與維生素…基本上，所有健康新植物——以及健康的你——所需要成分都在裡面！準備各式各樣的種籽可以當零食吃、用來烹飪，包括葵花籽、南瓜籽、芝麻、奇亞籽和亞麻仁。

香料 阿育吠陀烹飪經常使用各式各樣的香料，因為大部分的香料都能改善消化機能，許多甚至有抗發炎功效。再來，香料也能幫蔬食佳餚增添美妙風味。想要兼具美味與營養，最好自己將完整的香料磨粉，而不是購買已經磨成粉的香料。我們知道對在家煮飯的人，這比較難實行。手邊要有的最重要香料粉有：薑黃、孜然、芫荽、肉桂、肉豆蔻、多香果、白豆蔻與紅椒粉。至於應該完整保存的香料，你可以在食物儲藏櫃裡放一些：小茴香、孜然籽與芥末籽。

甜味劑 我們瑜伽廚房的甜味劑首選是純楓糖漿。楓糖漿加工程序不多，我們也能在柏克夏丘陵這裡找到味道特別美味的當地楓糖漿。我們也會使用有機蔗糖 (但用量較少)、天然純蔗糖 (Sucanat，蒸發甘蔗汁)、龍舌蘭糖漿和生蜂蜜。比起市面上經過低溫殺菌的蜂蜜，我們比較喜歡生蜂蜜，因為低溫殺菌 (或任何加熱方式) 都會讓蜂蜜的營養價值打折。生蜂蜜是活的食物，內含豐富的有益酵素與益生菌，如乳酸菌，因此能讓我們更易消化這種食物。低溫殺菌或加熱蜂蜜，會破壞這些好菌和酵素。請選購生蜂蜜並且避免加熱。我們比較喜歡在烹飪的最後才淋一些，像是在香煎紅目鱸佐哈里薩辣醬、烤杏仁與蜂蜜 (P.212)。

茶 手邊準備各種紅茶與花草茶，依照不同時節可以泡熱茶或冰茶。紅茶可以用來做克里帕魯香料茶 (第 282 頁) 和薰衣草冰紅茶 (第 286 頁)，而香草薄荷茶可以做一個非常適合夏天的飲品：摩洛哥薄荷冰茶 (第 290 頁)。

優格　發酵食物如優格，可以讓肚子裡充滿乳酸益生菌，如嗜酸乳桿菌 (L. Acidophilus) 和保加利亞乳桿菌 (L. bulgaricus)，因此能改善我們的消化機能。如同我們使用的草飼牛奶，我們使用的優格也來自在地有機農場，他們的奶牛也是放牧吃草的。許多健康食品店都會有這種優格，包括全食超市。

醋　如同「甜」、「鹹」、「苦」及「鮮味」一樣，「酸」味也是烹調中的關鍵調味。為了讓你煮的食物味道更鮮明，食物儲藏櫃裡可以放不同類型的醋，包括巴薩米克醋、紅酒醋、白酒醋、糙米醋與蘋果醋。

偶爾，我們也會用梅干醋，一種用醃漬梅子擠出來的日本傳統調味料。梅干醋顏色呈淡粉色，味道不僅酸，也帶有果香與鹹香味。可以用這個調味料試試梅干醃蘿蔔與蔬菜 (P.166)。

黃原膠 (xanthan gum)　如果你採取無麩質飲食，這就是讓無麩質烘焙品質地更好的秘密。黃原膠是不活化細菌野油菜黃單孢菌 (Xanthomonas campestris) 的滑溜表層。黃原膠可以與小的食物分子結合，因此很適合取代小麥麩質。用量只需要很少，大約每杯無麩質麵粉加上 ¾ 小匙即可。黃原膠也能乳化並幫助像醋這樣的液體增稠。每杯液體只需要加 ¼ 小匙就好。市售黃原膠以乾燥粉末形式出售，超市一般都擺在自然食品或烘焙區。

關於基本配備

本書中的食譜只需基本的家庭廚房設備即可完成。不過，我們還是有一些偏好，像是使用玻璃儲存容器而不是塑膠的。以下是簡單的列舉一些必要的烹調用具，以及哪些東西是必要或不需要的。

烘焙用具　基本的 18x13 吋淺邊烤盤 (技術上稱為「標準半盤烤盤」) 有非常多用途，可以烤餅乾、烤蔬菜，還有烤堅果。本書其它食譜可能會用到 13x9 吋烤盤、8 吋方形烤盤、12 格瑪芬烤盤、9x5 吋麵包烤盤，還有可能會用到一些 8 吋圓形蛋糕烤盤，所有烤盤最好使用不鏽鋼材質。

攪拌機 浸入式攪拌棒和獨立式直立攪拌機都好用。浸入式攪拌棒用途比較廣，因為它通常還有不同配件，像是打蛋器和小型切碎機。攪拌棒也比較容易清理。我們會用攪拌機攪打濃湯、醬汁等等。

料理碗 隨手備有大、中、小調理盆，在攪拌和醃製時皆可使用。將煮好的義大利麵瀝乾和洗蔬菜時，有瀝水籃的話很方便。

砧板 我們比較喜歡用木頭砧板。尺寸越大越好，這樣切蔬菜的時候才不會覺得很侷促。如果你吃魚或肉類，有兩個砧板會比較方便：一個用來切蔬食，一個用來切生肉。

食物處理器 如果要我選擇買桌上型攪拌器，還是食物處理器，我會買食物處理器。因為食物處理器可以做更多廚房工作，像是製作青醬、切蔬菜，還有打泥、做醬料。另外，我會再買一個手持式浸入式攪拌器。

刀具 大部分在家做飯的人，不需要一整套刀具。只要擁有三把基本的刀子：主廚刀、水果刀，和鋸齒狀刀子。日式三德刀 (santoku) 是一把多功能主廚刀，能處理本書裡所有備料程序。錢要花在刀口上，買一把好品質主廚刀。刀子握在手裡的感覺與平衡感好是最重要的。跟試穿鞋子一樣，你需要試拿一些刀子才能知道哪一種適合自己。你可以造訪廚具店，試試不同的主廚刀，找到覺得最適合自己的款式。

磨刀器 大多數的家庭料理者，一年只需要將刀子磨利一到兩次。但你應該每次料理完就用磨刀石保養刀子。因此，你需要一個磨刀棒 (honing steel)。但真的需要把刀子磨利，最好還是找專業人員協助。你可以上市場去找鮮魚肉販幫你。許多肉販會提供磨刀服務，或者也能夠告訴你怎麼找到專業的磨刀業者。

切片器 如果你的刀工不怎麼樣，擁有切片器能讓你看起來像專業人士。這個裝置能將大蒜、薑、洋蔥、小茴香、甜菜根等等，幾乎所有食材，削出薄如紙一般的片狀。找一款便宜的日式切片機 (不到美金 20 元)，你很快就能削出優雅的蔬菜沙拉了。但是務必注意自己的手指喔！

測量工具 基本的量杯、量匙就足夠了。使用一個 2 杯量的玻璃量杯，測量液體也很方便。

如果你經常烘焙，尤其常做酵母發酵麵包的話，我建議購買一個便宜的電子秤。因為粉類食材如麵粉很容易被壓縮，秤重測量比測量體積精準許多。

刨絲器 準備一個刨絲器，能將紅蘿蔔、高麗菜和乳酪刨成絲。用刨刀也很方便把薑和柑橘皮刨成細絲。另外也應該要準備一把蔬菜削皮刀。

湯鍋與平底鍋 我個人不太喜歡百貨公司裡常見的多組鍋具組合。你只需要兩種關鍵鍋子：炒鍋和湯鍋，並選擇幾個不同大小就好。除此之外，你只需要一個大型高湯鍋或義大利麵鍋就夠了。我們不推薦使用不沾鍋，這類鍋具的設計不適合高溫炙燒，也很快就會產生刮痕並且需要淘汰。不銹鋼是比較好的選擇，體重輕、耐用且多功能，你可以找鋁芯或銅芯的不銹鋼鍋，兩者都能改善鍋子的導熱功能。請購買耐熱把手的鍋具，這樣高溫炙燒魚、雞肉或豆腐表層後，就能輕鬆連鍋子一起放進烤箱。

如果你沒有戶外的烤爐，你可以考慮買一個鑄鐵烤盤，或一個雙面烤盤：一面是立紋烤盤，另一面是平面烤盤。用它來做鬆餅、法式吐司和薯條都很方便。

儲存容器 我們喜歡玻璃勝過塑膠製的容器。品脫和夸脫容量的梅森玻璃罐很好用。

溫度計 如果你吃肉，務必要有一個數位探針式溫度計。沒有別的方法能測量肉類的熟度，尤其是雞肉。小心駛得萬年船。

毛巾 不必特地買烤箱隔熱手套了。直接用折疊好的棉布毛巾拿熱的鍋子吧。棉布毛巾也可以用來清理水漬、擦拭流理台，還有擦乾手。

用具 準備各式各樣的木勺、刮勺、長柄勺和打蛋器。用橡膠刮刀能方便刮下調理盆裡的麵糊、麵團和泥糊狀醬汁。

創造良好動線的廚房

你記得自己剛開始學開車的情況嗎？你學的第一個步驟是什麼？就是要怎麼調整好駕駛座位。你可能得前後調整座椅，讓你能踩到油門。調整方向盤的傾斜角度，或調整後視鏡，讓你能正確看到身邊的視角。基本上，你必須把每個東西調整到位，才能輕鬆駕車。煮飯也是一樣的。轉開瓦斯開關之前，花一點時間把廚房整理好，讓烹調程序更順暢。以下是一些要點。

設置不同處理站 專業廚師稱之為「處理站」，但其實就是將廚房分成不同的區域。你應該要有三個主要的處理站：備料區、烹調區，以及清潔區。最好的情況下，備料區有最大的流理台空間，調理盆、砧板、刀子等備料用具就收納在附近。烹調區靠近爐火，這裡要放你的鍋子、平底鍋、木勺、烤肉夾等烹調工具。烹調區越靠近備料區越好，這樣趕時間的時候就不用來回奔走。靠近洗手台的地方，清潔區應該有些食器櫃，擺放乾淨的碗盤，抽屜裡也應該放餐具等等。如果還有空間的話，可以準備一個專門烘焙的區域，將所有麵粉、甜味劑、提煉物和電動攪拌機集中在一起。你甚至還能設置一個飲料站，放所有玻璃杯、水壺、馬克杯與茶杯。無論如何，設置好特定的區域能使烹飪更有效率，因為任何時候需要什麼都能輕鬆拿取。

整理食品儲藏櫃 找不到想找的東西，煮飯就會花很多時間。就像在報稅的時候，像大海撈針一樣找那些醫療收據。請幫自己省下頭疼的時間，好好整頓食品儲藏空間，讓類似的物品擺放在一起。一整層專門放義大利麵和穀物；另一層放乾燥豆類和堅果；一層放醬料和調味料；另一層放罐頭食品如番茄罐頭和椰奶罐頭；一層放油和醋。你可以幫這些分類層架標示名稱，這樣就能確保物品被放回原位。如果特別有心要整理，你也能用相同方式整理冰箱和冷凍庫。就像在辦公室會把文件整理好，以方便取用，你的廚房也應該為了提升效率而好好整理。相信我，你在盡力快速上菜時，這會節省非常多時間。

只買需要的東西 大部分的廚師不需要擁有全部的香料，也不需要打開抽屜就要有所有能想像得到的廚房用具。你只要在需要的時候，買小包裝的香料，放久了再替換掉即可——大約 6 到 12 個月內。沒錯，那些 10 年前去度假時買的調味料也該丟了！你真的需要一把專門切酪梨的刀子嗎？大概不用吧。但是 Y 型削皮刀是絕對需要的——它能幫你超快速削完馬鈴薯皮！

放大流理台空間 流理台空間是再多都嫌不夠的。流理台上盡可能放的東西越少越好。少用的小家電，如鬆餅機，應該收進櫥櫃裡。為了有效利用有限的檯面，記得垂直思考。在牆壁上用磁鐵收納刀具。你甚至可以安裝一些層架，專門放食譜書或其它容易佔用寶貴檯面空間的東西。

減少食物浪費

美國是全球食物廢棄物最多的國家，根據美國農業部統計，每年都會丟棄將近六千萬噸食物。食物廢棄物當中，大多是直接棄之於垃圾掩埋場的生鮮蔬果。以下策略能幫助你用完廚房裡所有蔬果：

全部用掉 如果一個湯品的食譜叫你切 ½ 杯洋蔥，結果你切出來有 ¾ 杯，就用那 ¾ 杯吧。成品一定會沒問題。另外，許多廚師處理紅蘿蔔或其它蔬菜時，習慣將頭尾先切掉半吋。如果兩端都能食用，清洗乾淨一起用掉吧。

保留果皮 如果你買的是有機生鮮蔬果，不一定要削皮。許多營養都在外皮裡，所以盡量保留外皮。外皮堅硬的蔬果，像是胡桃南瓜，顯然需要削掉，但是蘋果需要削嗎？

蘋果皮就留著吧。你也可以將削下來的蘋果皮拿去用 200°C 烤，就成了簡單的點心。薄皮馬鈴薯，如育空黃金 (Yukon Golds)，也不必削皮。若是皮比較厚的赤褐色馬鈴薯，削下來的馬鈴薯皮拿去裹上一點油，再用約 200°C 烤一下；接著撒上一點鹽巴，或南瓜籽紅藻粉 (P.173)，就是一道快速的薯皮脆片點心。

收集高湯材料包 蔬菜處理完後，將那些不要的食材裝進可冷凍的袋子裡，放進冷凍庫。收集到足夠的蔬菜碎末後，就可以拿來做蔬菜高湯 (P.281) 了。你也可以用這些碎末幫市售的高湯加料。只要把這些蔬菜碎末放進高湯裡熬煮 1 小時左右，再過濾掉即可。

保留蔬菜梗 香草梗和其它蔬菜梗也都能放進高湯材料包裡。或是製作泰式羅勒檸檬飲 (P.289 頁) 這類飲料時，把香草梗放進簡單糖漿裡。你也可以用食物調理機把白花椰菜梗打碎，變成白花椰菜「飯」。還可以將花椰菜梗削成簽，做成花椰菜梗沙拉。瑞士甜菜與羽衣甘藍的菜梗都能先切塊、下鍋炒，再放葉片部分，就能為幫這道菜增加一點爽脆的口感。葉菜類的菜梗也能留下、冷藏，製作綠果汁，如小黃瓜、羽衣甘藍、生薑和蘋果汁 (P.292)，也可以加進果汁機裡一起攪打。

製作果香水 鳳梨、芒果、哈密瓜、奇異果等水果，削下來的果皮都能泡在水裡幾小時，過濾掉之後就成了果香水。用一點楓糖漿就能增添一點甜味，加入蘋果醋就變成一個簡單的飲品；也可以用果香水代替一般的水，製作摩洛哥薄荷冰茶(P.293) 這類飲料。

製作青醬 如果新鮮香草開始凋萎了，不要等到它們真的壞掉，拿來做青醬並且冷凍起來，來日再使用。不只有羅勒可以做青醬。冰箱蔬菜區放著的那把歐芹或香菜，甚至是羽衣甘藍，都能打成泥變成青醬或類似的醬料，如羽衣甘藍青醬(P.195)、芝麻菜山羊奶酪青醬 (P.153 頁)，或香菜薄荷酸辣醬 (P.151)。

製作香草油 這是另一個搶救凋萎香草的方法：把香草和一點橄欖油一起放進一個小湯鍋裡。香草與橄欖油用文火加熱浸漬 1 個小時左右，瀝掉香草後就有芳香美味的香草油，可以淋在義大利麵、飯或藜麥上。

集中精神才能省時間

每次烹調之前，先把自己的思緒整理好，才能讓煮菜過程不拖泥帶水，也不會做到一半覺得很困惑。開火之前的準備過程非常重要，法國人稱之為 mise en place，意思就是「各就各位」。一頭栽進去之前，要先把自己的姿勢擺好——做瑜伽也是這樣！把材料都拿出來，端出要用的鍋具，切好蔬菜，調好醬汁，每個食材都量好，一旦就緒才開爐。這樣可以避免一邊慌亂切大蒜，一邊看著洋蔥在鍋裡燒焦的窘境。不要急著要馬上開始煮東西。備料的時候學習放輕鬆，烹飪真正的魔力有時就發生在這個階段。好好備料能讓烹飪過程更輕鬆好玩。以下是如何發揮「各就各位」概念的實際作法：

了解自己的作戰策略 把食譜讀完才開始煮食。這樣就不用浪費時間，在烹調進行到一半時，衝出門買一樣沒想到會需要的食材。

掌握整餐的烹調時間 如果你一次要煮許多道料理，先從要煮比較久的部分開始。烤箱先預熱。烤爐先點好火。煮義大利麵的水先燒開。接著，這些都在同步進行中時，可以轉身開始切蔬菜。

類似的作業要一起做 與其不斷在冰箱與備料區來回，應該一次把所有需要的食材都放到一個大烤盤上端去。接著張羅所有的工具。切好、處理完所有食材。如果晚餐要做兩道不同的菜，但是都需要用到切碎洋蔥，你應該一次把洋蔥都切完。

把這些小的作業程序集中起來，就是在精簡化整個備料時間。

邊煮邊收拾 你相信嗎？這個策略其實可以節省時間。快要煮好所有餐點時，先把底部有點焦的鍋子拿去泡水，之後再清洗時就快多了。一邊煮的時候，一邊把鍋碗瓢盆移到水槽裡泡水。收拾用完的食材，放回食品儲藏櫃。擦拭流理台。不要只想著「煮飯」，而是「邊煮邊清」。當然，煮完飯還是需要清理，但是邊煮邊清能有效減少之後的工作量。

大家一起煮 想讓煮飯更好玩嗎？跟別人一起煮吧，請家人和朋友一起幫忙。一個人負責洗蔬菜，一個人負責削馬鈴薯皮，一個人負責洗碗。大家一起在廚房做事，煮飯就變成好玩的社交體驗，而且煮菜也變得更快了。還有，每個人都有參與的話，大家會更珍惜桌上的食物。

擁有好刀工很重要

食物怎麼切很重要。這不僅會影響食物的外觀，也會影響它烹調的過程。切得比較厚的食材，烹調時間要比較久。比較薄的，煮得比較快。這就是為什麼主廚們會在炒洋蔥和辣椒後，才加入切得細碎的蒜末。如果每一樣食材都是同時間放進炒鍋，體積比較小的大蒜會在體積比較大的洋蔥末、辣椒末煮熟之前就先燒焦。

刀工也會影響外觀的呈現，尤其是處理沙拉的時候。切得均勻的塊狀或條狀，就是比大小不一的食物看起來更可口。最好還是按照食譜裡的描述，認真切所有食材。拿刀要有氣勢，抓緊刀柄，你的拇指與食指應該握著刀身，就是刀格 (heel) 的正上方位置，這樣能更容易控制刀子。另一隻手要壓住食材，手指像爪子收起來，拇指收進靠近其它手指。如果用正確的爪子姿勢切東西，絕對不會切到自己。

以下要教你如何切條、切小丁、切細絲，讓你能切進烹飪殿堂。練刀工要有耐心，這就跟練習不同瑜伽姿勢一樣，完美刀工需要不斷練習。一開始可能令人沮喪，但每一次煮飯，刀工就會進步一些。慢慢來，集中精神，試著用正確的方式切。從這個角度出發的話，你會發現備料會變得令人放鬆，就像靜坐冥想一樣。你的手正在專心完成一個單一的任務，你的心靈就能自由漫步。

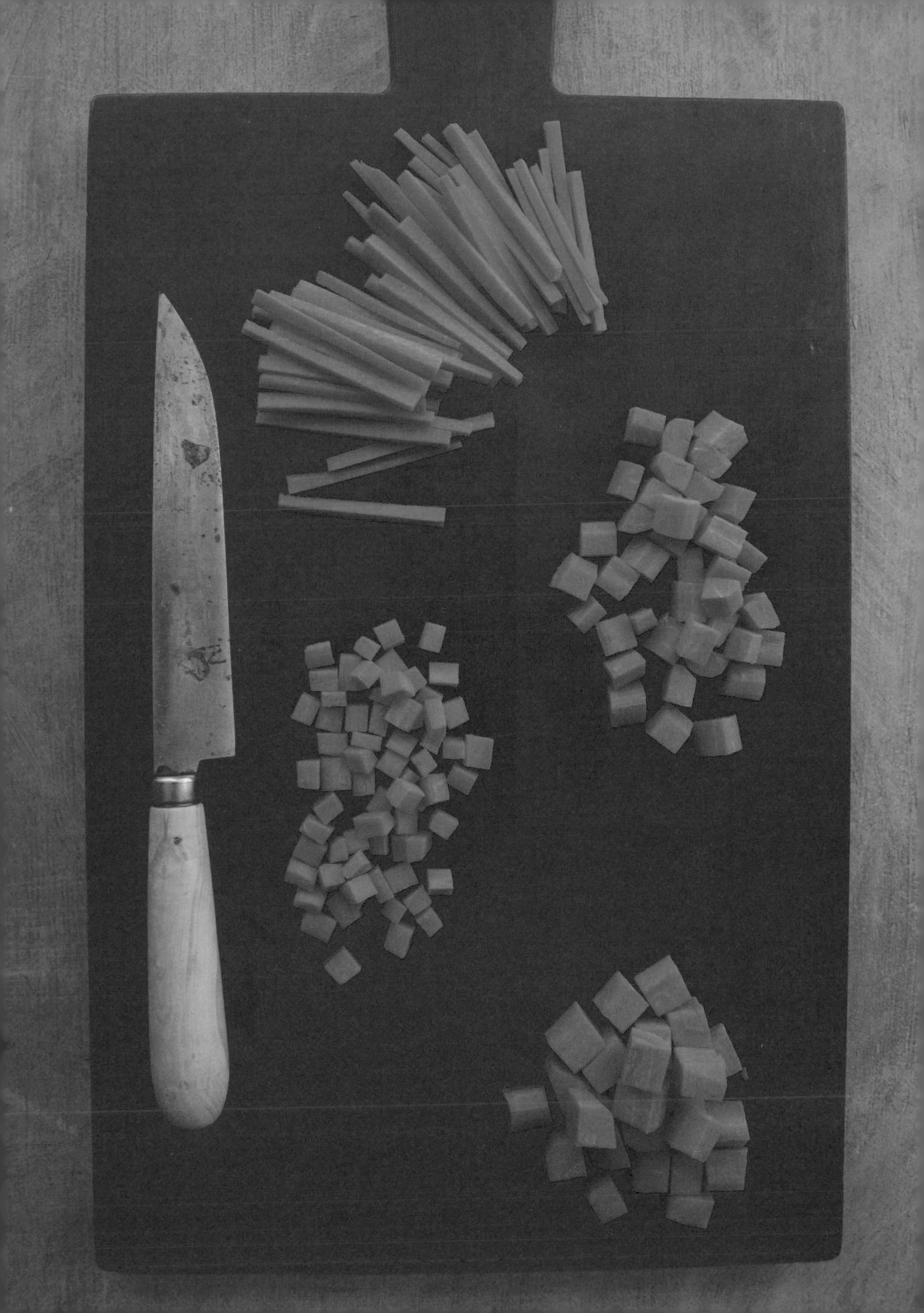

切丁（Dice）意思是把食材切成切成骰子一般的丁狀。技術上，中型的丁狀是½ 吋的立方體（完全就是骰子的實際大小）；小丁狀是 ¼ 吋立方體；大的是 ¾ 吋立方體；⅛ 吋特小型切丁，我們稱之為「切細丁」(brunoise)。在沙拉或配料滿滿的濃湯這類菜餚裡，如果能看見食材，目標就是要切出完美、均等立方體。但是如果食譜請你把食材打成泥，像是在製作純素食胡桃南瓜濃湯 (P.105) 的時候，就不要浪費時間切出完美的丁狀。此時大略切碎即可。

切細絲（Julienne）將食材切成細長條狀，像火柴棒（所以又稱為火柴棒切法）。這種刀工能增加食材的表面積，因此能釋出更多風味，遇熱面積也會增加，所以能煮得比較快。火柴棒切法很適合做快炒，用來切沙拉也很好看。技術上，切細絲的大小在定義上是 吋寬、1½ 吋長。

雪紡切（Chiffonade）這個詞是用來形容切成細絲狀的香草葉菜類，如羅勒或羽衣甘藍等綠葉蔬菜。它們被「削」成細條狀。對這些葉菜類食材，雪紡切看起來比粗略的切塊好看許多。雪紡切的做法是將 4 到 5 片葉子堆疊，再滾成如雪茄般的條狀。然後將雪茄形狀垂直切割。接著再將切成細長條的葉片拿起，撒回砧板上就能讓葉片彼此分開。高麗菜這類蔬菜要切成絲的話，整顆直接橫切即可。比較容易的做法，是先將整顆高麗菜剖成一半，切面朝下再繼續切絲會比較穩固。

刨（Shave）把食材切得如紙一般薄透。要切出這個樣子，最簡單、快速的方法是用切片器——便宜的手拿型切片器就可以了。有些切絲 / 螺旋刨絲器也能把食材切得跟紙一樣薄。無論如何，小茴香和蘿蔔這類蔬菜，用刨的方式可以很輕鬆做出一道快速、新鮮、爽脆的沙拉。

斜切（On the bias）用一個斜角切食材。你可能看過中式熱炒類菜餚用這方式切蔥。食材這樣切會很好看。斜角切也能增加蔬菜表面積，如紅蘿蔔，這對熱炒很重要，這樣在短短的烹調時間，蔬菜能釋放更多風味。

讓製作健康餐點更輕鬆

有時候專業廚師禮拜四就開始準備星期六才會端上桌的菜。或許只是在冰箱裡醃製一塊雞肉。但是到了週六，那塊雞肉的味道一定好極了。這是專業廚師與家庭料理最大的差異。專業廚師不會把每一餐視為單獨一件事。改變這樣的觀念，就能在備料時省下很多時間。今晚做的義大利麵不必只有今晚可以吃。你也可以多做一點，當作明天的義大利麵沙拉。

提前規劃 廚房裡的每一樣食材都能當作一餐，或是之後某一餐的一部分。如果將冰箱裝滿處理好，或煮熟的食材，要做出健康餐點絕非難事。

提前準備 你有想過餐廳是怎麼一天內做出幾百份餐點嗎？他們不會在上菜前，才一切從頭開始製作！大部分的蔬菜都是提前幾小時切好，有時候是前一天就切好了。如果你大部分時間只有在週末才自己煮，然後在週六的時候切了紅蘿蔔，那時候就應該多切一點，星期天很有可能會用到。綜合香料可以提前混合好，青醬類也能幾小時，甚至幾天前就攪拌完成。養成提前準備的好習慣。

提前烹調 你也可以提前將食材煮到半熟或全熟。蒸好飯、煮熟豆類，還有很多醬汁都能提前一、兩天，甚至三天前先煮好、冷藏，需要的時候再加熱。煮熟的豆類或米飯，可以用冷水冰鎮再冷藏，需要時再拿出來用。用冷水冰鎮煮熟的食物，能快速停止烹調過程，讓食材保持完整性，延長可使用的時間。蒸熟花椰菜這類蔬菜也能冰鎮後冷藏起來，減少之後待在廚房的時間。毫無疑問，若想吃得健康，處理並烹調蔬菜是最花時間的事情。提早開始備料、先煮好一些食材，就能助你一臂之力。

一次煮好大量食材 你花那麼多時間煮豆類或穀類，卻只吃一餐嗎？何不煮好大量的食材，下次就可以直接用了。煮熟的白腰豆可以當作今天的配菜，也能做成明天要喝的綿密白腰豆與烤白花椰菜濃湯 (P.115)。如果你今天要做南瓜鼠尾草「奶油」細扁麵佐羽衣甘藍青醬 (P.192) 的青醬，把份量加倍，剩下的拿去冷凍，以後再用。

雙倍的份量不用花雙倍的力氣做。如果今晚的甜點是無麩質全穀物純素布朗尼 (P.261)，將食譜的份量變成兩倍，做完後冷凍起來，隨時都能吃到美味甜點。

為不同飲食模式準備不同成分 青醬、煮好的米飯、綜合香料，這些都是完成一道菜所需要的「組成部分」。分開思考這些成分，要為不同飲食方式客製化餐點，就能有更大的彈性。假設你青春期的女兒突然決定吃純素食，但你因為運動量大需要攝取足夠的蛋白質，所以還是會吃肉。還有，冰箱裡的雞胸肉總要用完吧。你可以做菲律賓阿多波雞肉佐酪梨奶油 (P.217)，但是給女兒的部分，改用豆腐取代半份雞肉。雞肉和豆腐都用一樣的阿多波醬料醃製，但是會分開煮。酪梨奶油的部分已經是純素了，所以給女兒吃的豆腐版本會是純素的餐點。

同一份食譜一半做純素食，能讓準備餐點更簡單。在克里帕魯養生中心，我們就是用這個方法，為每一位擁有不同飲食偏好的客人準備不同餐點。我們會煮多種不同的組成部分，讓客人有多樣化的選擇。醬汁會與餐點分開放，我們也會提供牛奶製作以及非奶類製作 (改用椰奶) 的鮮奶油。在家為不同飲食偏好規劃餐點時，試著拆解出每一種菜色的組成成分，像是調味料、醬汁、蛋白質、配菜、蔬菜等。這樣你就能搭配不同的成分變成一餐，而不是為了滿足所有人的不同需求，而必須分別煮兩、三種餐點。本書食譜的編排方式，能讓你在家輕鬆提供這類選擇。

維持簡單、做得到的目標 如果你是廚房新手，不要好高騖遠。你一天可能只「認真煮」一餐。早餐可能只是炒個蛋配吐司，午餐是鮪魚沙拉和一大盤青菜。那晚餐就可以是你一天當中，花多一點時間準備以及烹調的一餐。簡單吃沒什麼不好，在家，你不用一週 7 天、一天 24 小時都在當大廚。記得，我們的目標是吃得健康。如果煮飯成了阻礙，就讓一切保持簡單，吃一份沙拉吧。

掌握基本烹調技巧

這個主題本身就可以寫一整本書了。但以下是瑜伽廚房裡經常出現的幾個關鍵烹調技巧。熟悉這些術語和程序，要煮出本書裡的食譜菜色就不難了。

炒製 (Blooming) 我會用這個技巧提升辛香料的香氣。基本上就是用油將香料加熱。乾燒加熱一個平底鍋以後，加進一些油和香料粉末，以中小火慢慢加熱。油應該只能出現微微的波紋，不要過熱。如果出現氣泡，裡面的香料會燒焦。這裡的目標不是烘烤香料，而是讓它們「釋放出」香氣。香料裡的許多香氛成分都是脂溶性的，所以用油脂炒製香料很划算：用少量的香料就能得到更多的風味。

褐變 (Browning) 在烹調蛋白質食材時，這個技巧能創造出繁複的風味。蛋白質用炙燒、燒烤或高溫烹調時，表面會變成越來越深的褐色。蛋白質此時會分解成更小的成分，並且相互反應出有深度、令人滿足的鹹香、炙燒風味。

若要嘗試褐變帶來的絕佳風味，可以試試這個食譜：哈里薩辣醬白花椰菜排，搭配卡斯特維特拉諾橄欖、葡萄乾與酸豆橄欖醬 (P.184)。記住：褐變 = 風味。

焦糖化 (Caramelizing) 類似褐變技巧，焦糖化是透過加熱食材裡的糖，直到變成焦糖般的褐色，創造令人驚豔的風味。請想像烤布蕾上面那焦脆的表層，那就是焦糖化的糖。大部分的生鮮蔬果都有一些糖分，讓蔬菜裡的糖分焦糖化，能創造非常複雜、令人滿足的風味，這個技巧是讓蔬菜變好吃的秘密之一。這就是為什麼烤蔬菜比蒸蔬菜好吃太多的原因。要試試看的話，請參考焦糖抱子甘藍佐韓式泡菜醬 (P.235)。

清洗韭蔥與綠色葉菜 沙子和土最容易藏在韭蔥和羽衣甘藍這類綠色葉菜的夾層裡，一點點的沙都能毀掉一餐，所以務必仔細清洗。處理韭蔥時，將根部和深綠色的頂部去掉(深綠色部分可以留著當高湯材料)，我們只用淺綠色和白色的部分。依照食譜的指示切韭蔥或綠色蔬菜，然後放進一盆冷水裡，在水裡稍微攪動一下，再讓地心引力幫忙讓沙土沉澱出來。沙土沉澱到盆底之後，撈起浮在上層的韭蔥或綠色葉菜。如有需要，多重複幾次這個步驟，直到清掉所有沙上。

收汁 (Deglazing) 簡單來說，就是煎、炒、褐化或焦糖化食物之後，在熱鍋上澆上液體。液體會分解黏在鍋上的咖啡色殘渣(法文又稱 fond，意思是焦香物)，保留褐變帶來的美麗風味。這是讓風味絕佳的關鍵步驟。還能同時幫你洗鍋子！

撥鬆米飯 你煮出來的飯常常結成塊嗎？你應該將飯撥鬆。悶煮完米飯後，如果只是攪拌的話，飯就會黏在一起。你應該改用叉子，開始輕輕從最上層刮鬆米飯，接著一層一層往下刮，直到所有米飯都被撥鬆了，之後才能輕輕地拌開。要克制自己不要去攪拌，這樣米飯會結塊。

燒烤 有些人喜歡把烤爐開到最高溫，然後很疑惑煮出來的食物怎麼都燒焦了。中火或中大火最適合用來烤蔬菜、魚和海鮮。高溫大火也能製造不健康的化合物，所以盡量維持在中火就好。要避免食材沾黏，烤肉架要清乾淨並且好好上油，一烤完就要趁熱刷洗烤架，下次預熱烤爐的時候，再趁熱刷一次烤架。要保持烹調表層的潤滑、不沾，先用沾了油的紙巾擦過烤架，再放上食材。要避免魚肉這種易

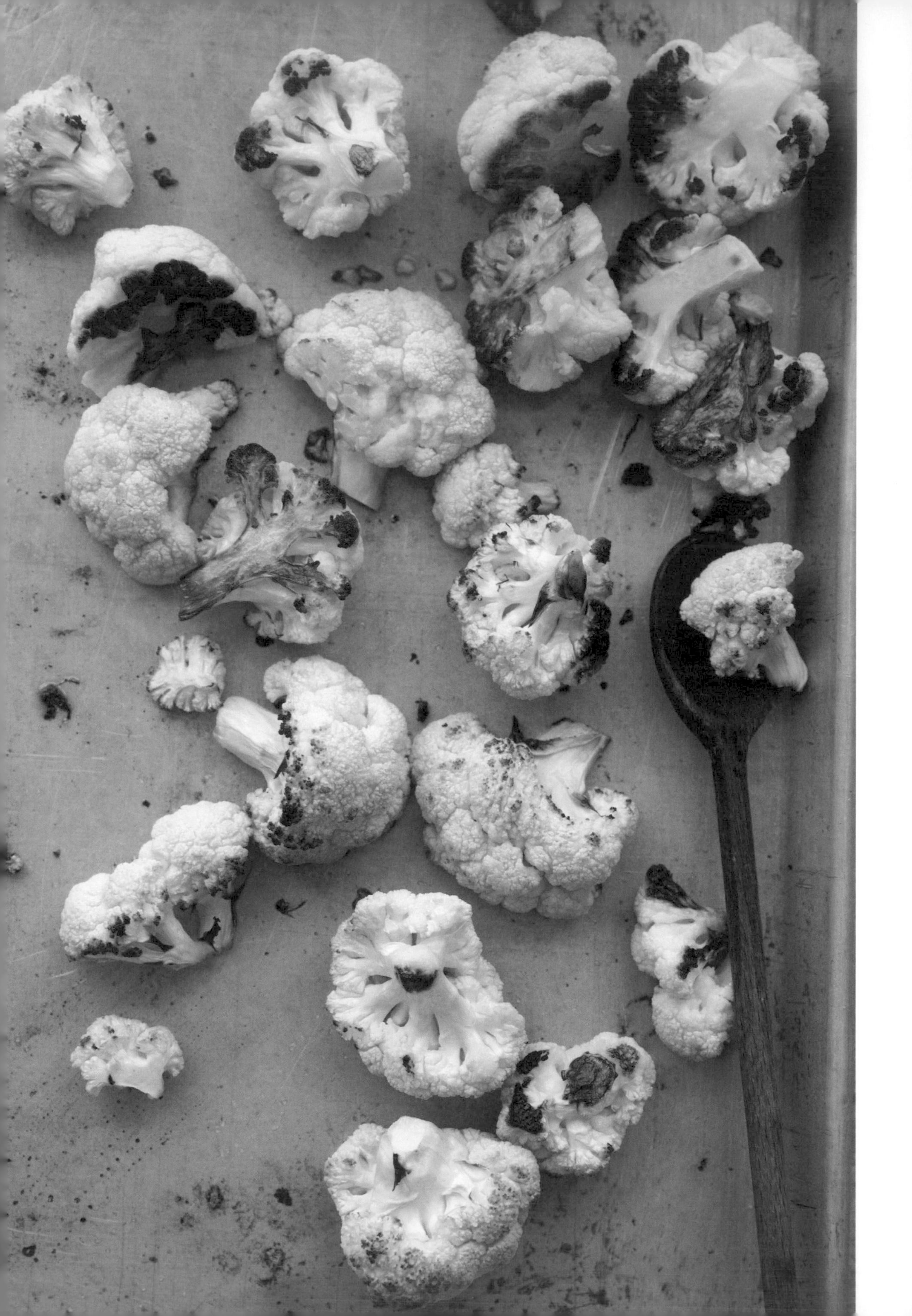

碎食材黏在烤架上，食材本身也可以刷上一層薄薄的油。

醃製 我們會避免用塑膠袋或塑膠盒進行醃製。我們建議使用陶瓷或玻璃材質的容器，上面再壓上一張烘焙紙，這樣醃料能完全覆蓋食材。將食材翻面幾次，也能幫助食材入味。大部分的食物都應該放在冰箱裡醃製，才能避免食材腐壞。

預熱平底鍋 許多人煮菜時會在鍋裡先放油，再把油鍋加熱，等到油和鍋子都熱了再放食材下去煮，但是這樣油通常都會過熱。(提示：如果看到油冒煙了，就表示油已經開始分解、過熱，並且釋出一些不健康的化合物了。) 最好是先不加任何東西，將平底鍋在爐火上預熱幾分鐘。鍋子夠熱了，再放油和蔬菜或蛋白質。這樣能讓身體健康的橄欖油或葵花油仍能保持健康。加上，如果暫時忘了爐子上在加熱鍋子，也不會有東西因此燒焦。鍋子應該預熱到比你預計煮食材的溫度更高一點，因為加進冷的食材時，會稍微讓鍋子降溫。食材都放進鍋中以後，再調整火候。

壓豆腐 豆腐的含水量很多，壓出豆腐裡的水，能讓豆腐更扎實、更有嚼勁。壓豆腐也能讓豆腐醃得更入味，因為含水量減少就不會稀釋掉醃料或辛香料的風味。壓豆腐時，只需要把豆腐放進瀝水籃，再把瀝水籃放在水槽裡。豆腐上面放一個平底的碗，碗裡再放重物 (一罐番茄罐頭的重量剛好)。用這個重量壓至少 30 分鐘，壓出豆腐多餘的水分。壓一小時可以壓出更多水，豆腐會更扎實。

悶煮 這個烹飪技巧基本上就是用小火和鍋蓋煎煮食材。這種烹調方式比較溫和，能讓食材「悶」出水分，再開始褐變。悶炒完蔬菜，想要讓它們焦糖化的話，只需要拿掉鍋蓋繼續煮就行。

炒堅果與種籽 不要跳過這個步驟。記住：褐變＝風味，堅果與種籽也是一樣，因為它們的主要成分就是蛋白質與油脂。炒堅果和種籽，能讓它們顏色變得金黃又美味。要達成最均勻的褐變，將堅果和種籽鋪在烤盤上，用約 176°C 烘烤 (小烤箱也可以)。烤盤拿出來晃動一兩次，讓每一面都有均勻上色。你也可以把堅果和種籽放在平底鍋上，用中火烘烤，但是要更頻繁地晃動鍋子，才能均勻加熱上色。

如何炙燒蛋白質

你會害怕處理魚嗎？很多人會逃避煮易碎的蛋白質如魚類，因為很容易煮過頭或黏鍋。以下是能夠炙燒出完美、不沾黏的鮮魚、豆腐與雞肉的方法。

切成均勻的大小 同樣厚度的食材煮熟速度會相同。還有，分成四盎司的魚肉，會比一大塊魚排易處理。需要的話，把雞胸肉拍平讓厚度一致。

保留外皮 烹調鯛魚、鱒魚和紅目鱸這類魚的時候，皮要留著但是必須劃上幾刀(尤其是較薄的魚排)，才能避免魚在煮的時候捲曲起來。煮雞胸肉和雞腿肉時，也要留著皮，煎完皮會又脆又美味，最健康的油類也能從皮下攝取到。

擦乾表面 先讓魚肉、雞肉或豆腐在室溫放置 15 至 20 分鐘，稍微回溫一下。接著再用廚房紙巾壓乾表面，這兩個步驟有助於褐變也能減少沾黏。

用比較重的鍋子 想要炙燒時不沾黏，鑄鐵鍋表現最好，但是養好的不鏽鋼鍋也做得到。讓鍋子充分加熱，再倒進一點油，轉一轉鍋子讓底部均勻裹上一層油。

只調味食材底部 食材要放進熱鍋之前才調味，而且只能調味會直接碰到熱鐵的那一面。鹽分會逼出水分，造成食材沾鍋，所以要等一下再幫另一面調味。要炙燒帶皮魚肉和雞肉時，只幫有皮的那面調味，再將有皮那面朝下放進鍋子。

避免讓食材擠在一起 把蛋白質放進鍋子裡時，鍋子溫度會下降。一次加太多，會讓鍋子溫度降低，變成在蒸煮食材，而不是炙燒，而且也會讓食材沾鍋。要避免食材過度擁擠，需要的話請分成兩個鍋子煮。

不要一直翻動食材 下鍋後，就讓它煮。對許多料理者而言，耐心是需要練習的。不要去動它！經過一到兩分鐘，食材會開始縮小、縮緊，與鍋子分開，自己變得不沾。如果太早移動食材，就會黏在鍋子上。食材底部呈現金褐色後，應該就變得不會沾黏了。如果還沒有變成金褐色，就繼續讓食材再炙燒一下。

兩隻手都用上 食材要翻面的時候，一手握鍋子、一手握鍋鏟，這樣才能輕輕滾動再翻面。避免直接鏟起再甩回鍋中。用煎魚鏟能比較輕鬆翻動魚排。無論什麼方式，記得把鍋鏟壓向鍋子而不是食材本身，才能避免食材被撕碎。

最後放進烤箱 食材翻面之後，將整個鍋子放進 180°C 的烤箱裡。烤箱的熱度能完整包覆食材，比較能均勻煮熟。魚和豆腐的內部溫度達到約 57°C 時就算熟了（靜置時，餘溫能讓最後內部溫度達到約 60°C；雞肉則應該達到約 71°C，靜置後達到約 74°C。

靜置食材 烤完之後，讓炙燒好的蛋白質靜置幾分鐘，讓肉汁有時間重新分布。這就像跑完步的緩和時間，靜置完再上菜。

持續練習

從購買食材到備料再到清潔，烹調是需要練習的。堅持下去，保持耐心。長期下來，能煮出健康的料理是絕對值得的。事實上，改善健康最重要的方法，就是自己用原形食材煮飯給自己吃，而不是依賴包裝食品、外賣和外食。烹調學得好，就能讓自己吃得好。

改變看待烹飪的角度也有幫助。有些人認為烹飪是奢侈的事情、是一種特權，但事實上烹飪是一個必要技能。就像是學會開車，烹飪是每一位成人都應該學到一定程度的事情。一開始我們會犯錯，但很快就能學到教訓。放輕鬆，繼續煮，功力越來越好你就會發現，為自己和親友烹調出美味、營養的餐點，不只能改善健康，更能幫助你越來越享受生活。

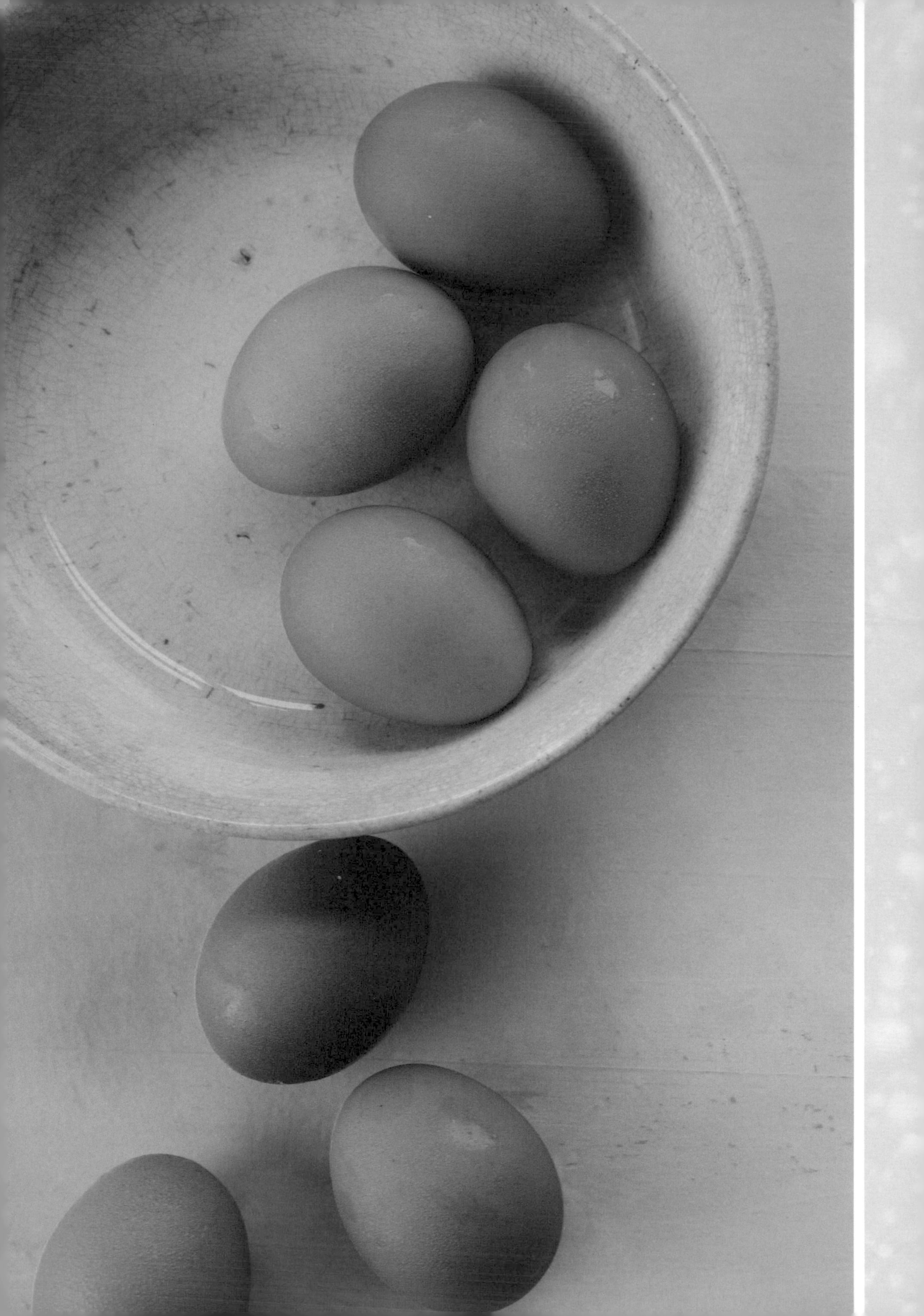

早餐

無論你之前聽別人怎麼說，其實早餐可能並非一天當中最重要的一餐。科學研究終於開始證實，阿育吠陀醫學理論已提出長達幾世紀的見解：不是每個人早上都要吃大餐。根據阿育吠陀理念，你早上吃什麼、吃多少，都是取決於你餓不餓，還有起床後活動量是多少。

阿育吠陀認為人的整體消化道健康狀態，是要看每個人的「阿耆尼」(agni)，即梵文的「消化火焰」。阿耆尼存在於腸胃道裡，也是新陳代謝的火焰或能量，能幫助身體吸收養分，去除不需要的物質，產生溫暖，並且將物質轉換成生命所需要的能量。當你的消化火焰處於平衡狀態，阿耆尼自然會釋放出適度的飢餓感。消化火焰較弱時，胃口會比較少；消化火焰較強時，你會感到特別飢餓。目標是讓消化火焰一整天穩定且冷靜地燃燒，不要出現特別強烈的飢餓感，接著再落入低能量的深淵。

所以一大早開始進食，該怎麼做呢？阿育吠陀與近代臨床研究皆提供類似的答案：如果餓了，就吃；不餓，就不吃。早上要傾聽你的胃，按照胃口進食。吃東西的時候，要吃得剛好：在不吃點心的情況下，夠你撐到午餐的量。

早餐通常是安靜自省的最佳時間，為接下來的一天訂立一個意向(intention)。這就是為什麼在克里帕魯養生中心，早餐是靜默的一餐。但無論你是否要靜默地進食，一邊餵養身體，一邊確認自己的意向仍是滋養心靈、準備面對一天行程的絕佳方式。

早晨也是大部分在克里帕魯養生中心的客人剛做完瑜伽，或正要去上課得時間，所以我們會建議他們吃一些簡單、易消化的食物。早晨高湯 (P.279) 或味噌湯，搭配清蒸蔬菜，就是基本的瑜伽早餐了。

如果前半天需要比較有飽足感的食物，我們還有提供蛋料理，如韭蔥、龍蒿與山羊奶酪炒蛋 (P.60)，以及金黃馬鈴薯與羽衣甘藍青醬義式烘蛋 (P.59)。通常在週末早上，客人會要求要吃到熟悉但是健康的食物，所以我們會提供像是無麩質地瓜鬆餅 (P.53)、酸麵包蕎麥純素食鬆餅 (P.61) 和椰香法式吐司佐泰式生薑楓糖漿 (P.62) 這類選擇。我們也會擺出煮熟的全穀物和穀物片，如傳統印度南方早餐濃粥 (P.70)、熱燕麥粥、香料藜麥奶香粥配椰棗 (P.67)，以及葡萄乾醬 (P.69)。

無麩質地瓜鬆餅
Gluten-Free Sweet Potato Pancakes

我們經常自問：要怎麼在意想不到的地方，攝取到更多健康蔬菜呢？有時候我們會做甜菜根鬆餅，但同時在麵糊裡加進用椰子油以及肉桂粉烤過的地瓜塊，也是特別對味。肉桂也被證實，稍微具有降低血糖的功用。

阿育吠陀觀點：食用所有以麵粉為基底的食物時，適量攝取是關鍵。在這食譜裡，性質乾燥的麵粉中，加入能夠平衡風型能量體質的地瓜，與此同時，辛香料溫暖了性質比較涼的米穀粉。

↓V
↓P
↑K

可製作10-12個鬆餅（直徑5-6吋）

地瓜

3大匙椰子油

2杯去皮、切成¼吋丁狀的地瓜

1小匙肉桂粉

¼小匙細海鹽

鬆餅粉

½杯+2小匙糙米粉

½杯+2小匙白米粉

⅓杯杏仁（扁桃仁）粉

3大匙馬鈴薯澱粉

2大匙+1小匙木薯粉

1大匙糯米粉

1大匙有機蔗糖

1小匙細海鹽

1小匙泡打粉

½小匙小蘇打粉

¼小匙黃原膠(xanthan gum)

液狀食材

2大顆雞蛋

2大匙葵花油或椰子油

5杯白脫牛奶(buttermilk)

2大匙椰子油或印度酥油，用來為烤盤抹油

1. 烤箱預熱到190℃，準備烤地瓜。

2. 用中火加熱一個中型鑄鐵平底鍋，或可放進烤箱的煎鍋，2-3分鐘。在平底鍋裡將椰子油融化，加進地瓜塊，翻動鍋子讓地瓜均勻裹上油。煮至地瓜開始變軟，約2-3分鐘。拌入肉桂粉與海鹽，再將食材倒上烤盤送進烤箱。地瓜要烤到完全變軟，但不能碎掉，約8-10分鐘。地瓜烤好後，倒在一個盤子上備用。

3. 製作鬆餅麵糊。將所有食材在一個大型調理盆中混合均勻。將液狀食材：蛋液、葵花油與白脫牛奶，在一個中型調理盆中用打蛋器拌勻。將液狀食材倒入乾粉類，繼續輕輕攪拌直到沒有結塊。麵糊靜置5-10分鐘使其稠化。

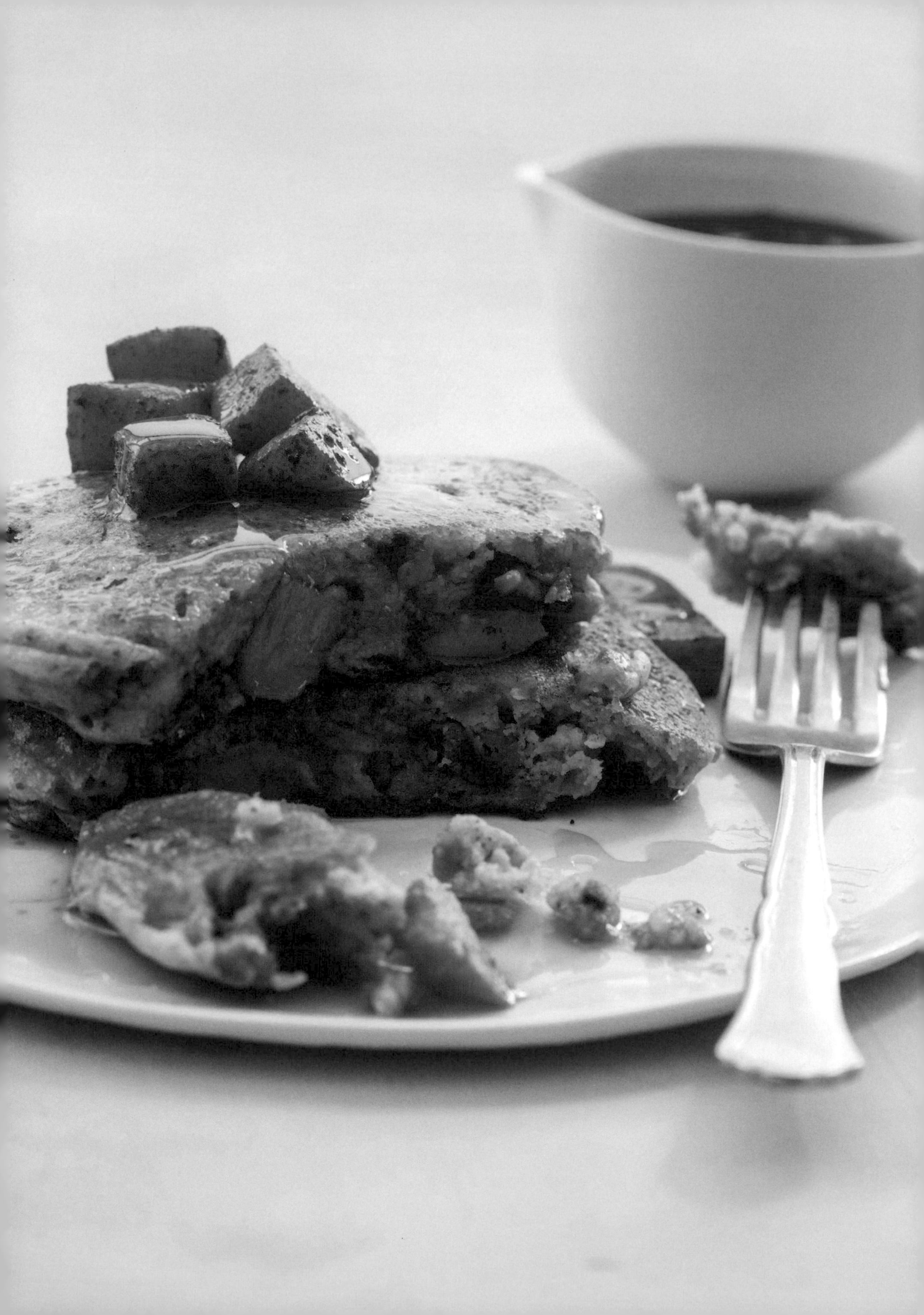

4. 用中火加熱一個大型鑄鐵鬆餅跑烤盤或煎鍋，2-3分鐘。鍋中加熱1大匙椰子油，搖晃鍋子使油均勻裹在底部。製作每一塊鬆餅需倒入½杯鬆餅麵糊，倒入麵糊後，立刻放上1-2大匙烤地瓜塊。鬆餅需要煎到表面出現氣泡，約1-2分鐘。翻面後繼續煎到定型，約1-2分鐘。重複以上步驟，用完剩下的椰子油與麵糊。

也可以選擇：

- 你可以事前先混合好鬆餅粉，並放在密封容器冷藏長達一週。
- 若要做不含乳製品版本，用4¾杯豆漿或杏仁奶代替白脫牛奶，再加上¼杯新鮮檸檬汁。靜置10分鐘使其稠化。
- 如果找不到木薯粉，但手邊有乾燥的珠粒木薯澱粉，只要用香料研磨器或乾淨的咖啡豆研磨機，將珍珠搗碎成粉末。

泰式炒豆腐
Thai Scrambled Tofu

↓V
↑P
↓K

這是克里帕魯瑜伽廚房獨創的炒豆腐：用豆腐代替炒蛋，適合早餐、早午餐、午餐，甚至把早餐拿來當晚餐也適合的菜色。加了椰奶能讓豆腐保持濕潤、增添一點甜味，又能平衡香料的風味。

阿育吠陀觀點：對風型與水型能量體質者，豆腐最好吃溫熱的。能夠暖身的香料——薑黃、咖哩糊與薑——在冬天的每一餐都適合吃，其它季節裡則適合在涼爽的早晨食用。

4人份

約227克板豆腐

½杯紅甜椒，切成¼吋丁狀

½杯新鮮玉米粒或冷凍玉米粒

¼杯洋蔥，切成¼吋丁狀

1大匙淺焙芝麻油

1小匙薑黃粉

1小匙孜然粉

1小匙現成綠咖哩醬，如Taste of Thai品牌

½杯紅蘿蔔絲

1小匙新鮮薑末

1大匙無麥麩醬油

½杯100%全脂椰奶

½小匙細海鹽

2大匙香菜切末

1. 豆腐放在瀝水籃在水槽裡瀝乾。豆腐上放一個平底小碗，碗中再放一個番茄或豆子罐頭。豆腐壓20分鐘，擠出多餘水分。將壓完水的豆腐捏碎，使豆腐看起來像炒蛋，放在一旁備用。

2. 以中大火加熱大型炒鍋約2分鐘。倒入甜椒、玉米粒、洋蔥和芝麻油，搖晃鍋子使蔬菜均勻裹上油。炒到蔬菜開始變軟，約2分鐘。拌入薑黃粉、孜然粉與咖哩醬，不斷攪拌以拌勻咖哩醬。煮到香料香氣釋放出來，約2分鐘。

3. 拌入碎豆腐、紅蘿蔔與薑，邊煮邊偶爾攪拌，煮到紅蘿蔔開始變軟，約2-3分鐘。拌入無麥麩醬油、椰奶與海鹽，燉煮到醬汁變稠，約2-3分鐘。關火後拌入香菜再盛盤。

也可以選擇：

- 你可以用6顆雞蛋取代食譜裡的豆腐。只需要在炒鍋裡先炒所有食材(除了豆腐)，包括無麥麩醬油、椰奶與海鹽，從鍋中取出備用，在同一個鍋子裡繼續炒雞蛋。但炒好了再將炒好的蔬菜加回鍋中，就完成了美味的泰式炒蛋。

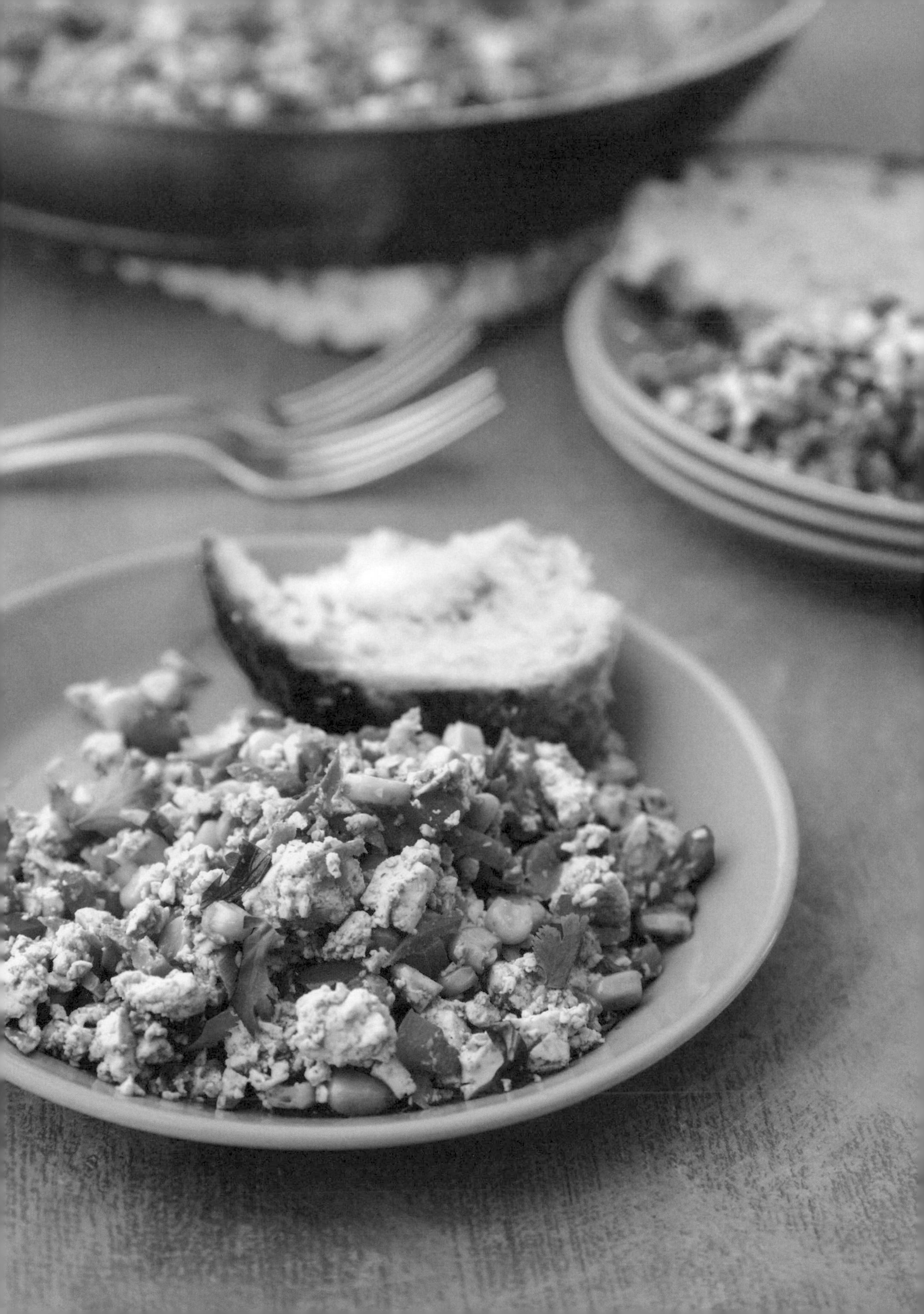

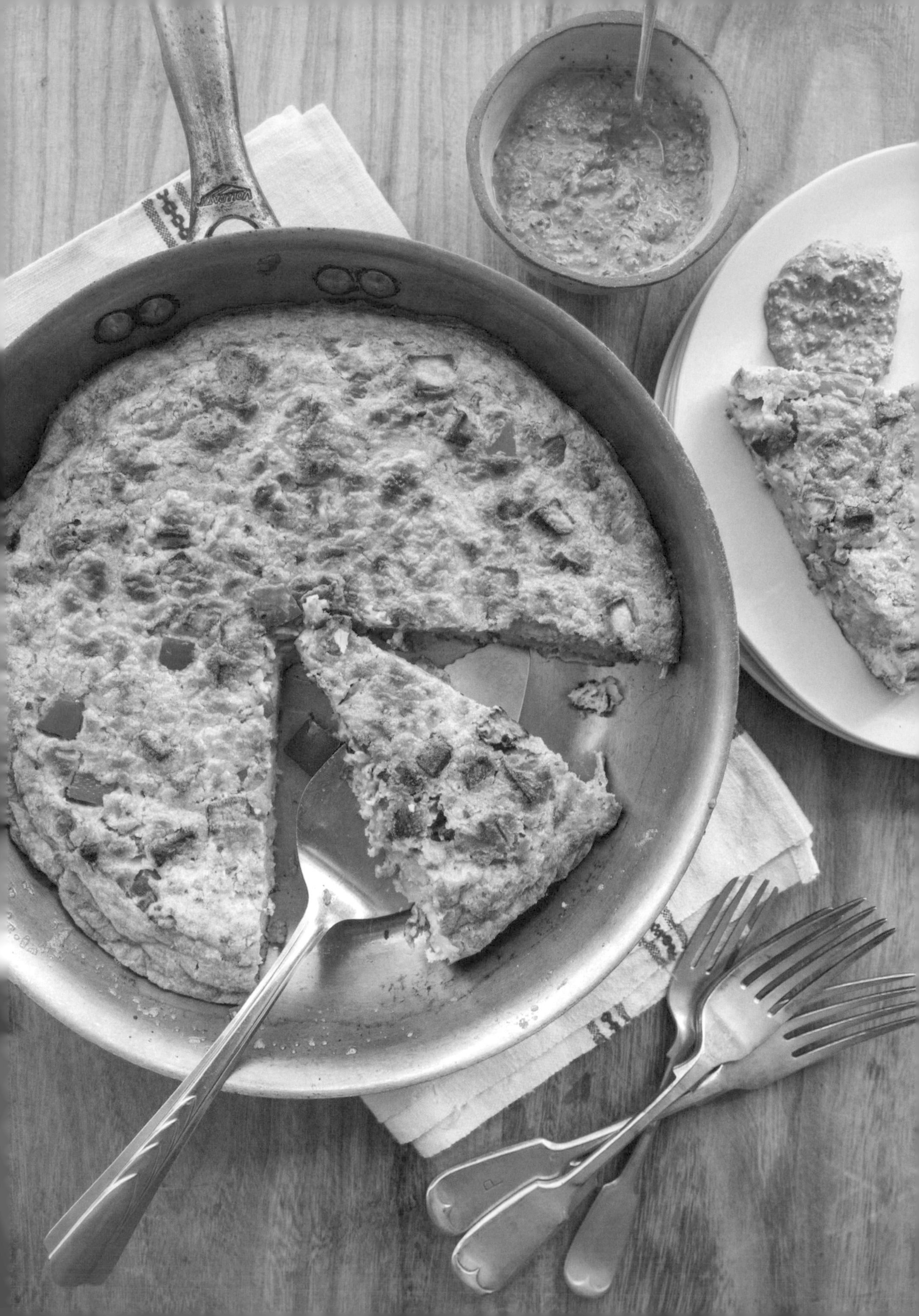

金黃馬鈴薯與羽衣甘藍青醬義式烘蛋
Gold Potato and Kale Pesto Frittata

=V
=P
=K

義式烘蛋是一年四季都能吃的料理，也適合任在何一餐食用。先把手邊有的任何蔬菜拿來烤一烤或炒一炒，然後在鍋中拌入雞蛋後拿去烤。我們在食譜裡使用高脂鮮奶油，因為這是我們冬天提供的版本，而客人們在冬天會歡迎比較濃郁的食材。你也能在其它季節用鮮奶，甚至是水或高湯代替。

阿育吠陀觀點：羽衣甘藍青醬的清新風味，能平衡口味較重的馬鈴薯、起司和雞蛋。水型能量體質者，應該用水、高湯或鮮奶代替高脂鮮奶油。

6人份

½杯羽衣甘藍青醬(P.195)，不加檸檬

2大匙特級初榨橄欖油

2杯育空黃金馬鈴薯，不削皮、切成¼吋丁狀

¼杯紅甜椒，切成¼吋丁狀

9大顆雞蛋

½杯高脂鮮奶油

½杯帕瑪森乳酪粉

½小匙細海鹽

¼小匙現磨黑胡椒

1. 烤箱預熱到165℃。製作青醬備用。

2. 製作義大利烘蛋：將中型鑄鐵煎鍋或可進烤箱且能夠不沾的煎鍋以中火加熱3分鐘。倒入橄欖油均勻覆蓋鍋底，加入馬鈴薯，搖晃鍋身讓馬鈴薯均勻裹上油。繼續煎到馬鈴薯每一面都稍微上色、變軟，約6-8分鐘。拌入紅甜椒，煎煮2分鐘。

3. 與此同時，將雞蛋、鮮奶油、帕瑪森乳酪、海鹽、黑胡椒與2大匙青醬攪拌均勻。將蛋液混合物倒入平底鍋，輕輕拌勻所有食材1分鐘，同時將鍋底殘渣刮起。雞蛋會開始煮熟，但還會呈現非常濕潤的液狀。將整個平底鍋放進烤箱繼續煮熟，直到義大利烘蛋中間變得厚實，約8-10分鐘。

4. 從烤箱取出後，靜置3至4分鐘。用矽膠刮刀從鍋子邊緣伸入煎蛋底部，將義大利烘蛋從鍋底鬆開。將蛋切成6等份，每一塊上面再淋上剩餘的青醬。

也可以選擇：

- 試試用地瓜取代育空黃金馬鈴薯。
- 若要擺盤美觀，將義大利烘蛋從鍋底完全分離後，蓋上一個大盤子，連鍋子一起翻過來，倒出義大利烘蛋。
- 若不吃奶製品或要符合原始人飲食，高脂鮮奶油可用蔬菜高湯(P.281)取代，同時不要加帕瑪森乳酪。

韭蔥、龍蒿與山羊奶酪炒蛋
Leek, Tarragon, and Chèvre Scramble

↓V
=P
↑K

我第一次把這道菜放上克里帕魯養生中心的菜單上時，我叫它「巴格努羅炒蛋」，因為是營養師約翰·巴格努羅(John Bagnulo)介紹這道食譜給我，還分享到社群媒體上。我跟他說我會用他的名字命名這道菜時，他還以為我在開玩笑！這道菜從一開始就非常受我們的客人歡迎。新鮮山羊乳酪對許多人都是易消化的，椰子油的叢林香氣，與龍蒿和韭蔥的風味又特別搭。

阿育吠陀觀點：蛋料理加入香草有助於解膩。這道菜在天氣變冷的時候特別好，能夠舒緩天氣的乾冷。

4人份

1½杯韭蔥，清洗乾淨切成薄片

2大匙椰子油

8大顆雞蛋

½小匙細海鹽

¼小匙現磨黑胡椒

3大匙新鮮山羊乳酪(chèvre)

1小匙切碎龍蒿

1. 將一個大型鑄鐵平底鍋或其它不沾的煎鍋，以中小火加熱5分鐘。鍋中加入韭蔥與1大匙橄欖油，搖晃鍋身讓韭蔥均勻裹上油。蓋上鍋蓋直到韭蔥變軟、變透明，約3-4分鐘。將韭蔥倒入一個盤子備用。將平底鍋繼續以中火加熱。

2. 用一根叉子攪打雞蛋、鹽與胡椒。剩下1大匙椰子油倒入鍋中，再倒入蛋液。慢慢煮雞蛋，偶爾用矽膠刮刀或木勺攪拌，使蛋能均勻煮熟。蛋煮到不會流動，但仍濕潤的狀態下，拌入前一步驟製作的韭蔥。

3. 關火後，拌入新鮮山羊乳酪與龍蒿。請趁熱盛盤食用。

也可以選擇：

- 如果在農夫市集找到野生韮蔥(spring ramps)，可以用來取代原本食譜裡的韭蔥。野生韭蔥的綠色段也能入菜。
- 若不吃奶製品或要符合原始人飲食，直接省略新鮮山羊乳酪的部分。

酸麵包蕎麥純素鬆餅
Vegan Sourdough Buckwheat Pancakes

我們的烘焙師傅熱愛酸麵包(sourdough)麵團，而且會用這麵團盡量做各式各樣的烘焙品。當他們把一些酸麵種(starter)加進這些純素鬆餅時，散發出來的蕎麥香氣簡直美味極了。在比較冷的月份，好好享用這特別有飽足感的早餐吧。

阿育吠陀觀點：蕎麥與酸麵包都屬於酸味食材，能為火型能量體質者增加熱氣。這道菜最適合風型能量體質者，因為他們通常偏好吃酸味。

可製作10-12塊鬆餅（直徑5-6吋）

⅓杯(3盎司)活性酸麵種(P.82)

1⅔杯全麥麵粉

1½杯蕎麥粉

1小匙裸麥粉

3½小匙亞麻籽粉

2½大匙無糖蘋果泥

1大匙+1小匙純楓糖漿

1茶匙+1小匙葵花油

⅓杯無糖豆漿

¼小匙小蘇打

¼小匙細海鹽

少於¼小匙多香果(allspice)粉

2大匙椰子油

1. 在一個大型調理盆裡，將麵種與3¾杯冷水拌勻。

2. 在一個小盆子裡，攪拌全麥麵粉、蕎麥粉與裸麥粉。將粉類緩緩倒入麵種裡，持續攪拌到麵團顯得光滑。將麵團稍微蓋起來、放在室溫發酵，直到麵團產生氣泡，至少1小時。如果要發酵一晚增加麵團風味，記得發酵時要冷藏。

3. 在中型調理碗，或2杯容量的測量容器裡，將亞麻籽粉、蘋果泥、楓糖與橄欖油拌勻，再拌入豆漿。在麵糊上撒上小蘇打、鹽與多香果粉，攪拌到麵糊變得光滑。將豆漿混合物拌入麵團裡，攪拌到剛好混合。

4. 用中火加熱一個大型鑄鐵烤盤或煎鍋，約2至3分鐘。鍋中加入2小匙椰子油，搖晃鍋身讓油均勻覆蓋鍋底。製作每一塊鬆餅，需在鍋中倒入½杯麵糊，繼續煎到表面出現氣泡，約1-2分鐘。鬆餅翻面後繼續煎到形狀固定，約1-2分鐘。重複以上動作，直到用完椰子油與鬆餅麵糊。

↓V
=P
=K

椰香法式吐司佐泰式生薑楓糖漿
Coconut French Toast with Thai Ginger Maple Syrup

↓V
=P
↑K

我們瑜伽廚房超愛用椰奶，椰奶不但濃郁滑順、香氣充足、不含乳，又富含鈣質、鉀和鎂。做法式吐司時，椰奶最適合代替牛奶了。要更加有泰國風味，我們會將我們當地的楓糖漿浸入萊姆、柳橙、薑，還有一點點不辣的紅咖哩醬：「蘭記」(Lan Chi)。你可以在亞洲超市或在網路上找到「蘭記」。

阿育吠陀觀點：辣味楓糖漿能幫厚實的法式吐司添加一點辛香味。這道菜比較適合冬天，或是適合消化功能佳的風型能量體質。若要做更適合水型能量體質者食用，請改用無麩質麵包製作。水型體質者與小麥都有同樣的黏性特質，食用太多小麥會導致水型能量過多，讓人痰太多因此感到倦怠。

4人份

糖漿

¼杯純楓糖漿

1小匙新鮮萊姆汁

1小匙新鮮薑末

1小匙柳橙皮

2小匙柳橙汁

⅛小匙蘭記辣醬或其它紅辣椒醬

法式吐司

2大顆雞蛋

¾杯100%全脂椰奶罐頭

½小匙肉桂粉

¼小匙多香果粉

1小匙香草精

1小撮細海鹽

2小匙椰子油或植物奶油

6個厚片（約283克）酸麵團杜蘭小麥麵包（P.87）或其它鄉村麵包

柑橘芒果糖煮水果（食譜如下，可隨意加在法式吐司上）

1. 製作糖漿：在一個小湯鍋裡混合楓糖漿、萊姆汁、薑末、橘皮、柳橙汁與辣椒醬。以小火稍微加溫。

2. 製作法式吐司：在一個寬口、淺碗中，攪拌雞蛋、椰奶、肉桂粉、多香果、香草精與海鹽。

3. 以中火加熱一個大型煎鍋或烤盤。鍋子加熱後，倒入油並均勻覆蓋鍋底。將麵包片浸入椰奶混合液，讓麵包吸收液體但不至於過度濕軟，浸泡大約2分鐘。抖掉多餘的液體，再將麵包放進熱鍋裡。煎到外表呈金黃色，每一面煎大約2-3分鐘。

4. 每一塊麵包斜切對半，將煎好的法式吐司均勻分成四盤。盛盤後，附上糖漿和糖煮水果(隨意)。

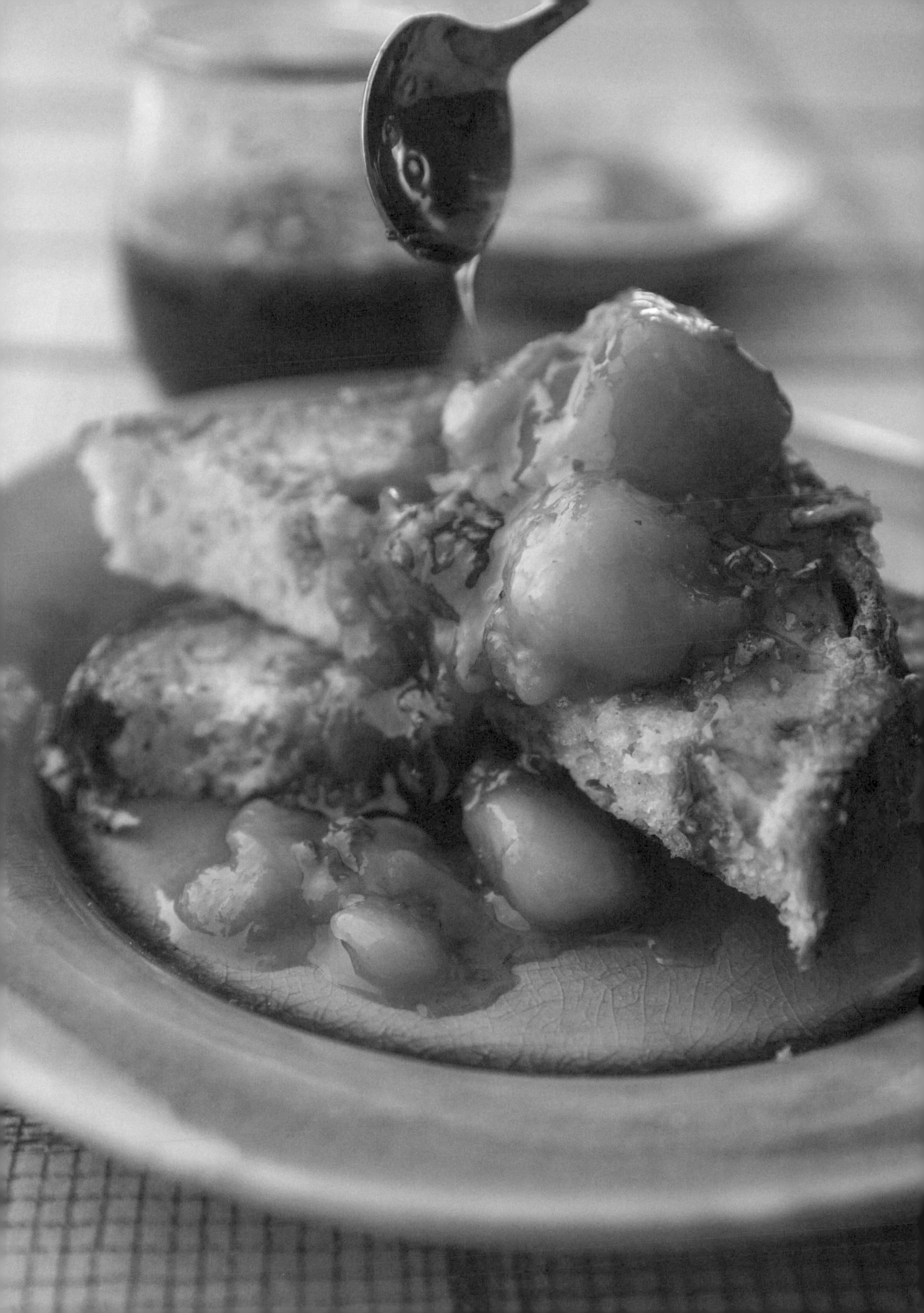

柑橘芒果糖煮水果
CITRUS MANGO COMPOTE

這道食譜是我們椰香法式吐司的佐料。也很適合搭配鬆餅，如果有剩餘，可以冷藏數日。食用前先稍微加熱。

可製作約4杯份量

1顆柳橙

2大匙新鮮萊姆汁

4杯新鮮或冷凍芒果丁

1大匙現切香菜(隨意)

將柳橙皮削入一個小湯鍋裡。擠¼杯柳橙汁，再加萊姆汁和芒果丁。用中火煮到微滾，再慢燉至芒果開始軟爛、糖漿開始變得濃稠，約5分鐘。關火後，可選擇拌入香菜。

天貝馬鈴薯香腸
Tempeh Potato Sausage

沒錯，這就是很嬉皮的純素食早餐食材。可是沒試過就別急著翻頁！天貝用煨煮的方式處理，是去除苦味的關鍵步驟。加上鼠尾草、迷迭香等香草，味道就非常類似一般的早餐香腸，放進烤箱烤完的口感更是香脆可口。

阿育吠陀觀點：這些香腸對火型能量體質者是非常有飽足感的早餐。肚子特別餓的時候最適合吃，因為濃郁的天貝和有份量的馬鈴薯，絕對能讓你飽到下一餐。將馬鈴薯換成地瓜，就更適合風型的平衡。

可製作8-10塊餅(直徑約3吋)

噴油罐

約113克天貝

2¼杯切成½吋丁狀的帶皮育空黃金馬鈴薯

¼杯無麥麩醬油

1大匙特級初榨橄欖油

1½小匙新鮮蒜泥

1小匙切碎鼠尾草

½小匙切碎迷迭香

½小匙切碎百里香

½小匙切碎的新鮮奧勒岡

¼小匙現磨黑胡椒粉

1. 烤箱預熱至200°C。用噴油罐為烤盤噴上一層薄油。

2. 將天貝放進一個小煎鍋，加水蓋過天貝。用高溫煮到沸騰，再將火調小，繼續煨煮天貝10分鐘，以去除苦味。將天貝瀝掉水分，在一個中型調理盆中放涼。放涼至可以徒手處理時，用雙手將天貝撥碎成小顆粒狀。

3. 同時，在一個小湯鍋裡，用水蓋過馬鈴薯。用大火煮至沸騰，火再調小、輕輕煨煮馬鈴薯至鬆軟，約3-5分鐘。避免讓馬鈴薯煮太久，否則薯餅會過於濕軟。

4. 馬鈴薯瀝掉水分後，加進裝有天貝的調理盆中，再加入無麥麩醬油、油、蒜末、鼠尾草、迷迭香、百里香、奧勒岡與黑胡椒。用壓泥器或叉子搗碎食材，直到變得滑順、只能看見一些小顆粒的狀態。馬鈴薯應該能將所有食材結合。試吃味道，若有需要的話，可再多加一點無麥麩醬油、黑胡椒等調味料。

5. 用¼量杯，將混合物壓出直徑3吋的圓餅(厚度約½吋)。將薯餅放在抹了油的烤盤上，再噴上一層油。烤到外表變得有些焦脆，內部仍保持柔軟，約12-15分鐘。

也可以選擇：

- 薯餅混合物可以先大量製作、冷凍。製作成餅狀後，最多可以冷藏一天。
- 你可以用掉前一晚烤好的馬鈴薯。或是改用地瓜製作。

香料藜麥奶香粥配椰棗
Spiced Quinoa Cream Cereal with Dates

克里帕魯養生中心的自助餐廳都讓客人自由發揮，而這道溫熱的早餐穀片粥最能代表這自由精神。我們會提供基本的煮熟穀物，以及果乾、堅果和香料。但我們會鼓勵你按照自己的心情，客製化這些不同元素。

阿育吠陀觀點：這是一道「適合三種體質」(tridoshic)的早餐，因此適合每個人享用。若要調配成適合自己能量體質的平衡飲食，可以參考加料選項。火型與水型能量體質者，應該選擇加種籽，而風型能量體質者應該選擇堅果。葡萄乾也比椰棗更能幫助水型能量體質者取得平衡。

4人份

1杯藜麥

¼杯切碎椰棗

2小匙純楓糖漿或葡萄乾醬(食譜如下)

1-1½小匙肉桂粉

½小匙白豆蔻粉

¼小匙細海鹽

½杯牛奶或植物奶

6大匙杏仁薄片，烤熟(亦可用整顆烤熟杏仁，切碎)

1. 在一個中型湯鍋裡，倒入4杯水及所有食材，除了奶和杏仁，以高溫煮沸。蓋上鍋蓋，調降成小火，燉煮到穀物變軟，約10分鐘，中途偶爾攪拌使穀物粥變濃稠。

2. 打開鍋蓋繼續燉煮直到剩餘的大部分水分被吸收，約5分鐘。關火後拌入奶和杏仁片。趁熱食用。

也可以選擇：

- 莧菜籽奶香粥：用1杯莧菜籽兌4杯水。
- 小米奶香粥：用1杯小米兌3杯水。
- 想要煮得更濃郁：用牛奶、杏仁奶、豆奶、大麻籽奶，以及/或者椰奶。
- 辛香味：加入肉桂粉、白豆蔻粉、薑粉或新鮮薑末、薑黃、肉豆蔻粉，亦或多香果粉。
- 甜味：加入果乾(椰棗、無花果、櫻桃、杏桃等)、楓糖漿、椰子糖或葡萄乾醬(食譜如下)。
- 堅果與種籽：用亞麻仁籽、奇亞籽、葵花籽或南瓜籽；核桃、胡桃、杏仁、腰果、開心果或榛果。

↓V ↓P ↓K

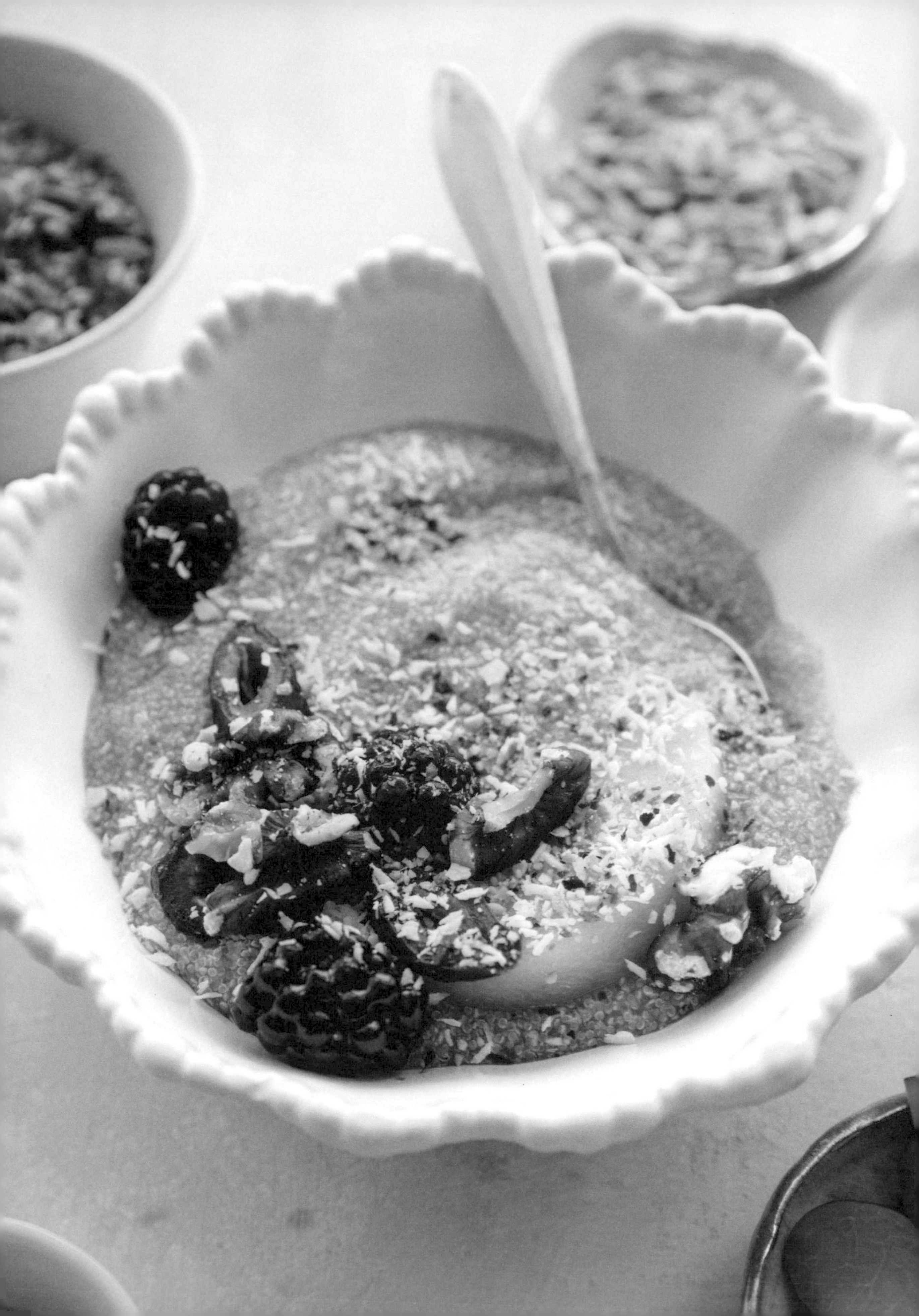

葡萄乾醬
RAISIN SAUCE

這是克里帕魯養生中心最常被問到、最魔幻的食譜。這是我們最基本的穀片佐料，但用量真的很大。我們甚至是用五加侖的桶子在製作。但是自己在家做應該不用這麼多，所以只要把1¼杯的葡萄乾，用1½杯水浸泡一夜。隔天，再用浸入式攪拌棒或食物調理器，全部打成泥狀。就完成了。就是這麼簡單。立刻用完，或是冷藏最多五天。

早餐濃粥
Upma

↓V
↓P
↓K

早餐濃粥在瑜伽廚房的菜單上已經至少二十年了。這是一種用麥乳(cream of wheat)做成的經典南印度粥。高湯、糖、鹽、蔬菜、果乾和香料的組合，完美平衡了甜味、奶香味、辛香味與鹹香味。為什麼要用藜麥呢？我們某天早上五點多把麥乳用完了，所以某個廚師改用藜麥做了早餐濃粥，結果更好吃。

阿育吠陀觀點：用藜麥製作讓這道早餐變得更輕盈，又能平衡三種能量體質。香料的溫潤能平衡馬鈴薯的乾燥，因此這道料理對每個人都是平衡的一餐。

4人份

¾杯藜麥

3杯蔬菜高湯(P.281)或市售高湯

⅓杯去皮、切成¼吋丁狀的育空黃金馬鈴薯

1大匙椰糖

½小匙細海鹽

2½大匙、切成¼吋丁狀的紅蘿蔔

2½大匙切成¼吋丁狀的青椒

2大匙印度酥油

1¼小匙薑黃粉

¾小匙小茴香(孜然)籽

¾小匙咖啡色芥末籽

1撮卡宴辣椒粉

1撮印度阿魏粉(asafetida/hing)

¼杯深色葡萄乾

1大匙新鮮檸檬汁

¼杯腰果，烤熟、粗略切碎

1大匙切碎的新鮮香菜

1. 藜麥倒入香料研磨器或乾淨的咖啡豆研磨器(或高速攪拌機)裡，打碎成細碎狀態，質地類似麥乳。

2. 在一個小湯鍋裡，加入高湯、馬鈴薯、椰子糖與鹽攪拌均勻。用中火加熱至稍微沸騰，繼續再燉煮到馬鈴薯能用叉子壓碎，約3-5分鐘。

3. 同時，用中型湯鍋以中火加熱1分鐘。加入紅蘿蔔、黑胡椒與印度酥油，搖晃鍋底使蔬菜均勻裹上一層油煎炒至紅蘿蔔變軟，約3-5分鐘。拌入薑黃粉、小茴香籽、芥末籽、卡宴辣椒與印度阿魏粉，繼續煮到香料的香氣釋出，約1-2分鐘。

4. 拌入磨碎的藜麥、葡萄乾與檸檬汁。將火調大，倒入高湯與馬鈴薯混合物，持續攪拌。繼續燉煮並快速攪拌，直到濃到能黏著湯匙，像粥一樣的質地，約3-5分鐘。馬鈴薯與磨碎藜麥能把所有食材結合在一起，但也能避免讓早餐濃粥太乾。

5. 關火後拌入腰果。分別盛入4碗，再以香菜裝飾。

也可以選擇：

- 若要做無糖版，省略糖的部分。

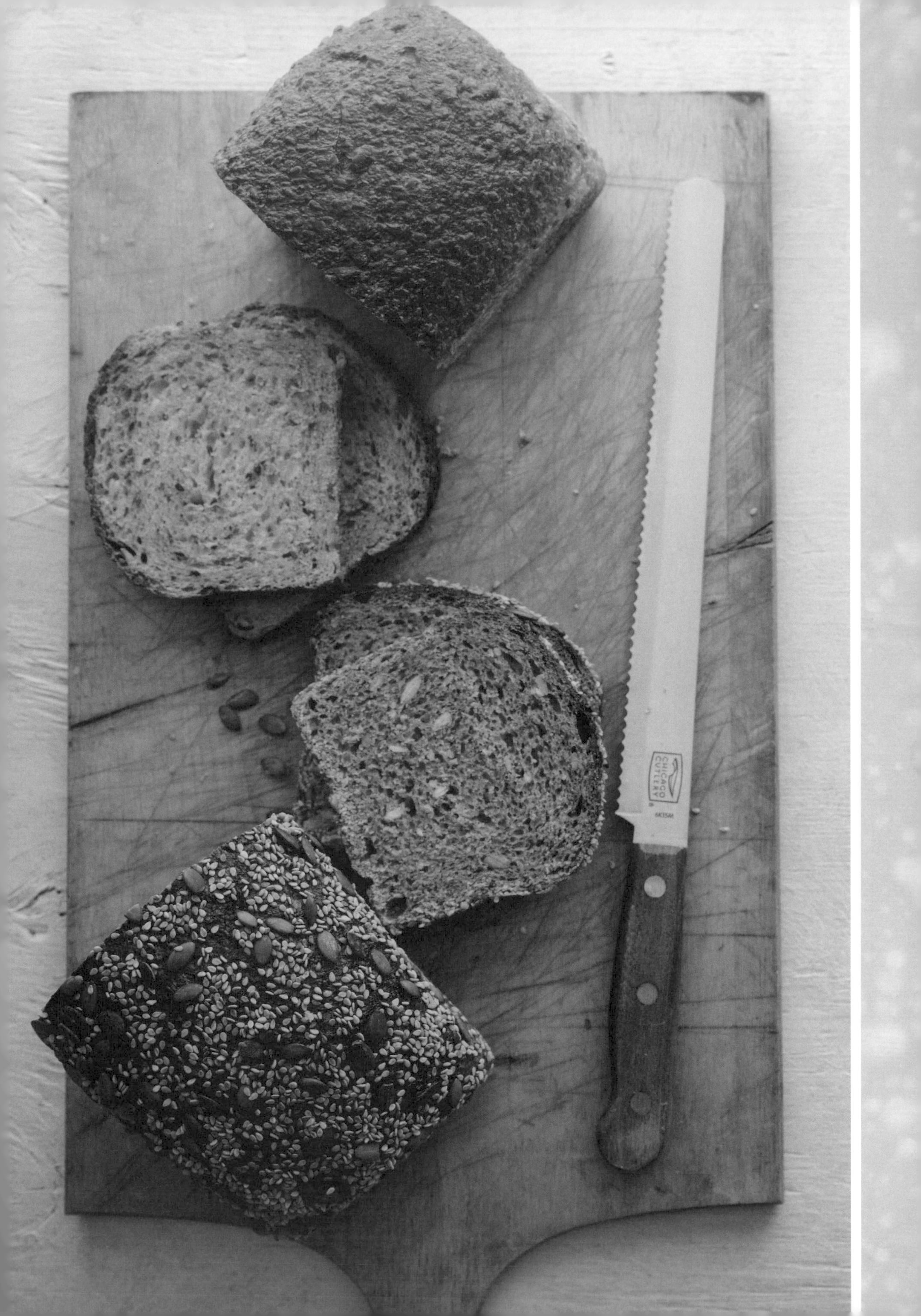
CHICAGO
CUTLERY

瑪芬、司康和麵包

近年來麵包變得惡名昭彰，但它不應該是這樣。麵包之所以被說有可能不好，全是因為那些用精緻小麥粉、精緻油脂、商用乾燥酵母粉、一堆麵團調整劑，又鮮少讓麵團好好發酵的市售便宜麵包害的。反之，世界各地蓬勃發展的文明世界中，全穀物麵包一直是其中的奠基石。第一個石磨出現在公元前八千年的埃及，一粒麥(einkorn)和二粒麥(emmer)這種全穀物就是用這些石磨磨成麵粉，製作出簡單的麵包。用未經發酵小麥麵團製成的現代印度麥餅(chapattis)，與那個時期製作出的營養麵包很相似。經過幾千年的演變，發酵的酸麵團麵包開始從埃及傳到中東和地中海地區。這些全穀物酸麵團麵包不但餵飽了大家，也讓世界各地多元化社會持續進步。

在克里帕魯養生中心的烘焙坊，我們會盡可能使用全穀物與天然酵母麵團。用傳統野生酵母與天然乳酸菌幫助麵包膨脹，能帶給麵包更多風味，也能徹底發酵麵粉，麵包也因此更容易消化。如果你記得的話，阿育吠陀的論點也是一樣，酸味能加快消化之火，促進健康的消化機能。針對希望避免攝取麩質與小麥的人，我們在無麩質烘焙品裡用了多種替代型穀物，包括燕麥粉、椰子粉、藜麥粉與米粉。無論烘焙品是用小麥還是其它穀物製作，使用全穀物製粉能提供身體關鍵纖維、礦物質與其它能幫助調節消化機能、預防便秘，甚至避免癌症風險的營養素。

要說我們的「純素薑味司康」(P.80) 是克里帕魯養生中心大家最喜愛的食物之一，其實一點也不誇張。作為大家熟知的食物類型，我們的客人會發現這個版本的司康不但讓人感到舒心，同時也很營養。如果你是採取無麩質飲食，卻渴望吃到美味的早餐點心，你可以試試我們的無麩質黑莓巧克力豆瑪芬 (P.77)。椰子粉讓這種瑪芬容易消化，又能保持濕潤美味、令人垂涎欲滴。這個章節還包括酸麵團葵花亞麻麵包 (P.83) 和酸麵團杜蘭小麥麵包 (P.87)，我們的顧客很愛用這兩種天然發酵的麵包製作三明治和烤吐司。這裡還有我們的「無麩質披薩麵團」和「酸麵團全穀物披薩麵團」(P.91 和 P.90)，所以無論你選擇什麼飲食模式或有什麼飲食限制，你都能享用到美味的披薩。

無論你喜歡享用無麩質或小麥烘焙產品，要記得這些穀物都有可能影響到消化系統。最好在秋冬季，以及春季早期比較冷的月份享用這些麵包，那時候的消化系統比較緊繃。找個舒服的座位，配一杯熱飲，好好享用這些營養的烘焙產品，讓自己的身體暖活起來，同時安撫消化系統。

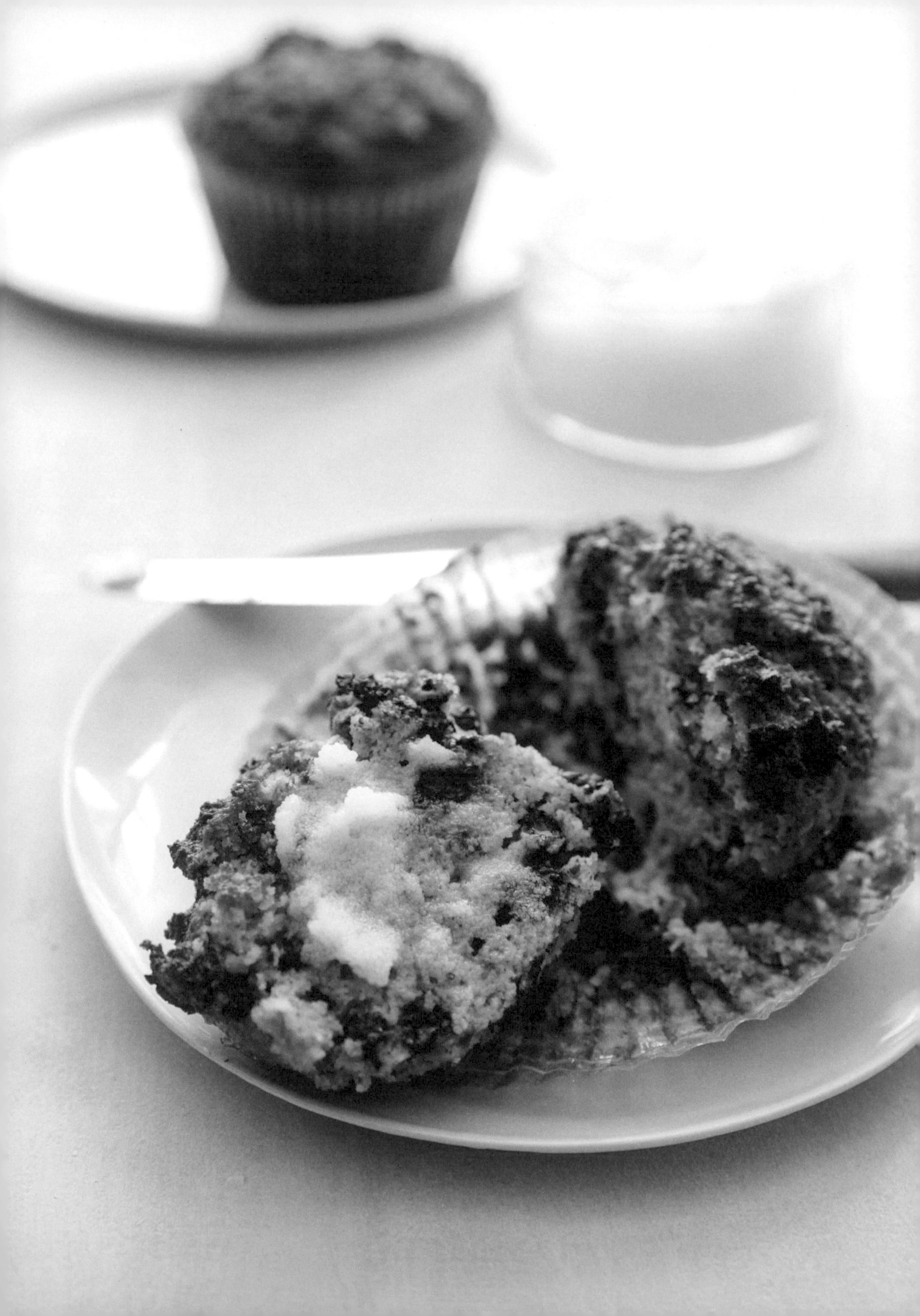

無麩質黑莓巧克力豆瑪芬
Gluten-Free Blackberry Chocolate Chip Muffins

這款瑪芬既濕潤又有飽足感，不會太甜，所以很適合當作早餐輕食、午間健行充飢零食，或傍晚給人提振精神的糧食。

阿育吠陀觀點：這裡面的椰子粉和椰子油，能讓火型能量體質者感到滿足，卻不會造成身體過熱。椰子油也能支援消化道健康以及大腦正常運作。

↓V
↓P
=K

可製作12顆瑪芬

噴油罐

½杯無糖蘋果泥

¼杯亞麻仁籽

⅔杯椰子油

6大顆雞蛋

⅔杯純楓糖漿

1大匙香草精

⅔杯椰子粉

1小匙泡打粉

1小匙細海鹽

½杯巧克力豆

1杯黑莓(約85克)

1. 烤箱預熱至180℃。在12格的瑪芬烤盤裡，放入烘焙紙杯並在紙杯裡噴上一層油。

2. 在一個大型調理盆裡，將蘋果泥與亞麻仁拌勻。靜置吸收至少20分鐘，最多1小時。

3. 如果椰子油呈現固體狀，將椰子油放在窗邊曬太陽融化成液體，或稍微加熱後放涼。將放涼的液態椰子油、雞蛋、楓糖漿與香草精拌入蘋果泥混合物。

4. 在一個小型調理盆中，拌勻椰子粉、泡打粉與海鹽。將乾粉類拌入濕潤的食材裡，持續攪拌至所有食材皆拌勻。靜置讓混合物變得濃稠，約3-5分鐘。拌入巧克力豆與黑莓。麵糊的質地會比用小麥麵粉做的瑪芬麵糊稍微稀一點。沒有關係。

5. 將麵糊用湯匙舀進準備好的瑪芬烤盤裡，放入烤箱約30分鐘，若用牙籤插入瑪芬中間，拔出時牙籤乾淨、沒有麵糊就是烤好了。放涼至少15分鐘再上菜。

也可以選擇：

- 用任何你喜歡的莓果。
- 若要製作符合原始人飲食的版本，用無奶製品和無大豆製品的巧克力豆，如Enjoy Life品牌。

純素楓糖核桃司康
Vegan Maple Walnut Scones

= V
= P
= K

製作純素烘焙品時，我們會用棕櫚起酥油(palm shortening)代替奶油。購買時請找致力於維護環境永續發展的公司產品，像是Spectrum品牌。另外一個重點是要找100%棕櫚起酥油，因為有一些品牌會混入棕櫚油、椰子油等其它油脂，這樣可能會改變司康的質地。

阿育吠陀觀點：我們製作烘焙品時，楓糖漿是我們偏好的天然甜味劑，不只是因為這楓糖漿是當地產的，也因為蜂蜜的營養成分會在加熱過程中流失。

可製作12顆司康

¾杯冷藏100%棕櫚起酥油，如Spectrum品牌

1杯傳統燕麥片

⅔杯全麥低筋麵粉

⅔杯中筋麵粉，另外準備一些作為手粉

¼杯有機蔗糖

1¾小匙泡打粉

½小匙細海鹽

⅓杯豆漿、杏仁奶或其它奶製品

⅓杯純楓糖漿

⅔杯切碎核桃

1. 烤箱預熱到180℃，在烤盤上鋪一層烘焙紙。

2. 起酥油稍微冷凍約20分鐘，使質地硬到能刨成絲。用刨絲器將冷凍過的起酥油在盤子上刨成絲，再將整盤放在冰箱冷藏。

3. 在一個大型調理盆中，混合燕麥、全麥低筋麵粉、中筋麵粉、糖、泡打粉與海鹽。

4. 你可以選擇用手指或麵團切刀、食物調理機，或裝上攪棒的電動攪拌機，將起酥油絲混入粉類，直到質地變得像粗砂。輕輕拌入牛奶與楓糖漿，直到乾食材稍微有些濕潤感。接著加入核桃，繼續攪拌直到形成濕潤、厚重的麵團。攪拌的動作要輕柔、時間要短，做出來的司康才會蓬鬆。

5. 在工作台上稍微灑一些手粉，將麵團倒在上面，看起來有點濕。手上拍上一層麵粉後，將麵團輕拍成約1吋厚的圓形。像是切派一樣，將麵團切成楔形(或直徑2吋的圓形，輕輕地將多餘麵團重新整形再切)。切好的司康放在準備好的烤盤上，烤到表面呈金褐色，約35-40分鐘。趁司康還是溫的時享用，或在8小時內食用完畢。司康最好是烤好的當天享用。

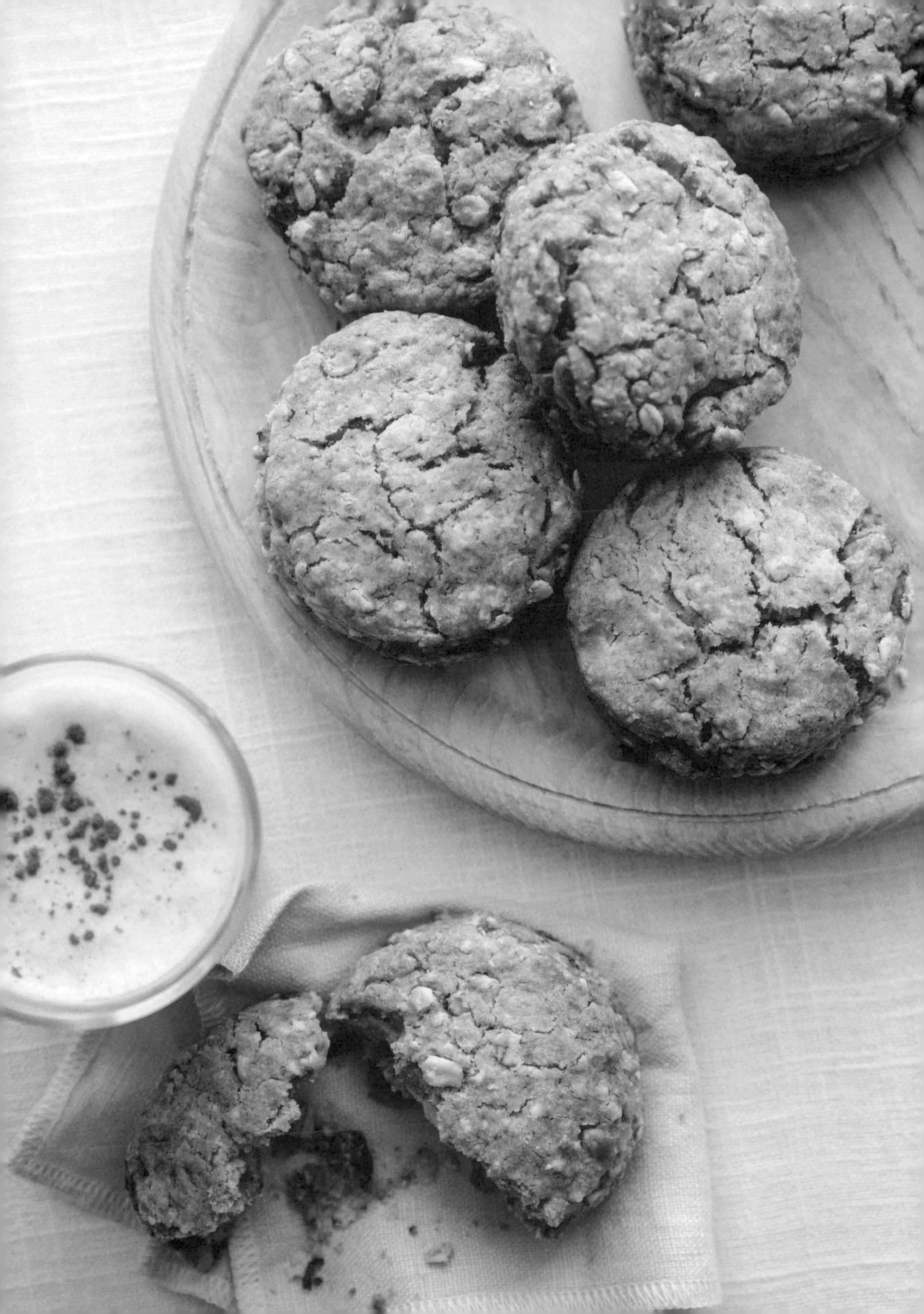

純素薑味司康
Vegan Ginger Scones

= V
= P
= K

我們的早餐麵包種類當中，薑味司康絕對是最受歡迎的。濃郁濕潤的司康，配熱茶一起享用很美味，也很容易打包帶走，可以放一顆在公事包裡，當作下午點心享用。我曾看過客人打包這些司康，放在活動中心外的置物櫃裡！

阿育吠陀觀點：這款司康裡的薑，用剛剛好的辛辣度平衡糖分與麵粉。全麥麵粉同時能提供幫助消化的纖維。

可製作12顆司康

¾杯冷藏100%棕櫚起酥油，如Spectrum品牌

1杯傳統燕麥片

⅔杯全麥低筋麵粉

⅔杯中筋麵粉，另外準備一些作為手粉

¼杯有機蔗糖

1¾小匙泡打粉

½小匙細海鹽

⅔杯豆漿、杏仁奶或其它奶製品

⅔杯切碎薑糖

1. 烤箱預熱至180℃，在烤盤上鋪一層烘焙紙。

2. 將起酥油冷凍約20分鐘，使質地硬到能刨成絲。用刨絲器將冷凍過的起酥油在盤子上刨成絲，再將整盤放在冰箱冷藏。

3. 在一個大型調理盆中，混合燕麥、全麥低筋麵粉、中筋麵粉、糖、泡打粉與海鹽。

4. 你可以選擇用手指或麵團切刀、食物調理機，或裝上攪棒的電動攪拌機，將起酥油絲混入粉類，直到質地變得像粗砂。輕輕拌入牛奶，直到乾食材稍微有些濕潤感，再拌入薑糖，繼續攪拌直到形成濕潤、厚重的麵團。攪拌的動作要輕柔、時間要短，做出來的司康才會蓬鬆。

5. 在工作台上稍微灑一些手粉，將麵團倒在上面。手上拍上一層麵粉後，將麵團輕拍成約1吋厚的圓形。像是切派一樣，將麵團切成楔形(或直徑2吋的圓形，輕輕地將多餘麵團重新整形再切)。將司康放在準備好的烤盤上，烤到呈金褐色，約30-35分鐘。趁司康還是溫的時候享用，或在8小時內食用完畢。司康最好是烤好的當天享用。

也可以選擇：

- 多做一倍的份量，烤好的一半放在烤盤上冷凍。待司康冷凍後，裝進夾鏈袋裡冷凍保存。

酸奶油咖啡蛋糕
Sour Cream Coffee Cake

這是一款撫慰人心的咖啡蛋糕，其中迷人的一點，是上層的奶酥會溶進麵糊裡，在最中間創造出一層令人驚喜的香甜、鬆脆的肉桂風味。

阿育吠陀觀點：因為這款蛋糕裡有精緻的白麵粉與精緻糖，所以最好偶爾享用就好，並且配一杯紅茶或黑咖啡一起吃。茶或咖啡的苦味能平衡蛋糕的甜度。

可製作一條8 x 4½吋蛋糕，約可切成10片

奶酥

¼杯紅糖，壓實

¾小匙肉桂粉

3大匙冷藏無鹽奶油

蛋糕

½杯(1條)無鹽奶油，軟化，多準備一些用來替烤盤抹油

1¼杯中筋麵粉，另外準備一些作為手粉

¼小匙泡打粉

½小匙小蘇打

½小匙細海鹽

½杯有機蔗糖

½杯酸奶油，放至室溫

3大顆雞蛋，放至室溫

1小匙香草精

1. 烤箱預熱至180℃，替8 x 4½吋吐司模抹油。剪一張烘焙紙，大小要能夠鋪在烤模底部，並且稍微蓋過四個邊。烘焙紙也需要抹上一層油，再撒上一層麵粉。輕輕拍掉多餘的麵粉。

2. 製作奶酥：在一個中型調理盆中，混合糖與肉桂粉。用手指或麵團切刀把冷奶油與糖混合物切拌成碎屑質地。把調理盆放進冰箱冷藏，製作蛋糕時才能讓奶油繼續維持冰的狀態。

3. 製作蛋糕：在一個小調理盆裡，將麵粉、泡打粉、小蘇打和海鹽拌勻。

4. 用裝上攪拌棒的電動攪拌機攪打奶油和糖。用中速攪打至拌勻，但還未呈現輕盈蓬鬆的狀態，大約1分鐘。將攪拌速度調慢，漸漸加入乾粉類，直到麵糊變得滑順。刮下調理盆邊的麵糊，繼續以中速攪拌。加入酸奶油，繼續攪拌至滑順。接著一顆一顆加入蛋液，中間至少刮下調理盆邊的麵糊再繼續攪拌。加入香草精，繼續攪拌至滑順。

5. 將麵糊刮進準備好的烤模裡，上面撒上奶酥。烤到上面呈現金褐色，蛋糕中間插入牙籤，拔出時沒有沾著麵糊即可，約55-60分鐘。這個蛋糕可以放在室溫一到兩天。也可以冷凍保存一到兩個月。

= V
= P
= K

酸麵種
Sourdough Starter

↓V
↑P
=K

我們克里帕魯瑜伽廚房超愛烤酸麵團麵包。你可以在廚房裡從頭自己做酸麵種(網路上可以找到簡易的步驟)，但若能用經歷輝煌的老麵種更好。我們的老麵來自柏克夏山居烘焙坊(Berkshire Mountain Bakery)的著名麵包師傅里奇・波登(Richard Bourdon)。你也可以在網路上跟零售商，如King Arthur麵粉公司，買到老麵種。取得老麵種後，透過以下步驟可以啟動並持續發酵。這個食譜能做出1磅(約453克)的麵種，要用來烘焙並留一些作為日後使用絕對足夠。

阿育吠陀觀點：酸麵團麵包一般比市售酵母粉製作的麵包更容易消化。因此，酸麵種讓我們許多客人有機會再次享用麵包了。

可製作1磅（約453克）麵種

2盎司(約57克)老麵種

8盎司(約227克)高筋麵粉或中筋麵粉

1. 在一個大型調理盆裡，將老麵種、麵粉與¾杯冷水拌勻。如果你要用發酵好的麵種做烘焙品，稍微蓋著調理盆並放在溫暖的室溫(22℃)發酵6-8小時，視溫度與溼度調整。發酵完的麵種，因為野生酵母吃了麵粉和水，體積應該膨漲一倍。

2. 如果要保存麵種之後再用，不要讓麵種發酵太快，稍微蓋著在室溫發酵2-3小時，再移到冰箱冷藏、讓發酵速度慢下來。

3. 無論如何，要繼續養著麵種，就需要持續提供新鮮麵粉和水。大部分的麵包師會拿出需要用來烘焙的麵種，繼續養著剩下的麵種，多餘的部分就會丟棄。拿出需要的量之後，每2盎司的麵種要如上述餵食8盎司麵粉和6盎司的冷水。我們會每三天餵食一次麵種。你也可以冷藏最多五天。麵種發酵越久，酸味會越強烈。你也可以根據口味喜好、自己的時程，隨時使用麵種。只需要從冰箱取出，照著上述步驟餵食並再次發酵即可。

酸麵團葵花亞麻籽麵包
Sourdough Sunflower Flax Bread

我們克里帕魯養生中心為什麼比較喜歡做酸麵團麵包？因為麵包發酵期越久，麵包的風味就會越複雜。這個過程也會製造出有益的菌和酵母，讓麵包裡的麩質等成分更容易消化，同時增加其它多樣的營養成分。我們的客人很喜歡用這款全穀物麵包製作三明治。

阿育吠陀觀點：亞麻仁籽與葵花籽的油潤，能平衡精緻麵粉的黏性。適量的全麥麵粉也能增添纖維質和礦物質，能幫助消化。

可製作兩條2磅、9x5吋麵包

½杯葵花籽

½杯亞麻仁籽

⅔杯(171克)活躍酸麵種(P.82)

4½杯高筋麵粉

1¼杯全麥麵粉

2大匙裸麥麵粉

2杯水(最好是不含氯的)，約21℃

1大匙細海鹽

蔬菜油，替調理盆和麵團抹油

噴油罐

1. 第一天：葵花籽和亞麻仁用¾杯水浸泡，並冷藏一夜。

2. 第二天：如果麵種是冰的，靜置室溫1-3小時。

3. 瀝掉泡種籽的多餘水分，倒入一個大型攪拌盆。你可以用直立式攪拌機攪拌，也可以徒手攪拌。可以用麵團攪拌勾以低速攪拌，或是用手輕輕拌入高筋麵粉、全麥麵粉和裸麥麵粉。接著緩緩加入水，直到剩¼杯，留著備用。繼續攪拌到麵團成形，約1-2分鐘。麵團在室溫靜置20-30分鐘。這個步驟很重要，稱為水合法(autolyse，又稱自解)，麵團的外觀不會有什麼改變，但這能讓麵粉吸收水分，並且啟動麵粉裡的酵素，兩者都能減少揉麵的時間。

4. 經過水合法後，加入麵種，以低速輕輕揉進麵團裡，直到揉勻。將海鹽融入保留的¼杯水裡，再將鹽水拌入麵團。到這個步驟，視麵團的濕潤度不定，可能需要再加一點水。麵團越濕潤，做出來的麵包就越濕潤，但如果太濕，烘烤時缺乏結構支撐就比較難膨脹。麵團的濕潤程度會依據空間裡的環境溼度，以及麵粉和麵種的濕度而改變。先從這裡提供的水量開始(這些是克里帕魯瑜珈廚房用的比例)，再依情況做調整。

5. 用攪拌機揉麵團，或在工作台上用手揉到表面變得光滑有彈性，約8-10分鐘。光滑

= V
↓ P
= K

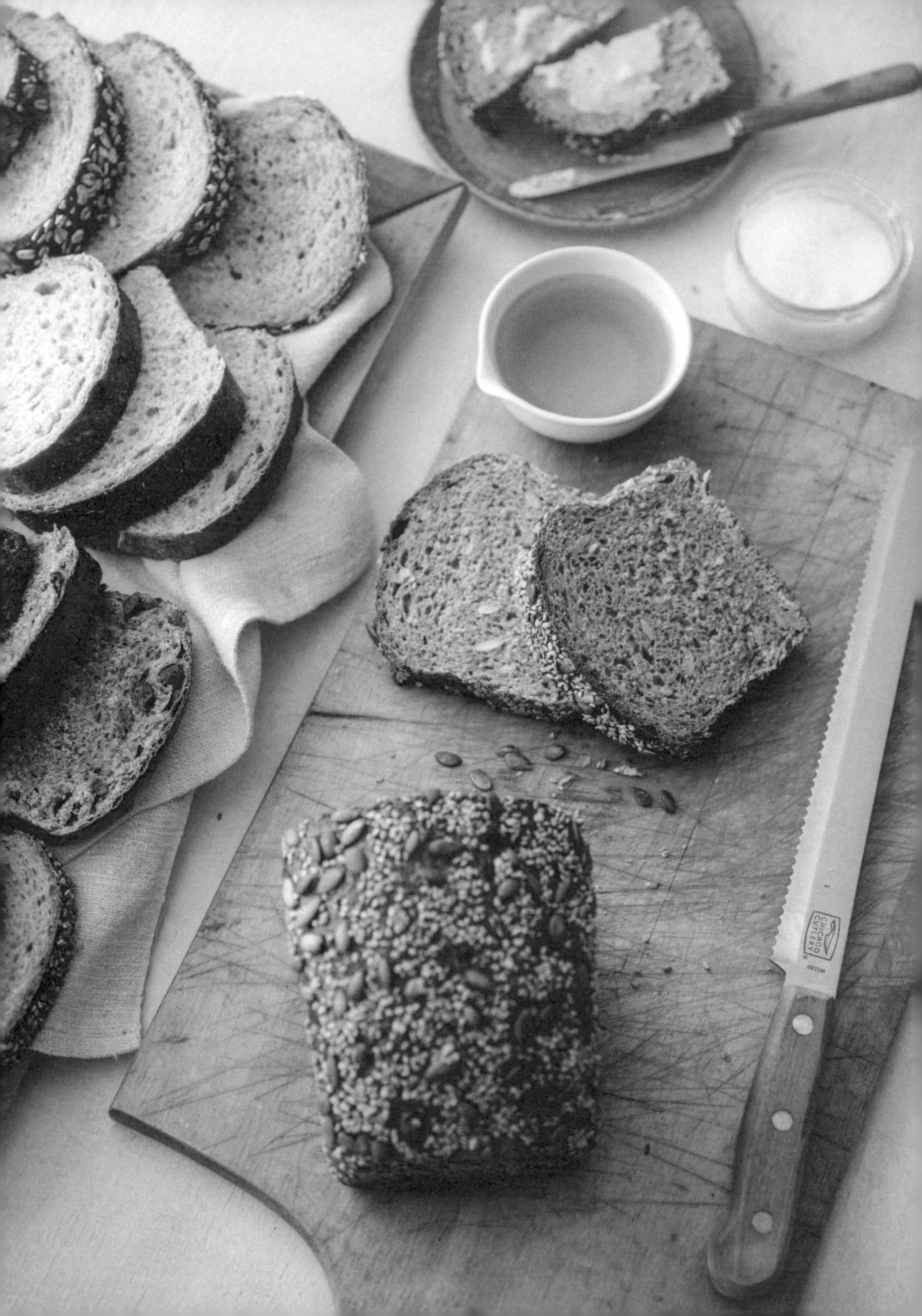
CHICAGO CUTLERY
6K15M

表面與麵團的延展性，顯示麵團發展出強韌的麩質結構。下一個階段的發酵也會讓麩質變得平滑，所以揉麵時最好不要揉太久。

6. 把麵團放進抹了油的調理盆，麵團表面再抹上一層油，避免麵團乾掉。調理盆蓋起來，讓麵團在室溫發酵1½-3小時，直到用手捏起一小塊麵團時，可以感受麵團裡有氣泡。拉起麵團時，麵團應該感覺很輕盈、溫暖並有活性，而不是像沈甸甸的黏土。整體發酵時間會根據周圍環景的溫度和濕度而改變。

7. 用噴油罐幫兩個9 x 5吋麵包烤模噴上一層油。

8. 麵團發酵好了，把麵團倒在工作台上、切成兩等份。稍微蓋住、再靜置5-10分鐘。每一塊麵團整形成長型麵包形狀，放進抹好油的麵包烤模裡。用保鮮膜稍微蓋住烤模(在克里帕魯養生中心，我們會回收再利用去超市買菜時拿到的塑膠袋)。到這個步驟，你可以選擇把麵團放冰箱冷藏，或在室溫繼續發酵一下。如果麵團發酵很快，表層下面已經看得到小氣泡了，請立刻將麵團冷藏。如果麵團發酵緩慢、沒有長出氣泡，繼續將麵團放在室溫1小時再冷藏。麵團要冷藏8-16小時，這期間會讓麵團緩慢膨脹並且發展出更濃郁的風味。

9. 第三天：從冰箱拿出麵團後，放在溫暖的室溫(26-32℃)，直到麵團發起來、看起來蓬鬆，表層下看得見氣泡，約1-3小時。檢查時，只需要用指尖輕壓麵團。如果麵團不會回彈，裡面的麩質無法再擴展，此時麵團就可以拿去烤了。如果麵團有回彈，表示麩質還太有韌性，需要再花一點時間膨脹。同樣地，這要視時間、氣溫、濕度而定，你也可以調整這些變因。我們比較喜歡利用一個溫暖、多濕的環境進行最後發酵，不過也有些時候，麵團在冰箱裡已經完全發酵完，從冷藏取出麵團時就可以直接進烤箱。一般來說，麵團緩慢到適中的膨脹，做出來的麵包最好吃。

10. 烤箱預熱至220℃，在烤箱的下層烤架上，放一個烤盤並裝水。

11. 將烤盤放進烤箱，用噴水器朝麵團和烤箱噴一點水。水蒸氣能預防麵團太快形成硬脆的皮，就能幫助它在烤箱裡徹底膨脹。

12. 烤麵包的前10-15分鐘，要再朝麵團噴幾次水。總共要烤45分鐘，烤完前15分鐘，要再噴一次水，噴水能幫助麵包形成美麗的褐色脆皮。烤完之後，麵包應該有徹底發起來、表面呈深褐色，用探針式溫度計測量內部溫度，應該是93℃。烤完立刻倒在冷卻架上，冷卻完的麵包在室溫可放置5-7天。

也可以選擇：

- 若要做比較濃郁的麵包，拌入鹽水時也可以加進3大匙的油。
- 如果開始常做酸麵團麵包，你可以考慮買一個木製麵包箱。麵包放在裡面可以保存超過一星期，同時保持濕潤美味。

酸麵團杜蘭小麥麵包
Sourdough Semolina Bread

這款麵包是克里帕魯瑜珈廚房版的健康「白」麵包，同時也得到我家小孩的美味認證。它的質地輕盈，非常適合拿來烤吐司。可以用這款麵包做烤乳酪三明治，或抹上厚厚一層堅果抹醬和果醬。

阿育吠陀觀點：杜蘭小麥粉看起來像細緻的粗粒玉米粉，但其實它是杜蘭小麥(durum wheat)的胚乳磨成的粉，因此顏色呈現黃色。這黃色的麵粉富有抗氧化物質類胡蘿蔔素(carotenoids)，能幫助改善眼部健康。

可製作兩條9 x 5吋麵包

3⅓杯高筋麵粉

2¾杯細磨黃金杜蘭小麥粉(golden semolina flour)

¾杯(約200克)活躍酸麵種(第82頁)

1大匙細海鹽

蔬菜油，調理盆和麵團抹油用

噴油罐

↓V
↓P
↑K

1. 第一天：用直立式攪拌機或用手攪拌麵團，以低速攪拌高筋麵粉與杜蘭小麥粉，或是直接用手輕輕拌勻。緩緩加入2½杯水，攪拌至呈現濕黏的麵團，約1-2分鐘。讓麵團在室溫靜置20-30分鐘。這個步驟很重要，稱為水合法(autolyse，又稱自解)，麵團的外觀不會有什麼改變，但這能讓麵粉吸收水分，並且啟動麵粉裡的酵素，兩者都能減少揉麵的時間。

2. 經過水合法後，加入麵種，以低速輕輕揉進麵團裡，直到揉勻。將海鹽融入保留的¼杯水裡，再將鹽水拌入麵團。到這個步驟，視麵團的濕潤度而定，可能需要再加一點水。麵團越濕潤，做出來的麵包就越濕潤，但如果太濕，烘烤時缺乏架構支撐就比較難膨脹。麵團的濕潤程度會依據空間裡的環境溼度，以及麵粉和麵種的濕度而改變。先從這裡提供的水量開始(這些是克里帕魯瑜珈廚房用的比例)，再依情況做調整。

3. 用攪拌機揉麵團，或在工作台上用手揉到表面變得光滑有彈性，約8-10分鐘。光滑表面與麵團的延展性，顯示麵團發展出強韌的麩質結構。下一個階段的發酵也會讓麩質變得平滑，所以揉麵時最好不要揉太久。

4. 把麵團放進抹了油的調理盆，麵團表面再抹上一層油，避免麵團乾掉。蓋上調理盆，讓麵團在室溫發酵1½-3小時，直到用手捏起一小塊麵團時，可以感受麵團裡有氣泡。拉起麵團時，麵團應該感覺很輕盈、溫暖並有活性，而不是像沈甸甸的黏土。整體發酵時間會根據周圍環景的溫度和濕度而改變。

5. 用噴油罐幫兩個9 x 5吋麵包烤模噴上一層油。

6. 麵團發酵好了，把麵團倒在工作台上、切成兩等份。稍微蓋住再靜置5-10分鐘。每一塊麵團整形成長型麵包形狀，放進抹好油的麵包烤模裡。用保鮮膜稍微蓋住烤模(在克里帕魯養生中心，我們會回收再利用去超市買菜時拿到的塑膠袋)。到這個步驟，你可以選擇把麵團放冰箱冷藏，或在室溫繼續發酵一下。如果麵團發酵很快，表層下面已經看得到小氣泡了，請立刻將麵團冷藏。如果麵團發酵緩慢、沒有長出氣泡，繼續將麵團放在室溫1小時再冷藏。麵團要冷藏8-16小時，這期間會讓麵團緩慢膨脹並且發展出更濃郁的風味。

7. 第二天：從冰箱拿出麵團後，放在溫暖的室溫(26-32℃)，直到麵團發起來、看起來蓬鬆，表層下看得見氣泡，約1-3小時。檢查時，只需要用指尖輕壓麵團。如果麵團不會回彈，裡面的麩質無法再擴展，此時麵團就可以拿去烤了。如果麵團有回彈，表示麩質還太有韌性，需要再花一點時間膨脹。同樣地，這要視時間、氣溫、濕度而定。你也可以調整這些變因。我們比較喜歡利用一個溫暖、多濕的環境進行最後發酵，不過也有些時候，麵團在冰箱裡已經完全發酵完，從冷藏取出麵團時就可以直接進烤箱。一般來說，麵團緩慢到適中的膨脹，做出來的麵包最好吃。

8. 烤箱預熱至220℃，在烤箱的下層烤架上放一個烤盤並裝水。

9. 將烤盤放進烤箱。用噴水器朝麵團和烤箱噴一點水，水蒸氣能預防麵團太快形成硬脆的皮，就能幫助它在烤箱裡徹底膨脹。

10. 烤麵包的前10-15分鐘，要再朝麵團噴幾次水。總共要烤40-45分鐘，烤完前15分鐘，要再噴一次水。噴水能幫助麵包形成美麗的褐色脆皮。烤完之後，麵包應該有徹底發起來、表面呈深褐色，用探針式溫度計測量內部溫度，應該是93℃，烤完立刻倒在冷卻架上。

也可以選擇：

- 若要做比較濃郁的麵包，拌入鹽水時也可以加進3大匙的油。
- 酸麵團巧巴達捲：拌入鹽水時同時加進3大匙的油。將麵團均分成12塊，每一塊揉成直徑約3½吋的球狀。輕輕延展每一顆麵團球變成扁平的圓形，放到抹了油的烤盤上，直接讓這些麵團在烤盤上發酵膨脹。如果麵團很明顯消氣扁掉，重新整形成稍微有點扁的球狀再拿去烤。根據食譜指示烘烤巧巴達捲，直到表面稍微上色，約20分鐘。

- 如果開始常做酸麵團麵包，你可以考慮買一個木製麵包箱。麵包放在裡面可以保存超過一星期，同時保持濕潤美味。

酸麵團全穀物披薩麵團
Sourdough Whole-Grain Pizza Dough

↑V
↓P
↑K

這款披薩麵團基本上就是加了一點油的麵包麵團，加了油更容易讓麵團延展到很薄。不要看到要花三天製作就卻步。製作過程除了攪拌、整形，其實不用做很多事。三天能讓麵團裡的酵母與菌充分釋出風味，也讓小麥的麩質更容易消化。

阿育吠陀觀點：「適度」是阿育吠陀的中心概念。所以偶爾還是能享用披薩。單單一片熱披薩，可能就是幫助你保持身心靈平衡的關鍵。

可製作2磅麵團，
足以製作一份長形烤盤的披薩，
或兩份圓形12吋披薩。

2 ⅔杯中筋麵粉

⅔杯全麥麵粉

⅔杯（171克）活躍酸麵種（P.82）

1大匙大麥麥芽糖漿、糙米糖漿或蜂蜜

1½小匙細海鹽

1大匙特級初榨橄欖油

1. 第一天：在一個大型調理盆裡，將中筋麵粉、全麥麵粉與1⅓杯水，粗略混合成麵團。稍微蓋住並且在室溫靜置20分鐘。用雙手拌入活躍酸麵種，重複切拌、按壓，直到麵團開始變得光滑。揉進麥芽糖漿與海鹽，混合均勻後，緩緩揉進橄欖油，並持續揉到麵團變得光滑。蓋起來再靜置室溫約1小時。接著整形成一個球狀，放進抹了油的調理盆，將麵團蓋起來冷藏一夜。

2. 第二天：隔天早上，重新將麵團整形成一個球狀，或者，如果要做兩個披薩，就形成兩個球狀。蓋起來再放回冷藏。當晚，重新將麵團整形回球狀。

3. 第三天：製作披薩前，先再次整形成球狀並在室溫靜置45分鐘，再擀平使用。

無麩質披薩麵團
Gluten-Free Pizza Dough

這款麵團做出來的披薩皮很像麵餅，味道很不錯，跟酸麵團披薩皮相比，許多客人比較喜歡這款無麩質的。這款生麵團很濕潤，延展性高；關鍵步驟是在不放料的情況下，先拿去烤才能定型。加上配料後再拿去烤脆。要選擇搭配比較乾的醬汁和佐料，如青醬和馬扎瑞拉乳酪絲，而不是水分含量高的醬汁如番茄醬和新鮮馬扎瑞拉乳酪。醬汁與佐料都比較乾，能讓麵團保持結實與香脆。

阿育吠陀觀點：如果你跟麩質長期處不好，所以已經不記得上次吃披薩是什麼時候了，你應該試試這款披薩麵團。披薩的邊特別酥脆，香料的調配正適合點燃你的消化之火。

可製作2磅麵團，
足以製作一份長形烤盤的披薩，
或兩份圓形12吋披薩。

¼杯特級初榨橄欖油，另外準備多一點為烤盤抹油

2大匙亞麻籽粉

1杯藜麥粉

1杯無麩質燕麥粉

½杯糙米粉

1大匙即溶酵母

2小匙黃原膠

1½小匙細海鹽

2小匙乾燥奧勒岡粉

1小匙乾燥羅勒粉

⅛小匙現磨黑胡椒粉

½杯豆漿

2大匙龍舌蘭糖漿

½小匙新鮮檸檬汁

= V
↓ P
↓ K

1. 烤箱預熱至200℃。替一個18 x 13吋烤盤，或兩個12吋圓形披薩烤盤，抹上一層橄欖油。

2. 攪拌麵團，你可以用電動攪拌機，也可以用一根湯匙在調理盆裡攪拌。無論用什麼方式，先在一個大碗裡，將亞麻籽粉與¼杯水拌勻。浸泡20分鐘。

3. 在另一個中型調理盆裡，將藜麥粉、燕麥粉、糙米粉、即溶酵母、黃原膠、海鹽、奧勒岡、羅勒與黑胡椒拌勻。

4. 稍微攪拌一下亞麻籽粉，拌入1¼杯水、豆漿、龍舌蘭糖漿與檸檬汁，可以用扁形攪拌棒低速攪拌或用湯匙攪拌。接著漸漸拌入粉類食材，以低速攪拌或湯匙攪拌2-3分鐘。拌入橄欖油，麵團會非常鬆散、濕黏像麵糊。此時可以直接用來做披薩，或是用塑膠保鮮膜蓋起來，室溫靜置最多30分鐘。

5. 用一個曲柄抹刀(offset spatula)沾水，在

抹好油的烤盤裡，將麵團壓平成均勻、薄薄的一層，麵團要一直延伸到烤盤的邊。烤到餅皮定型、邊角上色，約25-30分鐘。烤的時候檢查一、兩次：如果麵團在烤的時候膨起來，用叉子叉凸起來的地方，讓麵皮保持平整。

6. 加上喜歡的佐料後，繼續烤到餅皮烤熟，邊邊都酥脆了，約15-20分鐘。

也可以選擇：

- 若想要做蘇打餅乾，不要在麵團上放配料，繼續用190℃烤到麵皮變得酥脆，總共約25-30分鐘。將烤好的麵皮剁成碎塊，搭配鮮菇堅果抹醬(P.129)、海中鷹嘴豆(P.126)、香草豆腐抹醬(P.128)、香蒜醬(P.152)、芝麻菜山羊奶酪青醬(P.153)或羽衣甘藍青醬(P.195)。

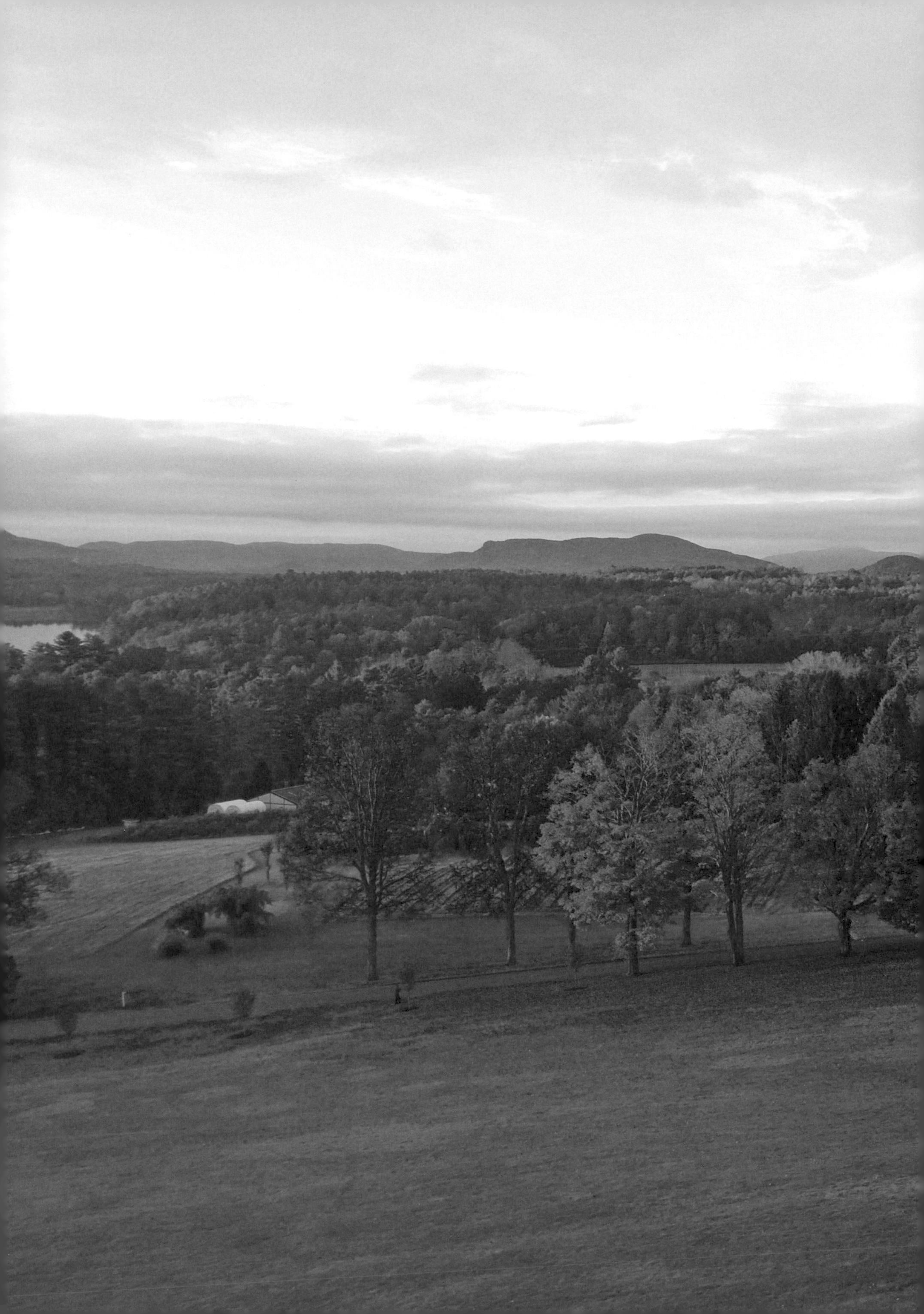

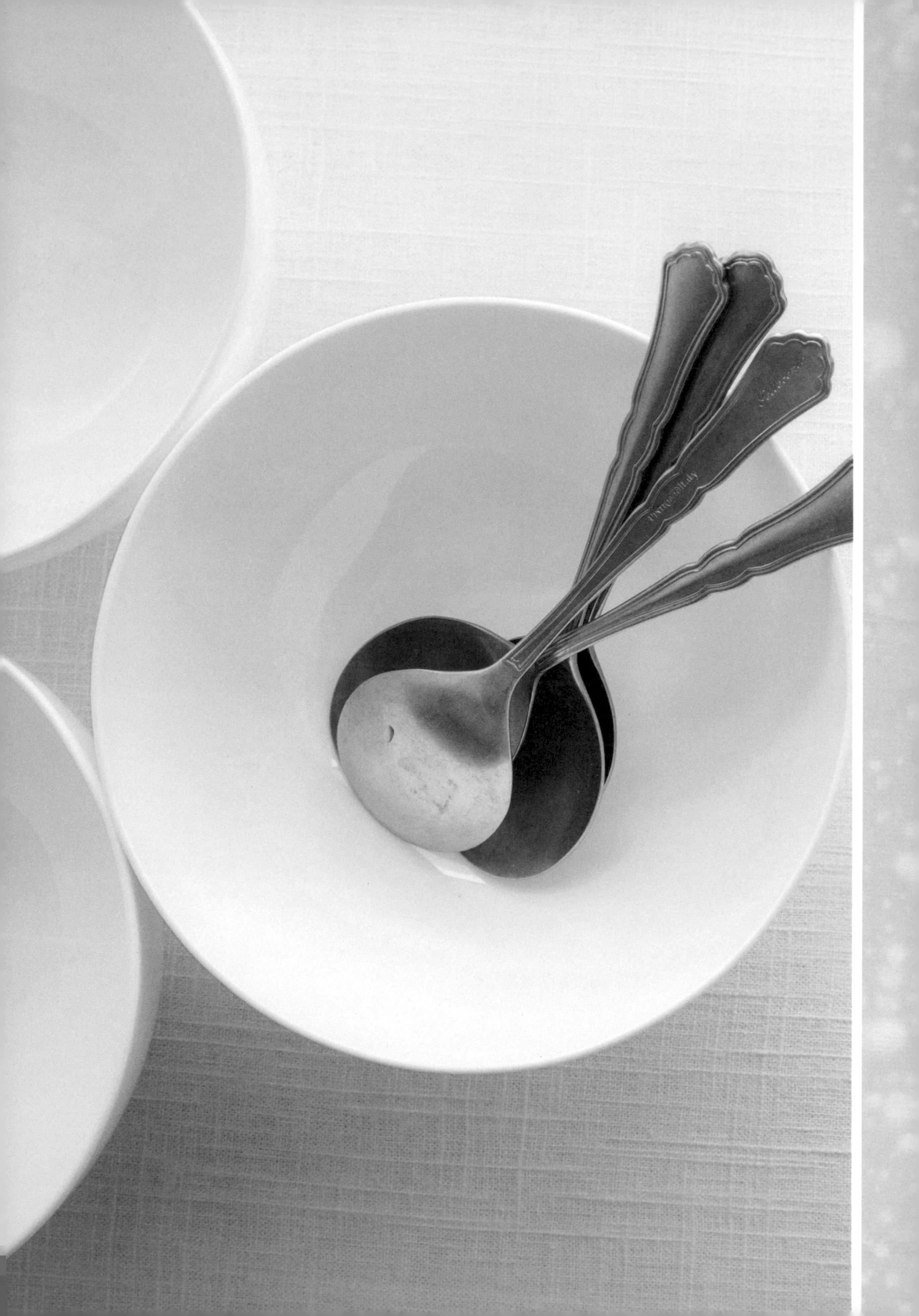

湯品

每個祖母和科學家都知道，湯是有療癒力的食物，所以我們每一餐都會準備湯品。湯裡的水分能把身體的系統沖乾淨，同時提供非常需要的營養素。對許多人來說，湯只是個後來才想起來的玩意兒，或是天氣冷才考慮要喝的食物，但我們鼓勵你一年四季都能喝湯，從夏天的芒果冷湯(P.100)，秋天溫暖的純素食胡桃南瓜濃湯(P.105)，到冬天濃郁的純素黑眼豆濃湯(P.119)。

在克里帕魯瑜珈廚房裡，我們把廚房裡的超大湯鍋暱稱為「老爸、老媽、寶寶」，這些暱稱從克里帕魯養生中心還只是修行處時就開始用了。直到今日，「老爸」每天早上還是要燒四十加侖的蔬菜高湯(P.281頁)，用來當作我們每週推出的多種湯品、醬汁與菜餚的基底。「老媽」和「寶寶」則裝著大鍋湯，份量較小的湯品現在是用三個小湯鍋裝，我們暱稱為「三胞胎」。

到了夏天，天氣最為炎熱時，客人常常待在戶外，而中午的餐點通常是太陽在天上高掛的時候端出來。冷湯具有極好的提神效果，降溫效果跟喝一杯冰涼果昔差不多。另一方面，在天氣寒冷的柏克夏，秋冬季來一碗溫暖的綿密白腰豆與烤白花椰菜濃湯 (P.115) 或中東南瓜扁豆湯 (P.117)，能提供身體所需的滋養。能以不同溫度享用，正是湯品最美妙的特色之一。這能協助平衡周遭環境的冷熱特質。

我們的湯底都是純素的，大多時候也都是喝素食湯品。我們會用燉煮過的蔬菜，如胡桃南瓜，或煮熟的豆類如白腰豆，打成泥來製作濃湯。想要更濃郁一些，有時候會淋上一點椰奶。我們的自助餐裡，當季湯品是客人第一個看到的餐點，從中午到晚上，他們也會把這道湯當作每一餐的中心。

阿育吠陀的飲食原則之一，就是將午餐當作一天當中最大的一餐。依照天氣的變化，要做到這個概念的話，可以選擇在午餐享用一碗豐富的濃湯，或是晚餐時喝一碗清湯。晚上活動量降低時，喝湯能讓你補充營養又有飽足感，但不至於感覺太脹。無論如何，到了晚上，最後一餐最好是睡前兩小時以上進食。這樣可以完全消化食物，晚餐才不會影響到睡眠。

生酪梨蘿蔓湯
Raw Avocado and Romaine Soup

這就是一碗能用喝的酪梨醬。大家都愛喝，而且做法超級簡單。酪梨賦予湯濃郁綿密的質地，但喝起來感覺還是很健康、很輕盈。為了增色還有增加維生素C，我會切一點新鮮番茄當裝飾。

阿育吠陀觀點：這道湯品對水型能量體質者有點太涼。但酪梨的油脂適合風型能量體質者適量攝取。火型能量體質者絕對會喜歡，這些水分飽滿的蔬菜帶來的清涼特色。

4人份

2杯酪梨切片(約2顆中型酪梨)

1½杯蘿蔓生菜切絲

1½杯帶皮小黃瓜切碎

¼杯+2大匙新鮮檸檬汁

2大匙新鮮薄荷切碎

1½小匙新鮮蒜末

¾小匙細海鹽

3杯冷蔬菜高湯(P.281)或水

½杯新鮮番茄，切成½吋丁狀

1大匙蔥末

1大匙特級初榨橄欖油

1. 將4個淺底湯碗放進冰箱冰鎮。

2. 將酪梨、生菜、小黃瓜、檸檬汁、薄荷、蒜末、鹽與高湯放進果汁機或食物調理機裡。攪拌至質地滑順。立刻使用或最多冷藏3小時。

3. 在一個小碗裡，拌勻番茄、蔥末與橄欖油。

4. 準備上菜之前，將冷湯均分進冰鎮好的湯碗裡，再淋上番茄醬料作為裝飾。

也可以選擇：

- 可加入½小匙孜然粉或芫荽粉以添加辛香味。若要辣一點，可以加入一小顆去籽、切碎的墨西哥辣椒。你也可以用香菜代替薄荷。
- 如果想要來一點好玩的擺盤，將酪梨切半、挖出果肉後，果皮留著備用。最後將冷湯盛入對半挖空的果皮。

= V
↓ P
↑ K

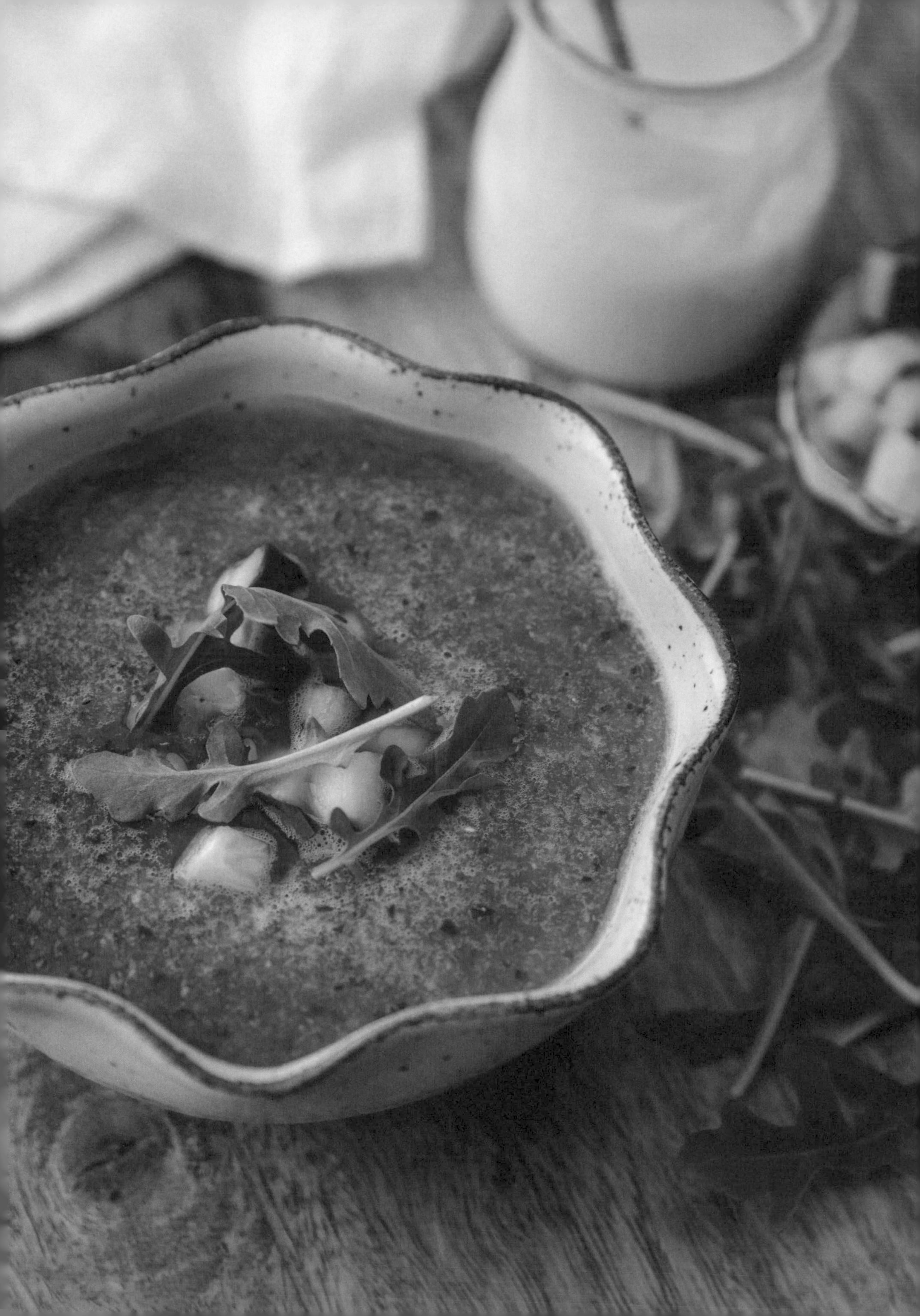

小黃瓜芝麻菜冷湯
Chilled Cucumber and Arugula Soup

每到夏天，我們的客人總會要求喝果昔，好讓身體降溫。但我會改做滑順的冷湯，用了小黃瓜和檸檬汁，這款冷湯特別沁涼。要用小巧、皮薄的小黃瓜，這樣就不必削皮，就能給你自己的皮膚許多有益的營養素。

阿育吠陀觀點：天氣比較炎熱的時候，小黃瓜是最佳冷卻以及補水的食物，尤其是對火型能量體質者。如果你的體質屬於冰冷的風型能量體質，只要加熱水就能享用這道湯品。

4人份(6-8杯)

4杯切碎的無籽帶皮小黃瓜，另外準備1杯切成¼吋丁狀的小黃瓜(總共約1020克)

½杯芝麻菜(雪紡切)另外準備¼杯作為裝飾

¼杯紅蔥頭，切成細絲

3½大匙新鮮檸檬汁

2大匙薄荷(雪紡切)

1大匙新鮮蒜末

1½小匙細海鹽

½小匙現磨黑胡椒粉

2-3大匙無糖優格，攪拌至滑順(可選擇不加)

1. 將4個淺底湯碗放進冰箱冰鎮。

2. 將4杯小黃瓜、3½杯冷水，½杯芝麻菜、紅蔥頭、檸檬汁、薄荷、蒜末、鹽、黑胡椒放進果汁機或食物調理機裡攪拌。攪拌至呈現泥狀但仍有顆粒，應該還能夠看到一些小黃瓜塊。

3. 拌入1杯切丁小黃瓜立刻使用或在冰箱冷藏最多3小時。有需要的話，上菜前可再攪拌一次湯。將冷湯均分到冰鎮好的湯碗裡，每一碗再以½大匙優格(可省略)與1大匙芝麻菜作為裝飾。

↓V
↓P
↑K

芒果冷湯
Chilled Mango Soup

↓V
↓P
=K

我喜歡夏天搭配印度菜一起端出這款冷湯。從各方面看，這基本上就是芒果拉西(lassi)，很受歡迎的印度冰飲。大家特別愛這款冷湯，奶香味、冰涼、甜蜜又帶有一點辛香味…怎麼會不愛呢？

阿育吠陀觀點：香甜多汁的芒果對風型與火型能量體質者是夢幻逸品，冷湯裡溫潤的薑與墨西哥辣椒又能平衡奶製品。若要避免使用奶製品，火型能量體質者可改用椰奶和椰奶優格。

4人份

4杯新鮮或冷凍並解凍的芒果塊

½杯無糖優格

½杯全脂牛奶

2½大匙新鮮萊姆汁

2大匙新鮮薄荷切碎，另外多準備一些作為裝飾

2大匙新鮮香菜切碎，另外多準備一些作為裝飾

1大匙龍舌蘭糖漿或蜂蜜

1½小匙現磨薑末

½小匙墨西哥辣椒末

1小撮多香果粉

¼小匙細海鹽

1. 將4個淺底湯碗放進冰箱冰鎮。

2. 將芒果、優格、牛奶、萊姆汁、薄荷、香菜、龍舌蘭糖漿、薑末、辣椒末、多香果粉與海鹽放入食物調理機或果汁機攪拌，攪打至冷湯變得有一點滑順，但仍有顆粒狀。冷湯裡應該能夠看到芒果顆粒與香草末。立刻使用或最多冷藏3小時。

3. 將冷湯均勻裝入4個碗，再用薄荷和香菜裝飾。

也可以選擇：

- 若要做純素食或原始飲食版本，可以用任何一種非牛奶製的優格或植物奶，代替食譜裡的優格與牛奶。用椰奶也不錯。
- 若要做成消暑的冰棒，多拌入一點龍舌蘭糖漿，倒入冰棒模型再冷凍。

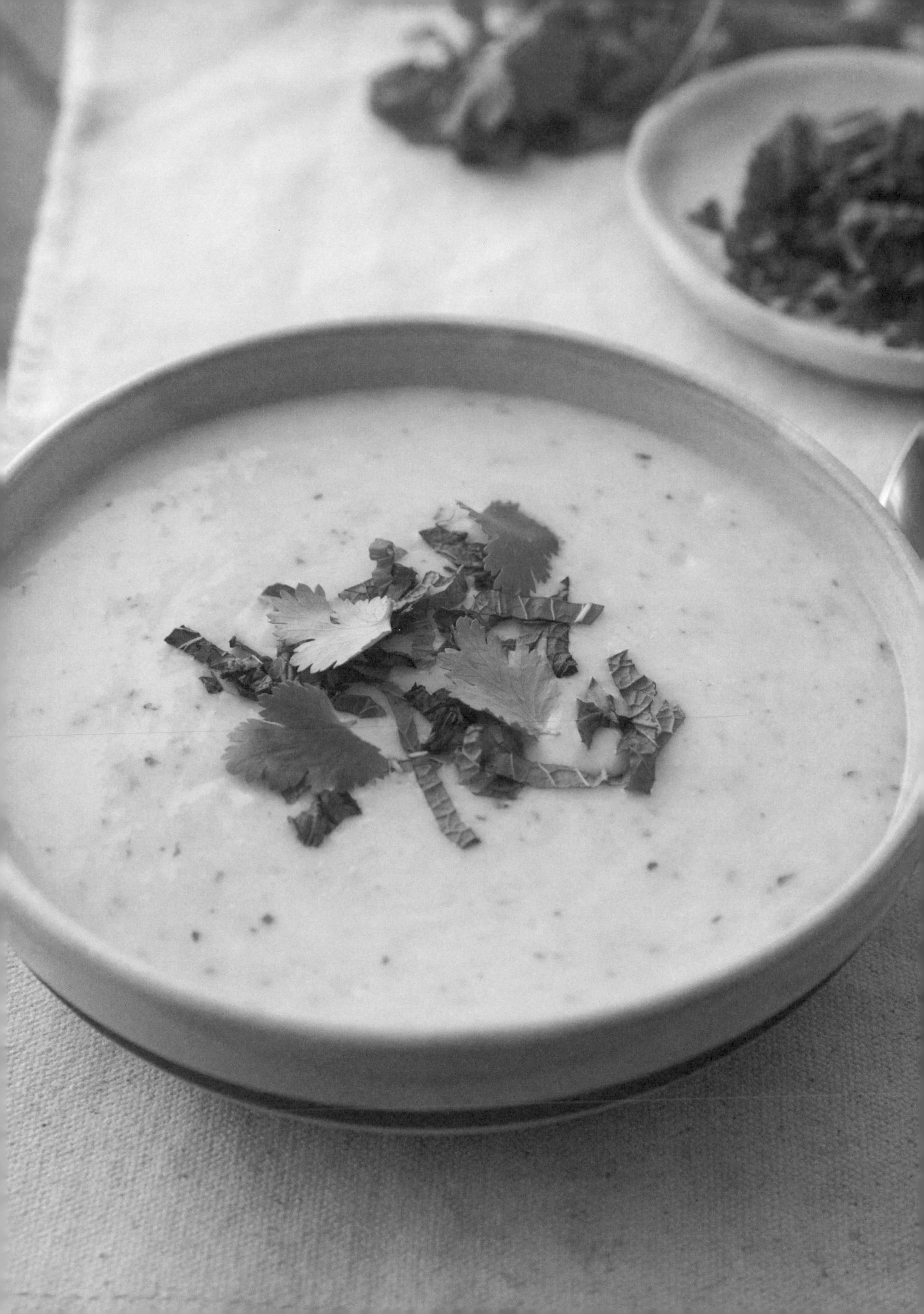

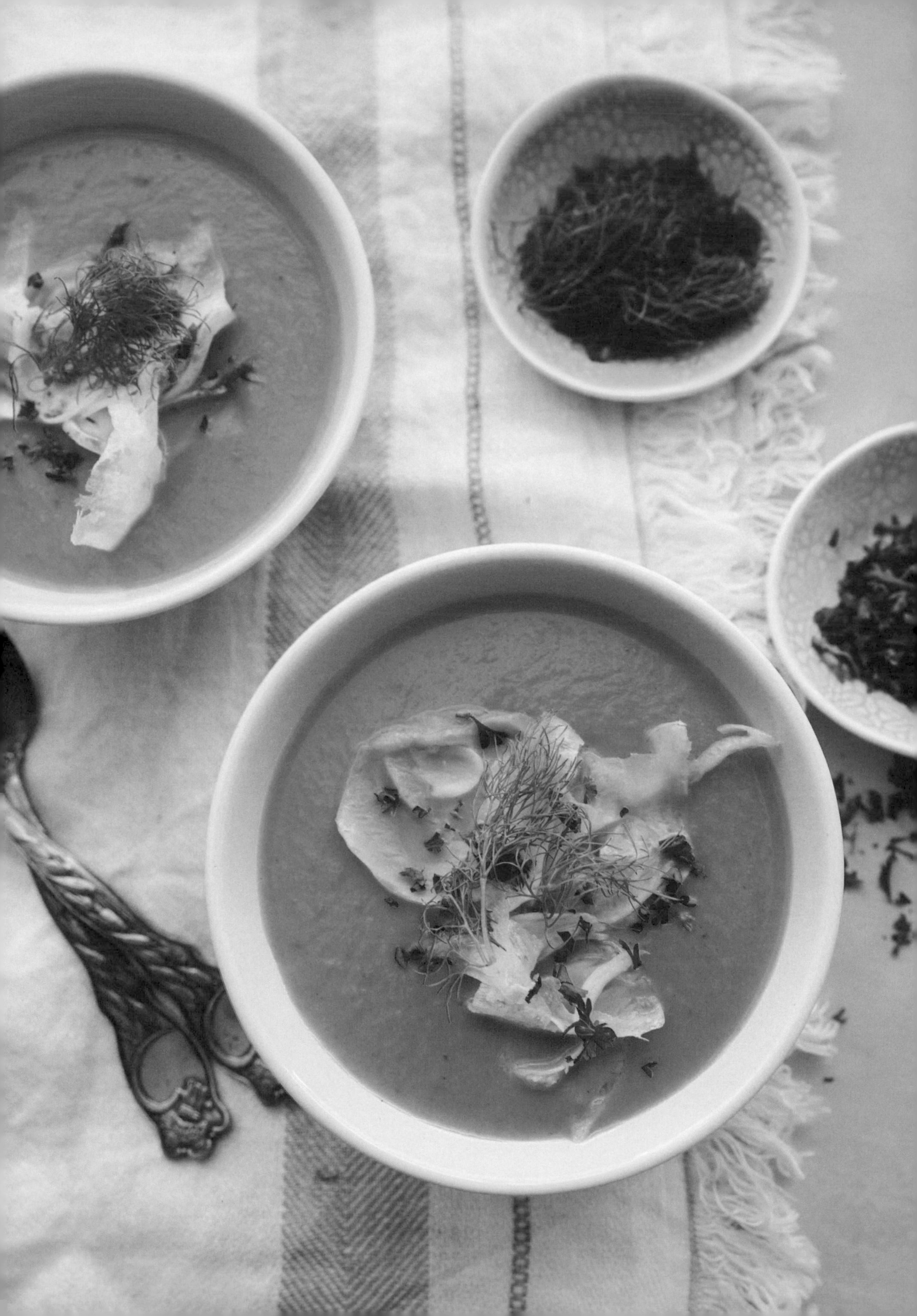

檸檬風味紅蘿蔔湯
Lemony Carrot Soup

春天悄然接近，冰箱裡還有一些紅蘿蔔庫存時，可以做這款湯品。新鮮蒔蘿、檸檬與球莖茴香，讓湯的味道非常鮮美，紅蘿蔔打成泥讓湯的質地非常滑順、令人滿足。我喜歡呈盤後灑一點醃漬球莖茴香碎末當作裝飾。你也能用球莖茴香上稀疏的綠葉做裝飾。

阿育吠陀觀點：這款清爽的湯品帶有濃湯的質地，卻沒有濃湯裡奶味的厚重感。所有能量體質喝了這湯都會睡得好。

↓V
↓P
↓K

4人份

3杯切碎紅蘿蔔

½杯切碎洋蔥

2大匙切碎球莖茴香

1½大匙特級初榨橄欖油

¼小匙小茴香籽粉末

4杯蔬菜高湯(P.281)

3大匙新鮮檸檬汁

2小匙切碎新鮮蒔蘿

½小匙細海鹽

¼小匙現磨黑胡椒粉

醃漬球莖茴香碎末(食譜如下，可選擇不加)

1. 以小火加熱一個中型湯鍋。放入碎紅蘿蔔、洋蔥、球莖茴香與橄欖油，晃動鍋子讓蔬菜均勻裹上油。蓋上鍋蓋，悶煮紅蘿蔔到稍微變軟，約8-10分鐘。

2. 打開鍋蓋，拌入小茴香籽。調成中火，繼續煮到香料味釋放出來，約2-3分鐘。加入高湯，以大火煮滾，再調成中小火，繼續燉煮到食材風味融合、紅蘿蔔非常軟爛，約8-10分鐘。

3. 用浸入式攪拌棒或倒入直立式攪拌機，將湯打成濃稠的泥狀。如果使用攪拌機，為了避免熱湯溢出，應該先讓湯放涼，並在攪拌時將中間的蓋子稍微打開散熱。

4. 將攪拌完的湯倒回鍋子裡，再拌入檸檬汁、蒔蘿、海鹽與黑胡椒。趁熱享用，想要的話也可以搭配醃漬碎末食用。

也可以選擇：

- 你可以用杵臼將整顆小茴香籽搗碎，或用厚重的鍋子壓碎，如鑄鐵鍋。

醃漬球莖茴香碎末
Fennel Relish

↓V
↓P
↓K

這種醃漬碎末當作檸檬風味紅蘿蔔湯的裝飾菜特別對味。你也可以放在室溫，當作開胃菜的一部分一起享用。

阿育吠陀觀點：檸檬的酸味恰到好處，球莖茴香又對所有能量體質，具有涼爽、療癒的功效。

可製作約1杯量

1杯刨成絲的球莖茴香(用一顆非常小的球莖茴香球根)

2小匙新鮮檸檬汁

½小匙檸檬皮

1大匙特級初榨橄欖油

¼小匙細海鹽

1小撮現磨黑胡椒粉

在一個小碗裡，將所有食材拌勻。留在室溫醃漬約20分鐘，讓風味融合。

純素胡桃南瓜濃湯
Vegan Butternut Squash Bisque

大部分的濃湯都會用鮮奶油，但這款濃湯的濃郁質地則來自打成泥的胡桃南瓜，還加了一點椰奶。若要更濃郁的質地，甚至還可以加入椰漿(coconut cream)。加了蘋果酒與肉桂粉，則變成最佳秋季湯品。

阿育吠陀觀點：溫暖的辛香料搭配樸實的南瓜，這款全家大小都愛的湯，三種能量體質皆能平衡。可以在比較涼爽的月份，當作晚餐輕食享用。

4人份

2大匙特級初榨橄欖油

5杯去皮、去籽、切成塊狀的胡桃南瓜(大約需要1磅；約453克)

½杯切碎紅蔥頭

1小匙大蒜末

1小匙肉桂粉

½杯蘋果酒

2杯蔬菜高湯(P.281)

¼杯罐裝全脂100%椰奶(coconut milk)

½小匙蘋果醋

½小匙細海鹽

⅛小匙現磨黑胡椒

½杯切成½吋丁狀帶皮紅蘋果

1小匙切碎扁葉歐芹

1. 以小火加熱一個中型湯鍋。倒入橄欖油後加入南瓜，晃動鍋底使南瓜裹上油。蓋上鍋蓋煮到南瓜變軟，約3-5分鐘。打開鍋蓋，調到中火，繼續煮、偶爾攪拌，讓南瓜稍微上色、焦糖化，約2-3分鐘。南瓜焦糖化後，拌入紅蔥頭、蒜末與肉桂粉，煮2分鐘。

2. 加入蘋果酒，煮到微滾，用鍋鏟刮起鍋底的焦香物。加入高湯，以大火煮到沸騰，再轉成中小火，繼續燉煮到風味都融合，約10分鐘。

3. 加入椰奶與蘋果醋，再用浸入式攪拌棒或直立式攪拌機，將湯打成非常滑順的質地。如果使用攪拌機，為了避免熱湯溢出，應該先讓湯放涼，並在攪拌時將中間的蓋子稍微打開散熱。

4. 把湯倒回鍋中（如果用攪拌機），稍微煮滾，再以海鹽和胡椒調味。將濃湯倒入四個碗裡，再以蘋果和歐芹裝飾。

↓V
↓P
↓K

薄荷豌豆湯
Spring Pea and Mint Soup

= V
↓ P
↓ K

這款鮮綠、如絲綢般滑順的湯品，使用新鮮薄荷與豌豆，向再生的季節致敬。這款湯沒有使用香料，所以讓蔬菜焦糖化是打造風味的關鍵步驟。

阿育吠陀觀點：豌豆屬於澀味食材，減少水型能量效果特別好。由於洋蔥、韭蔥、青蔥、大蒜與黑胡椒的辛辣味，風型能量體質者可能比較適合午餐喝這款湯品，因為中午的消化功能最強。

4人份

1½杯清洗乾淨、切碎的韭蔥

½杯切碎球莖茴香

½杯切碎青蔥(綠、白部分)

3大匙特級初榨橄欖油

1小匙蒜末

5杯新鮮或冷凍豌豆

3杯蔬菜高湯(P.281)或水

½杯切碎(雪紡切)菠菜

¼杯切碎薄荷

¾小匙細海鹽

¼小匙現磨黑胡椒

1½小匙新鮮檸檬汁

1. 以中小火加熱一個中型湯鍋2分鐘。在鍋中加入韭蔥、球莖茴香、青蔥與橄欖油，晃動鍋底讓蔬菜裹上油。蓋上鍋蓋，稍微煮到蔬菜變透明，約3-5分鐘。

2. 打開鍋蓋，調成中火，繼續煮到蔬菜稍微上色，大約再3-5分鐘。拌入蒜末繼續煮1分鐘。

3. 加入4杯豌豆與蔬菜高湯，用鍋鏟刮起鍋底的焦香物。以大火煮沸，再調到小火，繼續燉煮到豌豆熱透，但仍保留鮮綠顏色，約3分鐘。

4. 用浸入式攪拌棒或直立式攪拌機，將湯打成泥狀。如果使用攪拌機，為了避免熱湯溢出，應該先讓湯放涼，並在攪拌時將中間的蓋子稍微打開散熱。把湯攪打成非常滑順的質地。

5. 把湯倒回鍋中（如果用攪拌機），拌入剩餘的1杯豌豆、菠菜、薄荷、海鹽、黑胡椒與檸檬汁。徹底加熱後即可盛起享用。

也可以選擇：

- 這款湯可以冷卻後冷藏最多1天，也可以當作冷湯享用。

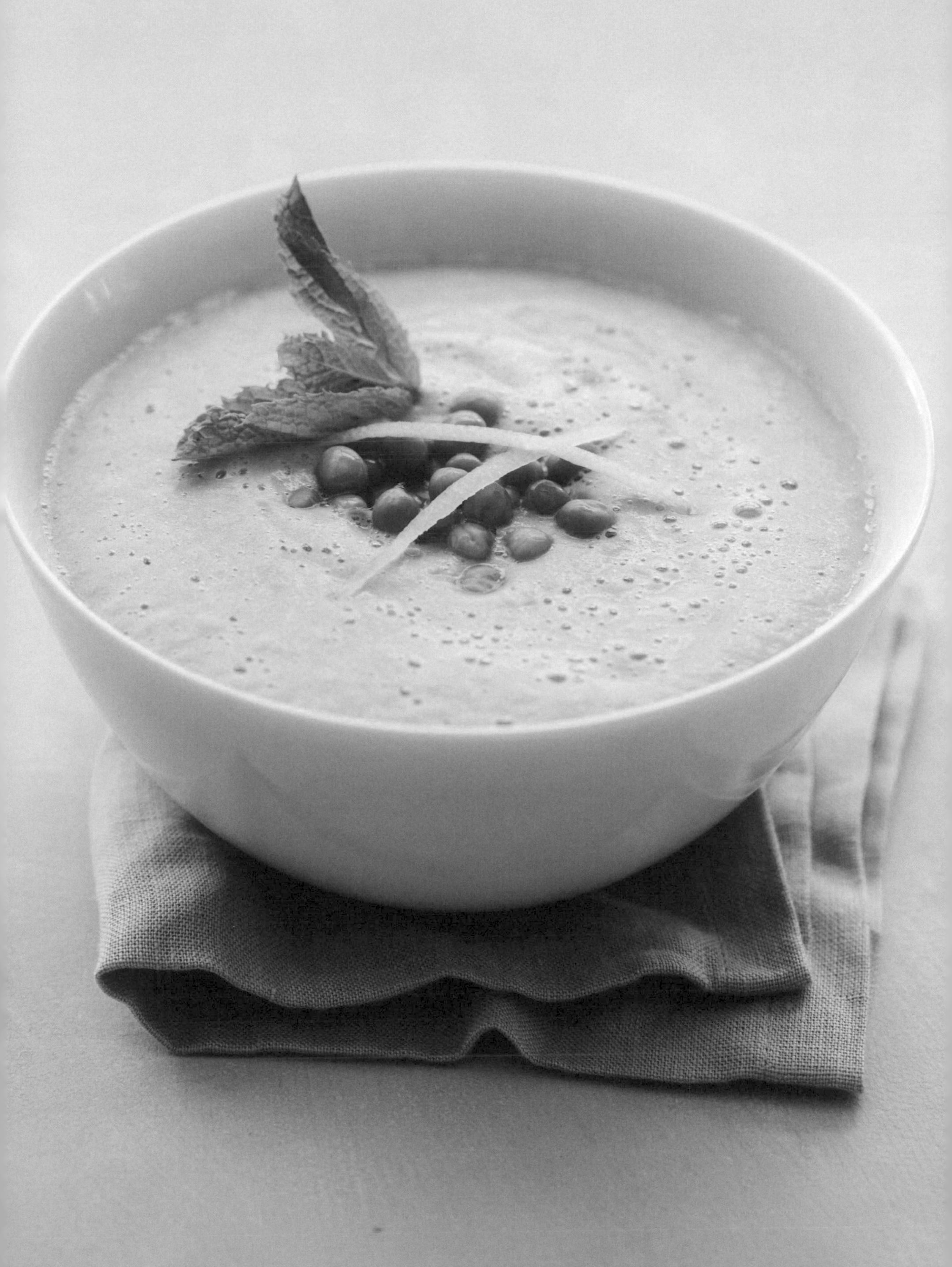

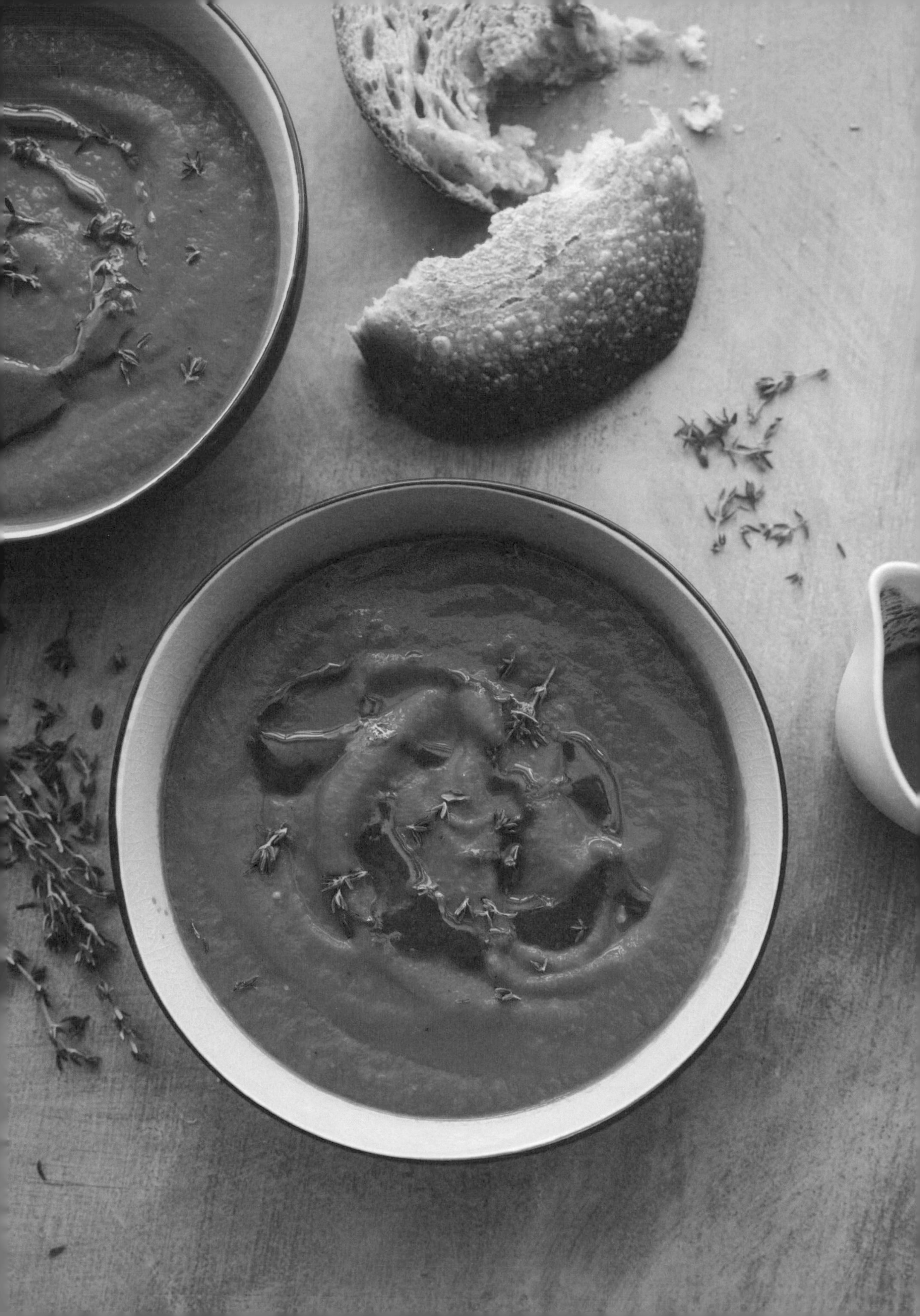

煙燻番茄湯
Smoky Tomato Soup

番茄與羅勒的組合是經典義式湯品的食材，但我們加了美國西南部經典風味：孜然與煙燻風味的奇波雷辣椒(chipotle chiles)。新鮮、成熟的番茄是最佳選擇，但如果是冬天，也可以使用李型番茄(plum tomato)罐頭。

阿育吠陀觀點：溫暖、辛辣的香料，洋蔥和煙燻辣椒，對體質較冷的風型與水型能量體質者，是很好的暖身湯品。

↓V
↑P
↓K

4人份

½杯切碎洋蔥

¼杯切碎紅蘿蔔

1½杯大匙特級初榨橄欖油

¼小匙孜然粉

1大匙蒜末

1小匙切碎的阿多波醬醃漬奇波雷辣椒

1大匙番茄糊

1杯番茄泥

2杯切碎新鮮番茄

2杯蔬菜高湯(第281頁)

¼杯切碎(雪紡切)羅勒，另外多準備一些作為裝飾

½小匙切碎百里香

½小匙細海鹽

1小撮現磨黑胡椒

1. 以小火加熱一個中型湯鍋。在鍋中倒入洋蔥、紅蘿蔔與橄欖油，一邊攪拌讓蔬菜裹上油。蓋上鍋蓋，煮到洋蔥變透明，約5分鐘。打開鍋蓋，拌入孜然粉與蒜末，調成中火。讓香料釋出香味2-3分鐘。

2. 拌入奇波雷辣椒、番茄糊與番茄泥。調成小火，蓋上鍋蓋，繼續煮3-4分鐘，偶爾攪拌一下。拌入碎番茄與蔬菜高湯，再以大火煮到沸騰。調至中小火，稍微燉煮到食材的風味融合，約15-20分鐘。

3. 用浸入式攪拌棒或直立式攪拌機，將湯攪打成泥。如果使用攪拌機，為了避免熱湯溢出，應該先讓湯放涼一下，並在攪拌時將中間的蓋子稍微打開散熱。將湯攪打成非常滑順的質地。

4. 把湯倒回鍋中（如果用攪拌機），拌入羅勒、百里香、海鹽與黑胡椒。將湯均勻分成4碗，再以羅勒作為裝飾。

也可以選擇：

- 若想讓湯更有份量，可以拌入1杯煮熟的印度香米(糙米)。

椰香番薯湯
Coconut Yam Soup

↓V
↓P
↑K

這款以高湯為基底的湯品，是我們柏克夏郡秋季紅葉景色的完美寫照。鹹香夠味又有椰奶提味的高湯裡，飄著一小塊、一小塊的橘色地瓜與金黃山藥。我喜歡在最後才加一點切碎的紅甜椒，這樣能保持其爽脆口感。

阿育吠陀觀點：涼爽的椰香與樸實的甘藷非常適合風型與火型能量體質者，但對水型能量體質者卻有一些太涼、太厚重了。

4人份

1½大匙椰子油

¼杯切碎洋蔥

3½杯去皮、切丁的甘藷或山藥

1小匙新鮮薑末

1½小匙蒜末

3杯蔬菜高湯(P.281)

1杯罐裝全脂100%椰奶

1小匙味醂或糙米醋

1顆萊姆的果汁與果皮

½杯切成¼丁狀的紅甜椒

3大匙切碎青蔥(綠白部分都要)，最好斜切

1大匙切碎香菜

½小匙細海鹽

⅛小匙現磨黑胡椒

1. 以小火加熱一個中型湯鍋。倒入椰子油後加入洋蔥，晃動鍋底讓洋蔥裹上油。蓋上鍋蓋，小火繼續煮到洋蔥變透明，約3-5分鐘。加入甘藷後，調成中火。不要蓋上鍋蓋，繼續煮到甘藷有些上色、開始變軟，約6-8分鐘，中途偶爾攪拌一下。

2. 拌入薑末與蒜末，煮到香味釋出，約1分鐘。加入高湯，以大火煮沸後，調成中小火繼續燉煮到甘藷軟到能用叉子輕鬆穿過，約5-7分鐘。

3. 拌入椰奶、味醂、萊姆果皮與萊姆汁。煮到微滾後繼續用中小火燉煮5分鐘。拌入甜椒、青蔥、香菜，以及鹽與黑胡椒。趁熱盛盤享用。

也可以選擇：

- 若要多攝取一點蛋白質，可以在煮蔬菜之前，先用湯鍋裡的油炙燒約227克的鮮蝦(去殼、去腸泥)。取出煮好的蝦子，將蝦子切半，最後再跟著甜椒與青蔥加回湯裡。

註：可以使用甘薯（地瓜）或山藥

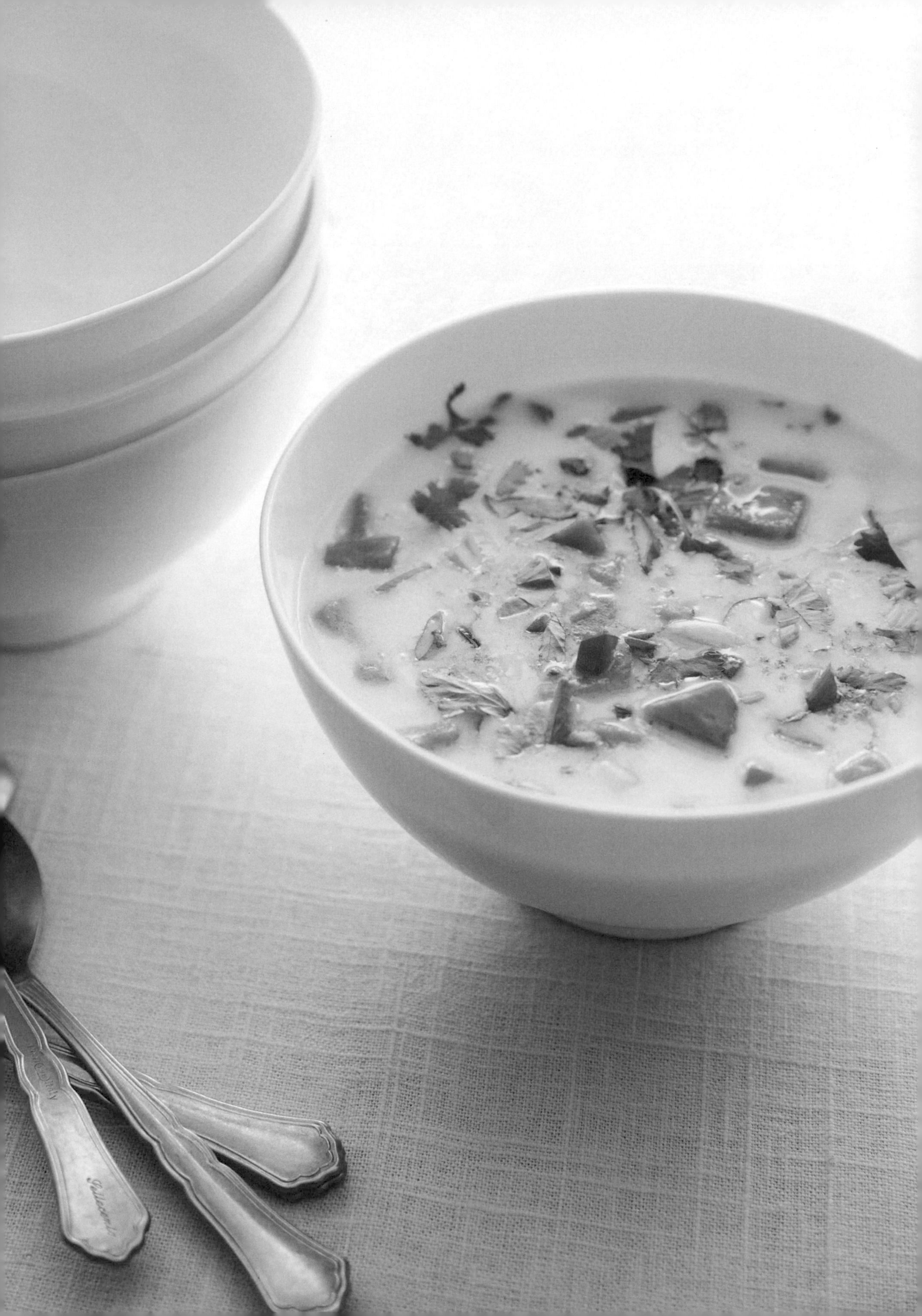

酸甜高麗菜湯
Sweet-and-Sour Cabbage Soup

↓V
↑P
↓K

這款湯跟德國傳統、濃郁的高麗菜湯很類似，只是不加肉。我們當地的楓糖漿和白酒醋能緩和高麗菜的苦味，而磨碎的小茴香籽提供類似甘草的關鍵風味。

阿育吠陀觀點：能平衡風型能量體質的三種風味是甜、酸和鹹味。這個湯三種風味都能提供，而且風型能量體質者整個冬天都能享用。但是火型能量體質者，可能會覺得這款湯的暖身食材有些過於燥熱。

4人份

½杯切碎洋蔥

¼杯切成¼丁狀的芹菜

¼杯切成¼丁狀的紅蘿蔔

1½大匙特級初榨橄欖油

2杯高麗菜絲

½小匙磨碎小茴香籽

½小匙芫荽粉

1½小匙蒜末

½杯切成½吋丁狀的新鮮番茄

3杯蔬菜高湯(P.281)

1大匙+2小匙白酒醋

1大匙純楓糖漿

½小匙細海鹽

¼小匙現磨黑胡椒

1. 以中小火加熱一個中型湯鍋。倒入洋蔥、芹菜、紅蘿蔔和橄欖油，晃動鍋底讓蔬菜裹上油。蓋上鍋蓋，繼續煮到紅蘿蔔變軟，約3-5分鐘。拌入高麗菜絲，蓋上鍋蓋繼續燉煮到高麗菜稍微變軟，約5分鐘。

2. 打開鍋蓋，拌入小茴香籽、芫荽與蒜末。讓香料釋出香味，約2-3分鐘後，過程中偶爾攪拌。

3. 拌入番茄、高湯、醋與楓糖漿。以大火煮沸後，調成中小火，繼續燉煮約15分鐘，直到食材味道融合。以海鹽和黑胡椒調味。試喝一下，再看是要加更多醋、還是更多楓糖漿，調整酸甜度。請趁熱食用。

烤防風草與蘋果湯
Roasted Parsnip and Apple Soup

防風草是經常被忽略的根莖類蔬菜。它比較不甜，味道也比紅蘿蔔複雜許多。這個食譜能增添一點肉桂與肉豆蔻的溫潤風味。在克里帕魯瑜伽廚房，傳說是剛開始研發這款湯時，廚房裡有一籃新鮮綠蘋果等著派上用場。廚師們就將蘋果切丁、拿去烤，來當作裝飾使用。蘋果鮮明的酸味與焦糖化的甜膩，與樸實的防風草特別互補。

阿育吠陀觀點：根莖類蔬菜與蘋果，這種理想的秋季食材，讓這款湯的特質相當平衡，可供每一種能量特質者享用。

↓V
↓P
↓K

4-6人份

3杯去皮、切丁的防風草

2大匙特級初榨橄欖油

¼杯切成¼吋丁狀的洋蔥

¼杯切成¼吋段的芹菜

½杯切成½吋塊狀的育空黃金馬鈴薯

½小匙磨碎小茴香籽

½小匙芹菜籽

1小撮肉豆蔻粉

1小匙蒜末

2大匙蘋果醋

½杯蘋果酒

4杯蔬菜高湯(P.281)或水

1杯切成½吋塊狀的帶皮綠蘋果

2大匙切碎扁葉歐芹

½小匙細海鹽

¼小匙現磨黑胡椒

1. 烤箱預熱至190℃。

2. 將切塊的防風草與1小匙橄欖油在烤盤上拌勻。放進烤箱烤到變軟，約15-20分鐘。

3. 同時，以中小火加熱一個中型湯鍋。在鍋裡放入洋蔥、芹菜、馬鈴薯與1大匙的橄欖油，晃動鍋底讓蔬菜裹上油。持續煮到馬鈴薯開始變軟，途中偶爾攪拌，約8分鐘。馬鈴薯皮黏鍋底不用擔心。煎得焦香酥脆的部分等一下會脫落。拌入烤好的防風草，繼續煮5分鐘。

4. 調成中火，再加入小茴香籽、芹菜籽與肉豆蔻粉。再加入1小匙油，讓香料釋出香味，約2-3分鐘。到這裡，蔬菜應該開始焦糖化了，鍋底會黏一層褐色焦香物。

5. 拌入蒜末再煮1分鐘。加入蘋果醋與蘋果酒，煮2-3分鐘，一邊攪拌一邊把鍋底的焦香物剷起來，保留所有湯汁的風味。倒入高湯或水，再以小火繼續燉煮20分鐘。

6. 湯在燉煮的時候，用剩餘的1小匙橄欖油，在一個烤盤上與蘋果丁拌勻，烤到蘋果邊都上色了，約6分鐘。從烤箱取出，靜置備用。

7. 用浸入式攪拌棒或直立式攪拌機，將湯攪拌成非常滑順的質地。如果使用攪拌機，為了避免熱湯溢出，應該先讓湯放涼一下，並在攪拌時將中間的蓋子稍微打開散熱。

8. 把湯倒回鍋中（如果用攪拌機），再拌入歐芹、海鹽與黑胡椒。用烤好的蘋果丁作為裝飾再享用。

也可以選擇：

- 若想要風味更強烈，可以把小茴香籽先在未加入油的湯鍋裡先烘烤一下，才炒洋蔥、芹菜和馬鈴薯。接著，把烘烤過的小茴香籽，稍微放涼後，用杵臼或咖啡豆研磨機磨碎成粉。

綿密白腰豆與烤白花椰菜濃湯
Creamy Cannellini and Roasted Cauliflower Soup

煮熟後打成泥的白花椰菜意外地濃郁滑順。豆類也是一樣(所以才有那麼多人喜愛如乳脂狀的鷹嘴豆泥)。合在一起，白腰豆配上白花椰菜，讓這款打成泥的濃湯感覺更濃郁奢華。然而這是一款純素食的湯品，而且熱量相對較低。

阿育吠陀觀點：白腰豆飽足感十足，適合能夠消化豆子這類食物的火型與水型能量體質者。能夠暖身的迷迭香、鼠尾草與百里香等香草，也能幫助消化。

4人份

香草油

3大匙特級初榨橄欖油

2小匙切碎百里香

2小匙切碎鼠尾草

2小匙切碎迷迭香

湯

2杯分成小朵的白花椰菜，另外準備½杯切碎白花椰菜

2大匙特級初榨橄欖油

½小匙細海鹽，再多準備1小撮

½杯切碎洋蔥

½杯紅蘿蔔末

¼杯芹菜末

1½小匙蒜末

1小撮碎紅辣椒

3杯煮熟或沖洗、瀝乾的白腰豆罐頭

3杯蔬菜高湯(P.281)

1片月桂葉

1小匙檸檬皮

1大匙＋1小匙新鮮檸檬汁

¼小匙現磨黑胡椒

↑V ↓P ↓K

1. 烤箱預熱至180℃。

2. 製作香草油：將橄欖油、百里香、鼠尾草與迷迭香放入一個小平底鍋裡。以小火加熱至香草稍微變溫熱、釋出香氣，約30-60秒。關火靜置一旁，準備煮湯。

3. 煮湯：在一個烤盤上，用1大匙橄欖油均勻抹在2杯分成小朵的白花椰菜。用一撮鹽調味白花椰菜。烤到稍微上色、變軟，但仍保有爽脆口感，約8-10分鐘。靜置備用。

4. 以小火加熱一個中型湯鍋。加入洋蔥、紅蘿蔔、芹菜、切碎的白花椰菜，以及剩下的1大匙橄欖油，晃動鍋底讓蔬菜均勻裹上油。蓋上鍋蓋，煮到蔬菜變軟，約5-6分鐘。打開鍋蓋，拌入蒜末與辣椒。繼續煮到香料釋出香氣，約1分鐘。

5. 拌入白腰豆、高湯、月桂葉，以中火繼續燉煮到微滾。調至中小火，繼續燉煮到食材風味都融合了，約10-15分鐘。

6. 拿掉月桂葉後，用浸入式攪拌棒或直立式攪拌機，將湯攪拌至質地變得非常滑順。如果使用攪拌機，為了避免熱湯溢出，應該先讓湯放涼一下，並在攪拌時將中間的蓋子稍微打開散熱。把湯倒回鍋中（如果用攪拌機），再拌入保留一旁的白花椰菜、檸檬皮、檸檬汁、黑胡椒粉，與剩餘的½小匙海鹽。

7. 均勻分裝入4個湯碗，再淋上一點香草油。

中東南瓜扁豆湯
Middle Eastern Pumpkin Lentil Soup

大部分的人，煮南瓜料理的機會實在不夠多。南瓜是非常好的β-胡蘿蔔素來源，能提升免疫力，降低罹患心血管疾病以及多種癌症的風險。另外，南瓜富含造血所需的鐵質，更是特別香甜好吃。搭配柔軟的法式綠扁豆與孜然、肉桂、白豆蔻等辛香料，南瓜做成濃湯特別令人滿足。

阿育吠陀觀點：所有能量體質都能食用豆科植物，如小扁豆，但風型能量體質者可能需要將小扁豆泡一夜水，來減少脹氣發生。

4人份

½杯切碎洋蔥
2大匙特級初榨橄欖油
½小匙肉桂粉
½小匙孜然粉
¼小匙紅椒粉
¼小匙薑黃粉
¼小匙白豆蔻粉
1大匙番茄糊
1杯乾燥法式綠扁豆
5杯蔬菜高湯(P.281)
1¼杯切成¼吋丁狀的南瓜或胡桃南瓜
2小匙新鮮檸檬汁
½小匙細海鹽
⅛小匙現磨黑胡椒
½杯切成細絲(雪紡切)的菠菜

↓V
↓P
↓K

1. 以中小火加熱一個中型湯鍋。加入洋蔥與橄欖油，晃動鍋底讓洋蔥裹上油。蓋上鍋蓋，煮到洋蔥變透明，約3-4分鐘。打開鍋蓋，拌入肉桂、孜然、紅椒粉、薑黃與白豆蔻。讓香料釋出香味，約2-3分鐘，過程要經常攪拌。

2. 拌入番茄糊，蓋上鍋蓋，以小火煮2-3分鐘，偶爾攪拌一下。

3. 將扁豆倒入鍋中。加入高湯，並用鍋鏟刮起鍋底的焦香物。以中火煮到微滾，再調至中小火，繼續燉煮到扁豆變軟但仍保有一點脆度，約15-20分鐘。加入南瓜，繼續煮到扁豆變得柔軟，約5分鐘。

4. 用檸檬汁、海鹽與黑胡椒調味。上菜之前，再拌入切成絲狀的菠菜。

也可以選擇：

- 若要當作配菜，用3杯高湯而不是5杯，讓質地更濃稠。

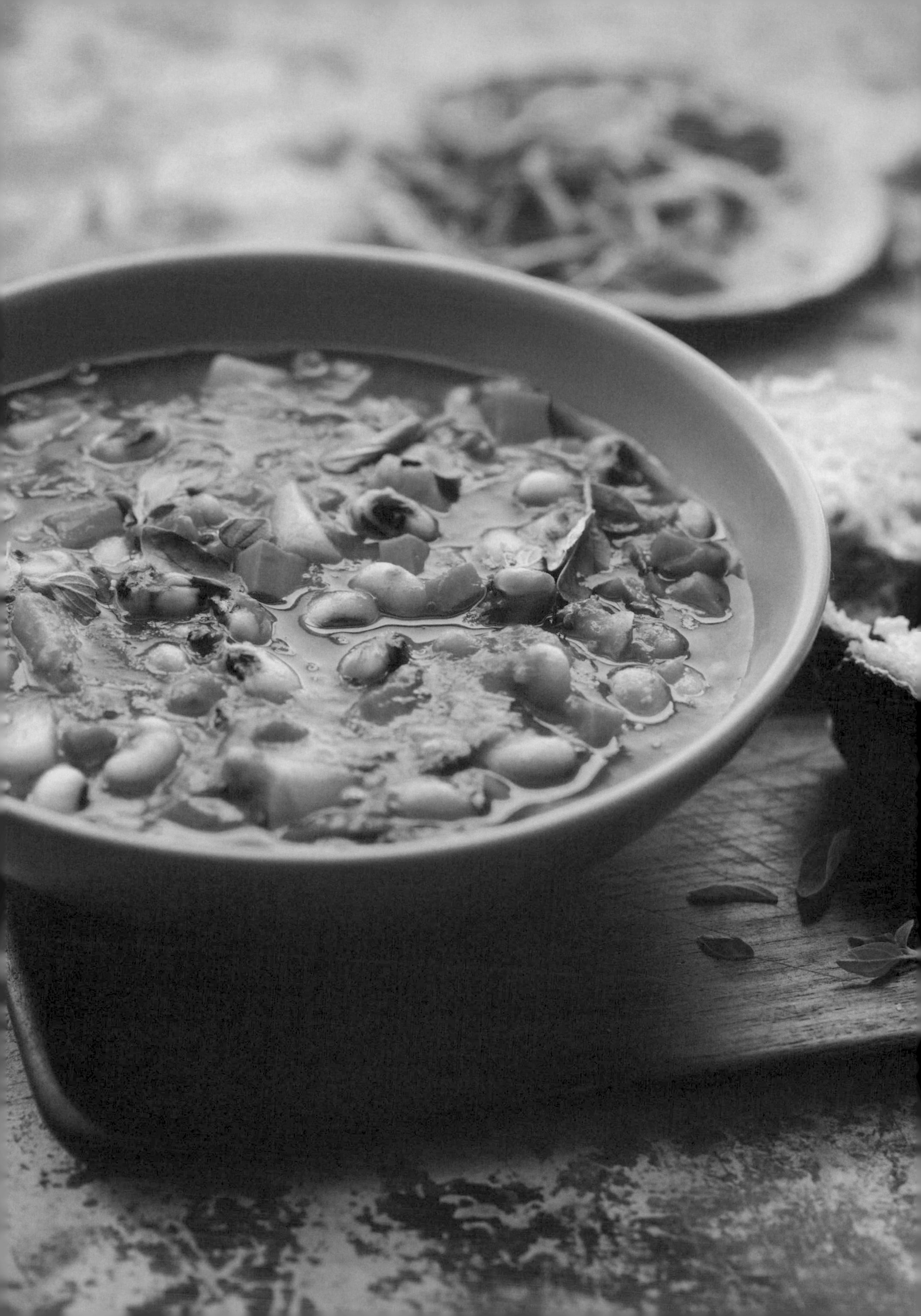

純素黑眼豆濃湯
Vegan Black-Eyed Pea Soup

黑眼豆是豆類中的無名英雄，它們需要的烹調時間短，又能吸收各種風味。加了番茄和馬鈴薯，這道湯把我帶到美國南方，雖少了煙燻豬肉的風味，但是用一點煙燻甜椒粉代替。

阿育吠陀觀點：加了豆類、馬鈴薯與暖身的香料，這款飽足感十足的湯品，能平衡水型與火型兩種能量體質。

4人份

½杯乾的黑眼豆

½杯切成¼吋丁狀的洋蔥

¼杯切成¼吋丁狀的紅蘿蔔

2大匙特級初榨橄欖油

1大匙蒜末

½小匙肉桂粉

½小匙孜然粉

½小匙芫荽粉

¼小匙煙燻甜椒粉

½杯番茄泥

5杯蔬菜高湯(P.281)

¾杯去皮、切成¼吋丁狀的紅皮馬鈴薯

½小匙切碎馬鬱蘭(marjoram)

½小匙切碎奧勒岡

1小匙細海鹽

1撮現磨黑胡椒

1. 黑眼豆用水蓋過，泡一夜。

2. 以中火加熱一個中型湯鍋。倒入洋蔥、紅蘿蔔與橄欖油，晃動鍋底讓蔬菜裹上油。煮到洋蔥變透明，開始有一點上色，約4-6分鐘。拌入蒜末、肉桂粉、孜然粉、芫荽粉與煙燻甜椒粉，讓香料釋出香味2-3分鐘。拌入番茄泥，繼續燉煮約2-3分鐘。

3. 瀝掉泡黑眼豆的水，與高湯一起加入鍋裡。以大火煮沸，再調成中小火繼續燉煮到豆子快要變軟，約30-35分鐘。拌入馬鈴薯、馬鬱蘭與奧勒岡，煮到馬鈴薯與豆子都變軟爛，約再10-12分鐘。以鹽和黑胡椒調味，趁熱享用。

也可以選擇：

- 可以用罐裝黑眼豆代替，只需使用一罐(14盎司、瀝掉水分)，並在加入馬鈴薯的階段一起加進鍋裡，繼續煮10-12分鐘。
- 若想要更強烈的煙燻風味，用煙燻鹽或將一片火雞培根或火雞香腸切碎，跟著洋蔥一起炒。

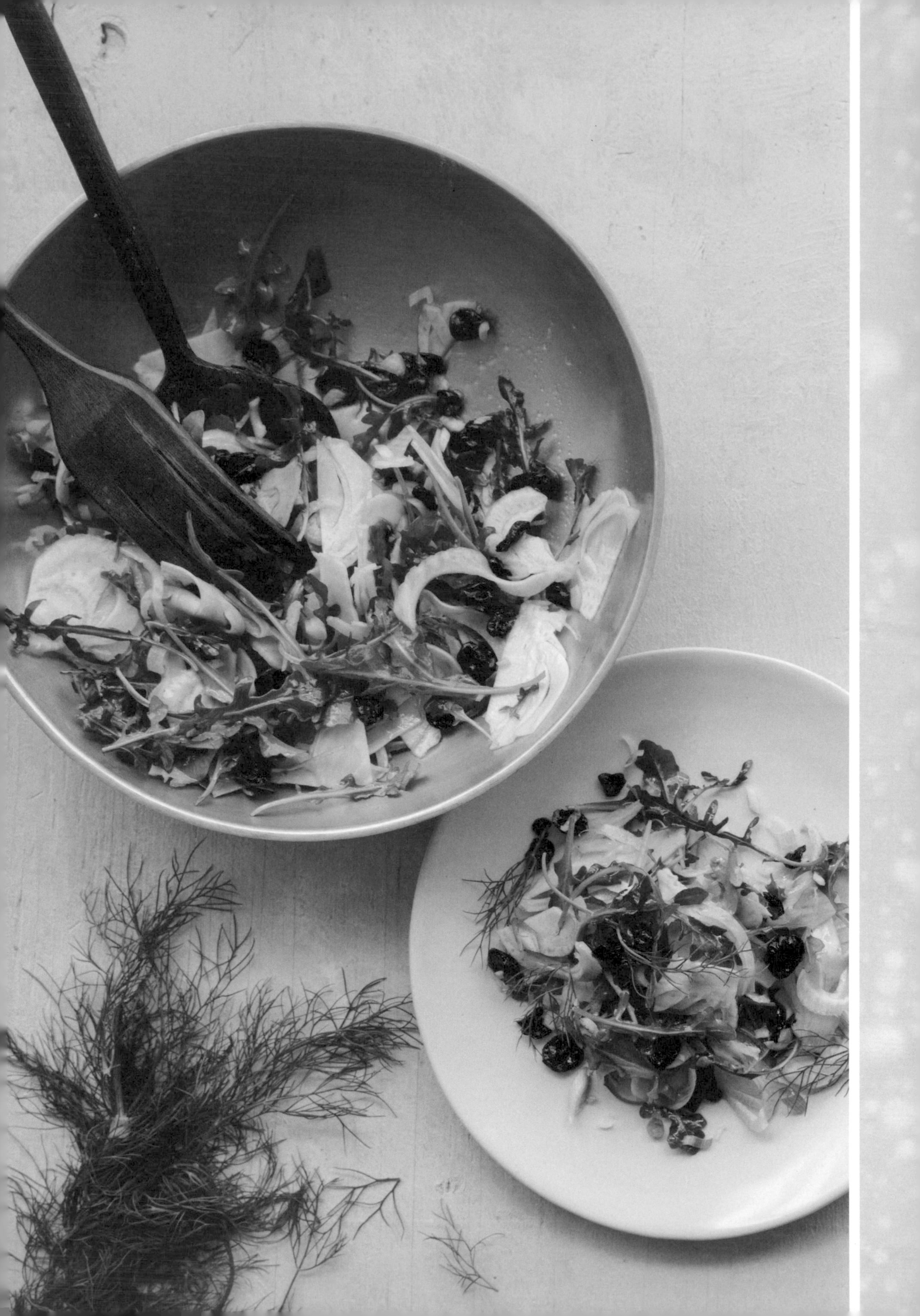

沙拉與三明治

在克里帕魯養生中心的餐廳，我們的自助餐餐點就位在迎面而來最中間的位置。餐台上，我們提供各式各樣健康、滋養身心的各國佳餚，有些菜名或食材都不是大家所熟悉的。不過，沙拉和三明治吧台，盡是大家比較熟悉的好夥伴。二十種不同的綠色蔬菜、紅蘿蔔、番茄、油醋醬、堅果與種籽，鼓勵大家每天攝取新鮮的生鮮蔬果。帕尼尼麵包、捲餅、鮪魚沙拉、雞肉沙拉、各種熟食店常見的沙拉，以及各式各樣的美乃滋、芥末、抹醬與沾醬，都能幫助客人自己組合他們認得並且能從此得到慰藉的一餐。特別是當你這麼努力追求身體的健康、健壯、柔軟度、心靈或心理的健康時，若有熟悉的食物，像是沙拉或三明治，就能在你最需要的時候，幫助你找到重心、接地氣。

這一章是純素食者與蔬食者的寶庫。海中鷹嘴豆（P.126）可說是一道經典：完全捉到鮪魚沙拉的精髓與滿足感的純素食沙拉。

鮮菇堅果抹醬（P.129）可以抹在烤麵包上，當作鹹香夠味的點心，或是捏成餅狀拿去烤，搭配無麩質純素肉汁醬（P.130）就能很驕傲地當作純素的節慶料理。作為青醬裡的無名英雄，香蒜醬（P.152）不但適合拌義大利麵，也可以抹在一張全麥捲餅上，跟地中海鷹嘴豆沙拉（P.123）一起捲起來吃。連小孩也會喜歡簡單的一碗麻醬麵（P.131）。濃郁又滑順的克里帕魯沙拉醬（P.147），能放大任何綠沙拉或烤什錦蔬菜的風味，卻不會搶戲。

我們都知道應該多吃蔬菜，因為從各方面看來，蔬菜都能改善我們的健康，從預防癌症、降低罹患心血管疾病，到提升免疫力。這個章節能幫助你享受更多種新鮮蔬菜，尤其是在天氣比較暖活的日子。仔細想想，夏天其實是我們特別想吃新鮮沙拉和三明治的季節。這其實很有道理，因為根據阿育吠陀的觀點，沙拉與三明治被歸類為寒冷、乾燥的食物。對火型能量體質者，冷沙拉特別令人感到涼爽。沙拉的特性也夠乾燥，能吸收水型能量體質者多餘的水分。但從另一面來看，如果你屬於體質寒冷、乾燥的人，但想做三明治來吃，你應該試著做熟的帕尼尼熱壓三明治，讓它的熱氣平衡身體系統。

地中海鷹嘴豆沙拉
Mediterranean Chickpea Salad

我們原本要把這款沙拉取名為「希臘沙拉」，但加了新鮮球莖茴香、烤甜椒與朝鮮薊後，反而能代表更廣泛的地中海料理。鷹嘴豆讓沙拉更有份量，也是很美味的纖維來源，可以改善消化功能。

阿育吠陀觀點：跟所有豆科植物一樣，鷹嘴豆具有澀味。鷹嘴豆也是很好的植物性蛋白質來源。如果你不易消化鷹嘴豆，可以在煮之前先泡水一晚，這樣更容易消化。

6人份（共約4杯）

1顆紅甜椒

1小匙紅酒醋

1大匙特級初榨橄欖油

½小匙切碎奧勒岡

½小匙切碎薄荷

½小匙細海鹽

¼小匙現磨黑胡椒

1撮碎紅辣椒

3杯煮熟、沖水、瀝乾的罐頭鷹嘴豆

1杯切成½吋丁狀的新鮮番茄

¼杯切成¼吋丁狀的新鮮球莖茴香

¼杯剝碎的費達乳酪

2小匙卡拉馬塔橄欖，沿著長邊切成¼

2小匙切碎的朝鮮薊芯，鐵罐裝、玻璃罐裝或冷凍皆可

2小匙切成細絲（雪紡切）的新鮮羅勒

2杯嫩芝麻菜

↑V

=P

↓K

1. 烤箱預熱至200℃。將甜椒放在一個小烤盤上，放進烤箱烤到全部表皮稍微有些焦黑、裂開還有皺起來。將烤好的甜椒放進一個小碗，用保鮮膜蓋著碗，放涼15分鐘。這個步驟是在把甜椒蒸熟、軟化，皮會更容易剝。冷卻後剝掉皮，並且把皮丟棄。取出並丟棄甜椒的芯與籽。再將甜椒切成細條狀。

2. 在一個大型調理盆裡加入紅酒醋。慢慢加入橄欖油，同時用打蛋器一邊攪拌到液體均勻混合、變稠。拌入奧勒岡、薄荷、海鹽、黑胡椒與碎紅辣椒。

3. 拌入烤好的紅甜椒，但留一些當作沙拉的裝飾。拌入鷹嘴豆、碎番茄、球莖茴香、費達乳酪、橄欖、朝鮮薊與羅勒。立刻使用，或者，如果想要味道更濃郁，可以蓋起來，放進冰箱冷藏醃漬3-6小時。

4. 盛盤時，先拌入芝麻菜，再用湯匙舀進大餐盤或個別的餐盤上。用剩餘的烤紅甜椒條做最後裝飾。

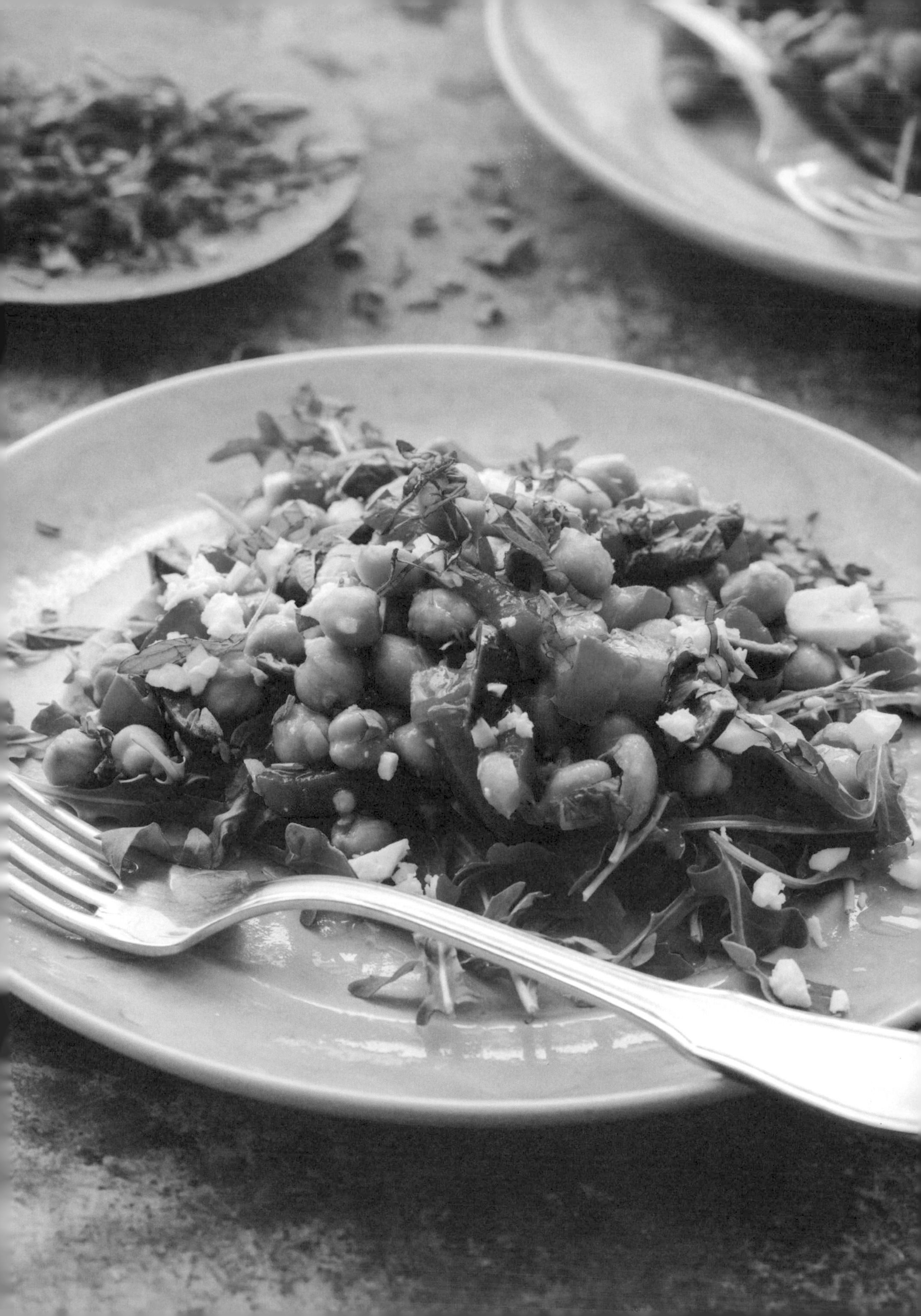

也可以選擇：

- 若要做成三明治捲餅，稍微將鷹嘴豆壓碎再加進沙拉裡。這樣能幫助其它食材黏在一起，當作三明治捲餅的內餡。
- 若要省一點時間，不想自己烤甜椒和剝皮的話，可以用玻璃罐裝的烤甜椒。
- 若要做無奶製品或純素食的版本，只需省略費達乳酪。

海中鷹嘴豆
Chickpea of the Sea

↑V
=P
↓K

來自克里帕魯瑜伽廚房的檔案庫，這款素食鷹嘴豆泥沙拉其實味道不像鮪魚沙拉，但莫名能傳達其精髓。數十年以來，這款沙拉一直受到客人的喜愛。你可以把它放在全麥麵包上，包進捲餅裡，或抹在烤麵包脆片上。無論怎麼吃，這道沙拉充滿令人滿足的鹹香鮮味。

阿育吠陀觀點：這款食譜適合排除多餘的水型能量體質，通常體重增加或身體阻塞就表示水型能量體質過多。春天可以多吃這款沙拉，就可以多攝取到營養酵母裡能增進活力的維生素B。

可製作4杯份量

1大匙蘋果醋

2小匙梅干醋

¼杯特級初榨橄欖油

5小匙營養酵母

1小匙芹菜籽

1小匙細海鹽

¼小匙現磨黑胡椒

4杯煮熟鷹嘴豆，或罐裝鷹嘴豆，沖水後瀝乾

½杯芹菜末

¼杯蔥末

1. 將蘋果醋與梅干醋倒入一個中型調理盆。慢慢加入橄欖油，同時用打蛋器一邊攪拌到液體均勻混合、變稠。拌入營養酵母、芹菜籽、海鹽與黑胡椒。

2. 加入2杯鷹嘴豆，並用叉子搗碎拌進油醋醬裡。整個醬汁應該會變得濃稠許多。拌入剩下的2杯鷹嘴豆、芹菜末與蔥末。可以立刻食用，或最多冷藏3天。

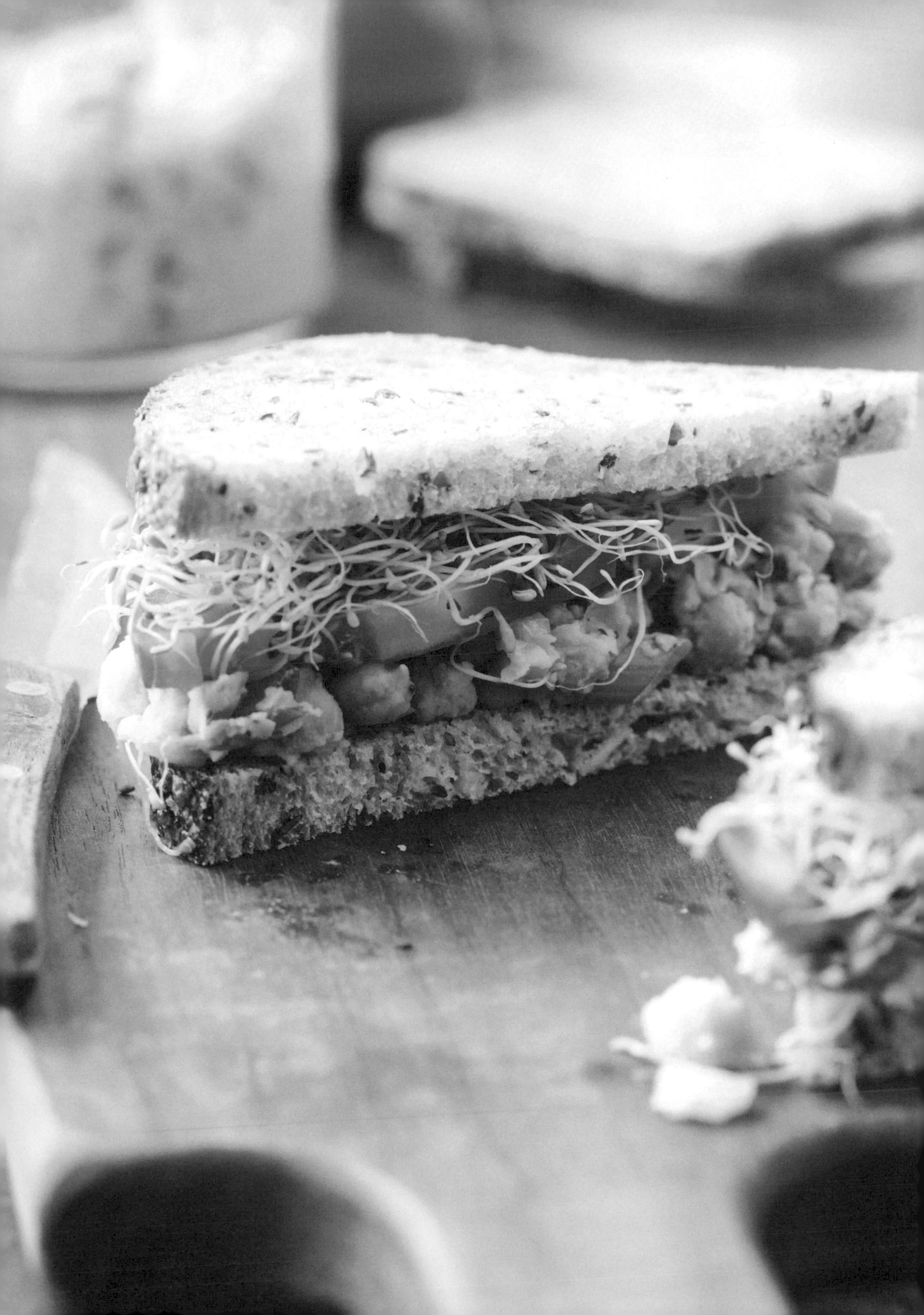

香料豆腐抹醬
Herbed Tofu Spread

= V
↓ P
↑ K

充滿夏日風味又輕盈的抹醬，基本上就是純素食的肉醬。有些人會用麵包舀起來吃，有些人則會用來代替山羊乳酪，剁碎後灑在沙拉上，就連我家小孩都愛這玩意兒。香草是這個抹醬的成敗關鍵，喜歡的話，當然也可以加更多羅勒。

阿育吠陀觀點：對體質燥熱的人來說，冷豆腐是夏天最棒的東西。但能夠暖身的芥末與黑胡椒，讓這款抹醬也適合風型能量體質者偶爾食用。

可製作約3杯份量

1塊（約396-453克）板豆腐，瀝掉多餘水分

1大匙特級初榨橄欖油

1½小匙切成細絲的青蔥

1½小匙切碎扁葉歐芹

1½小匙切碎羅勒

½小匙切碎百里香

½小匙切碎迷迭香

½小匙切碎奧勒岡

1小匙粗磨芥末籽

½小匙梅干醋

½小匙細海鹽

¼小匙現磨黑胡椒

1½小匙烘烤過的葵花籽

1. 將整塊豆腐放在瀝水籃裡，在水槽裡瀝掉水分。在豆腐上擺一個小碗，碗裡再放一個有重量的物品，壓出豆腐裡的多餘水分。壓至少30分鐘、最多60分鐘。

2. 製作沙拉醬：將橄欖油、蔥、歐芹、羅勒、百里香、迷迭香、奧勒岡、芥末、醋、海鹽與黑胡椒放入一個中型調理盆中。

3. 將壓過的豆腐在一個小型食物調理器大略拌碎。加入葵花籽後，繼續用食物調理器大略切拌豆腐，但不要直接攪打成細滑的泥狀，切拌的時候，偶爾停下來將邊上的食材用橡膠刮刀往下刮。最後抹醬的質地應該像一小顆、一小顆的珠子，但跟肉醬一樣能抹開。

4. 將豆腐倒入裝有沙拉醬的碗裡，再用橡膠刮刀攪拌至均勻混合。立刻使用或冷藏最多3天。

鮮菇堅果抹醬
Mushroom Nut Pâté

這是一款比較扎實的純素食肉醬。它也能捏成圓餅狀，烤到表層變得酥脆。搭配一大勺無麩質純素食肉汁醬（食譜如下），這些酥脆又鹹香的素食肉餅是我們最受歡迎的感恩節餐點。無論如何，最關鍵的第一步驟就是先把洋蔥與蘑菇煮到縮水很多。香菇應該要縮小許多，變得更密實、口感更像肉。

阿育吠陀觀點：在阿育吠陀觀點裡，菇類被視為「惰性的」，意思是它們會製造沈重與黑暗的感覺。所以這道菜對於鎮定神經系統、促進睡眠很有幫助。若要做比較適合火型與水型能量體質者的話，跳過堅果，只使用種籽即可。

可製作約4-5杯份量

1大匙特級初榨橄欖油

2½杯切片蘑菇

1杯切成½吋丁狀洋蔥

3瓣大蒜，切碎

1½杯核桃

1杯生葵花籽

2大匙無麥麩醬油

1½大匙新鮮檸檬汁

1½小匙芝麻醬

1大匙新鮮奧勒岡葉

1小匙新鮮百里香

細海鹽（可選擇不加）

1. 烤箱預熱至180℃。

2. 在一個18x13吋烤盤裡倒入橄欖油，再加入蘑菇、洋蔥與大蒜。用手將橄欖油均勻抹在這些混合物上並均勻分布成一層，放進烤箱烤到洋蔥稍微變得褐色、蘑菇烤出大部分的水分，約10-12分鐘。從烤箱取出烤盤，在烤盤裡繼續放涼。

3. 與此同時，將核桃與葵花籽放進小型食物調理器，攪打至變得滑順。如果堅果與種籽顆粒太大，整個抹醬無法黏在一起，所以務必確定食材都處理得非常細。倒入冷卻的蘑菇混合物、無麥麩醬油、檸檬汁、芝麻醬、奧勒岡、百里香，以及海鹽（可省略）和½杯水。繼續攪拌至食材變得滑順，途中偶爾停下來刮下調理盆邊的食材再繼續攪拌。嚐嚐味道，覺得需要的話再加一點鹽調味。將攪打完畢的抹醬裝進密封容器裡，放進冰箱冷藏至少2小時，最多4天。從冰箱取出可直接當作抹醬食用。

也可以選擇：

- 純素食蘑菇堅果肉餅：烤箱預熱至190℃。將冷藏過的抹醬壓成12塊56公克的肉餅狀，每一塊直徑約3吋，厚度約½吋。在一個抹了油的烤盤上烤到熱透，表層變得焦脆，中間仍然柔軟，約10至15分鐘。搭配無麩質純素食肉汁醬（食譜如下）。

= V
↑ P
↑ K

無麩質純素食肉汁醬
GLUTEN-FREE VEGAN GRAVY

= V
= P
= K

讓蔬菜焦糖化就是純素食肉汁醬的美味秘訣。還有，加上一點營養酵母酊劑。除此之外，就是用麵粉（我們都用糙米粉）讓醬汁變得濃稠，並且用許多香氣逼人的香草調味，像是百里香、龍蒿與歐芹。這款醬汁製作起來非常快速。

阿育吠陀觀點：跟感恩節烤火雞肉汁做的醬比，這種肉汁顯得更輕盈，但美味一分未減。當然，所有這類醬汁都比較厚重，所以適量食用是關鍵。

可製作約2杯份量

2大匙特級初榨橄欖油

1¼杯切碎洋蔥

¾杯切片蘑菇

¼小匙乾燥龍蒿

¼小匙乾燥百里香

2大匙糙米粉

1½杯無鹽蔬菜高湯（P.281）或市售蔬菜高湯

2½小匙醬油或氨基酸無鹽醬油（Bragg liquid aminos）

1小匙營養酵母

½小匙細海鹽

1小匙切碎的扁葉歐芹

1. 以中火加熱一個中型湯鍋。鍋中倒入橄欖油、洋蔥與蘑菇，晃動鍋底讓蔬菜均勻裹上油。調至小火，蓋上鍋蓋，煮到洋蔥變軟、蘑菇出水，約3-4分鐘。打開鍋蓋，調至中火，繼續煮到稍微焦糖化、上色了，約5-7分鐘。

2. 拌入龍蒿與百里香，煮約1分鐘。拌入糙米粉，再慢慢拌入高湯。燉煮到食材都變得滑順、稍微有一點濃稠。拌入醬油、營養酵母與海鹽。繼續燉煮約5分鐘。

3. 用浸入式攪拌棒或直立式攪拌機，將食材攪打到質地變得滑順。如果使用攪拌機，為了避免熱湯溢出，應該先讓湯放涼一下，並在攪拌時將中間的蓋子稍微打開散熱。

4. 拌入歐芹，趁熱食用。或是將醬汁倒入密封容器裡，冷藏最多三天，食用前務必加熱。

麻醬麵佐花生醬
Sesame Noodles with Peanut Sauce

中式料理跟義大利及墨西哥料理並列為美國人最愛的餐點選擇。除了這個麻醬麵以外，我們通常還會提供炒飯、春捲、炒青江菜與清蒸毛豆撒上芝麻鹽（P.171）。如果你想不到要給孩子們吃什麼，一大碗濃郁又療癒的麵食肯定會被掃盤。

阿育吠陀觀點：黏糊糊又營養的小麥麵食，能協助平衡風型能量體質者乾燥的特質，同時又能滿足火型能量體質者的飢餓感。水型能量體質者可以改用米製的麵條代替小麥製的。

4-6人份（約6杯份量）

約227克烏龍麵條

2½大匙無麥麩醬油

2大匙新鮮萊姆汁

2大匙花生醬（滑順或有顆粒皆可）

2小匙芝麻醬

2小匙蜂蜜、糙米糖漿或龍舌蘭糖漿

2小匙烘炒過的芝麻油

1小匙辣椒蒜蓉醬，如蘭記品牌，或紅咖哩醬

1杯削成籤狀或¼吋丁狀的小黃瓜

½杯削成籤狀或¼吋丁狀的紅甜椒

¼杯切成細絲的青蔥

1. 將一大鍋水煮沸。放入麵條，煮到變軟，約10-12分鐘。倒入瀝水籃並沖冷水，讓麵條不要因為餘溫而煮過頭。瀝乾水分後備用。

2. 在一個大的調理盆中，將無麥麩醬油、萊姆汁、花生醬、芝麻醬、蜂蜜、麻油與辣椒蒜蓉醬拌勻至質地變得滑順。這個醬汁應該有一點稀，但也要夠濃稠才能裹住麵條。依照情況拌入3-4大匙水，調整濃稠度。

3. 在醬汁裡倒入冷卻的麵條、小黃瓜、甜椒與蔥絲。拌勻後蓋起來，冷藏至少一小時，最多六小時。從冷藏取出直接食用，或放至室溫。

↓V
=P
↑K

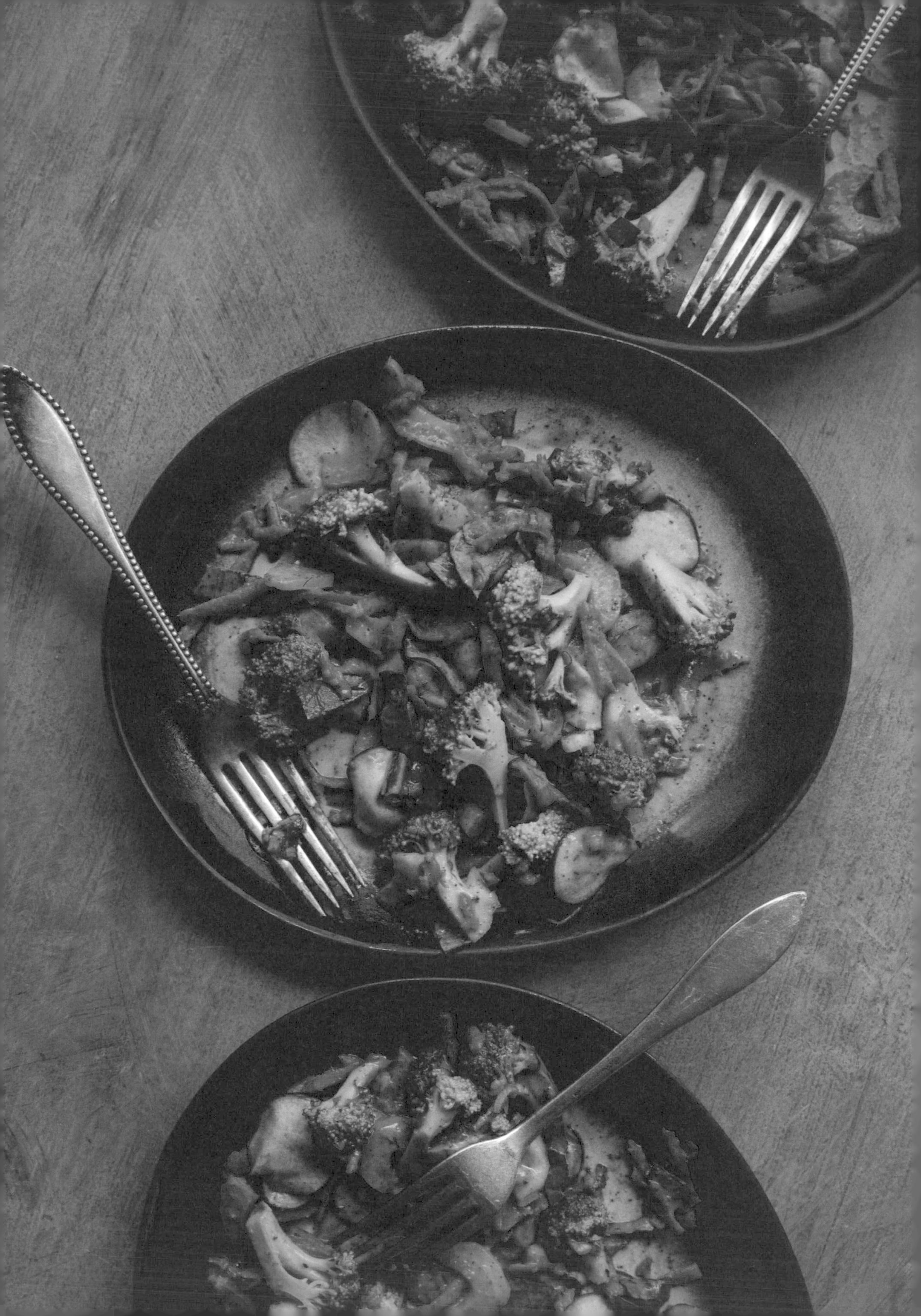

薑味杏仁青花椰沙拉
Ginger Almond Broccoli Salad

我自己不愛近乎生食的青花椰，但用在這沙拉裡還不錯，克里帕魯養生中心的客人超喜歡這款沙拉。沙拉醬用了杏仁醬、烘炒過的芝麻油，所以特別濃郁；甜味來自金黃蜂蜜；辛香味則來自薑末；而新鮮香菜和萊姆則帶來豐富的香氣。你也可以把這個沙拉醬當作麵條的醬汁，淋在沙拉上，或者配剩下的鳳梨紫米炒飯（P.240）一起吃。

阿育吠陀觀點：暖身的杏仁生薑醬，讓這款沙拉很適合風型能量體質者，川燙過的青花椰，對所有體質都更容易消化。

可製作約4小份沙拉（約4杯）

沙拉

1¼杯分成小朵的青花椰

1¼杯洗淨、削成絲的紅蘿蔔

1¼杯切成絲的青江菜（葉片與莖由短面切成細絲）

½杯切成薄片的紅心蘿蔔（請使用切片器）

杏仁生薑醬

3大匙杏仁醬

1顆萊姆的果皮與汁

2大匙蜂蜜、糙米糖漿或龍舌蘭糖漿

1大匙烘焙麻油

2½小匙新鮮薑末

1小匙新鮮蒜末

½小匙細海鹽

1小撮卡宴辣椒粉

1½大匙切碎香菜

↓V
=P
↑K

1. 製作沙拉：用一個中型湯鍋將6杯水煮沸。放入花椰菜，川燙2分鐘。用瀝水杓取出花椰菜，再用冷水沖一兩分鐘，防止因為餘溫而煮過頭。瀝乾水分後備用。

2. 製作沙拉醬：將杏仁醬舀進一個中型調理盆裡。用打蛋器拌入萊姆汁、萊姆皮、蜂蜜、麻油、薑末、蒜末、海鹽、卡宴辣椒粉與香菜，攪拌至混合均勻且質地滑順。如果你用的杏仁醬比較稠，調出來的醬汁不夠滑順、沒辦法輕易裹在花椰菜上的話，拌入1-2大匙的水做調整。加入川燙過的花椰菜、紅蘿蔔、青江菜與紅心蘿蔔片。

3. 拌勻後立刻食用。你也可以蓋起來冷藏，但因為醬汁裡的鹽分會讓蔬菜出水，整個沙拉可能會太濕。

也可以選擇：

- 如果你為了其它食譜提前準備很多花椰菜，結果手邊有很多剩下的花椰菜梗，你可以削皮後再將花椰菜梗削成絲，取代這款沙拉裡的小朵花椰菜。

小黃瓜泡菜沙拉
Cucumber Kimchi Salad

↓V
=P
↑K

我們用的泡菜都來自艾伯·杭瑞克斯(Abe Hunrichs)與麥蒂·艾凌(Maddie Elling)在麻州當地這裡所經營的厚斯塔丘(Hosta Hill)食品公司。他們製作非常美味的發酵食物。我希望提供他們家的泡菜，給想要吃吃看含有益生菌的食物，但不習慣吃泡菜的客人嘗試。所以該給他們試什麼呢？小黃瓜。小黃瓜性質非常清爽、涼快，因此能平衡任何發酵白菜特有的怪味。

阿育吠陀觀點：體溫偏低的人能享用的沙拉少之又少。如果你一年四季都得穿毛衣，你可要好好享受這款泡菜的溫暖，以及小黃瓜的香甜多汁。

4-6人份

4杯切成薄片的小黃瓜（最好使用切片器）

1大匙新鮮薑末

¼杯切成細絲的青蔥

2大匙烘炒過的芝麻油

2大匙未經烘炒的芝麻油或葵花油

½杯不辣或辣泡菜，大略切碎

¼小匙細海鹽

3大匙芝麻，烘炒過

在一個中型調理盆裡，將小黃瓜片、薑末、蔥末、兩種芝麻油拌勻。拌入切碎的泡菜與海鹽。兩小時內食用，或最多冷藏6小時。上菜之前再拌入芝麻。

也可以選擇：

- 如果要做純素食版本，可以找沒有添加魚露的純素食泡菜。

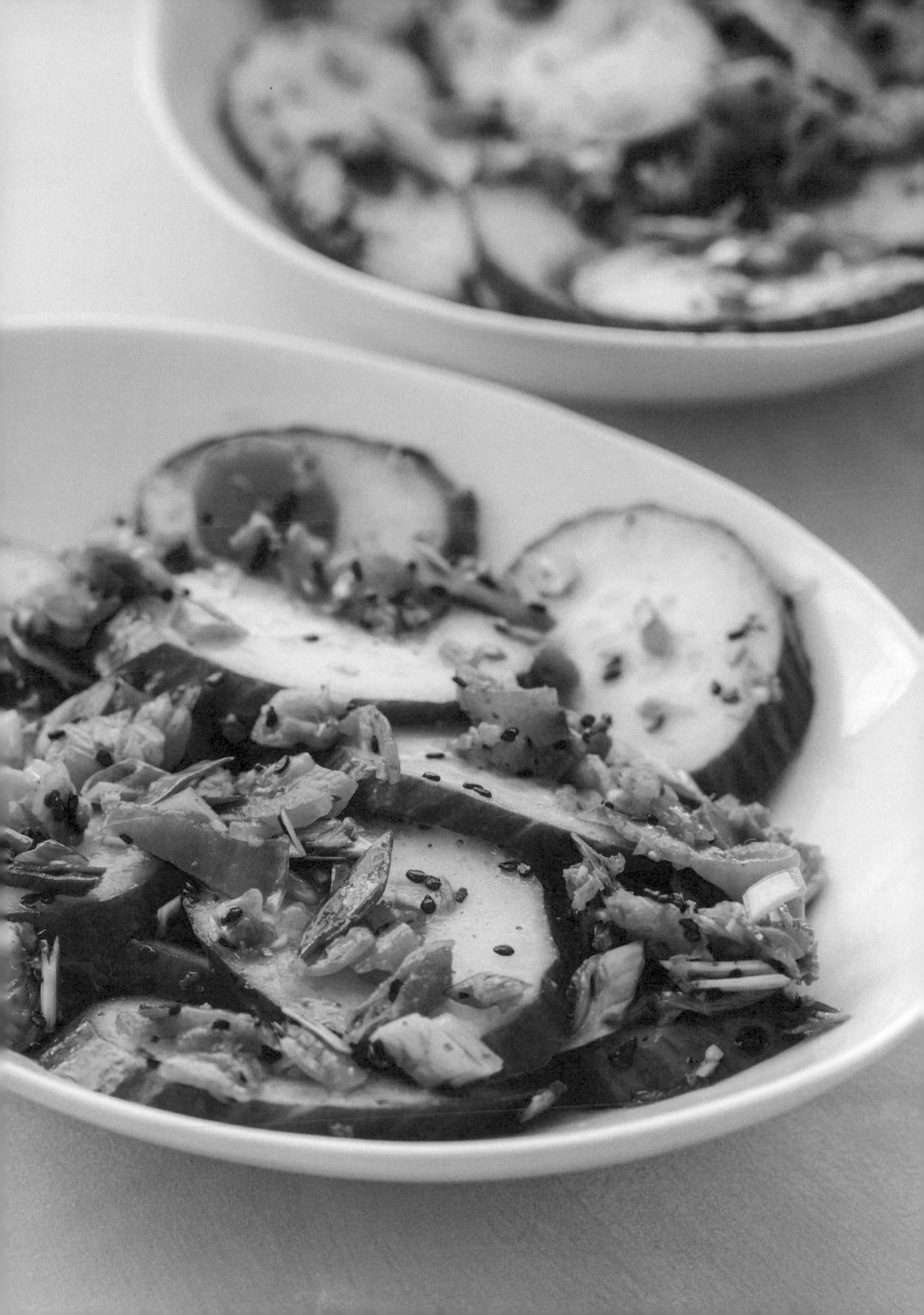

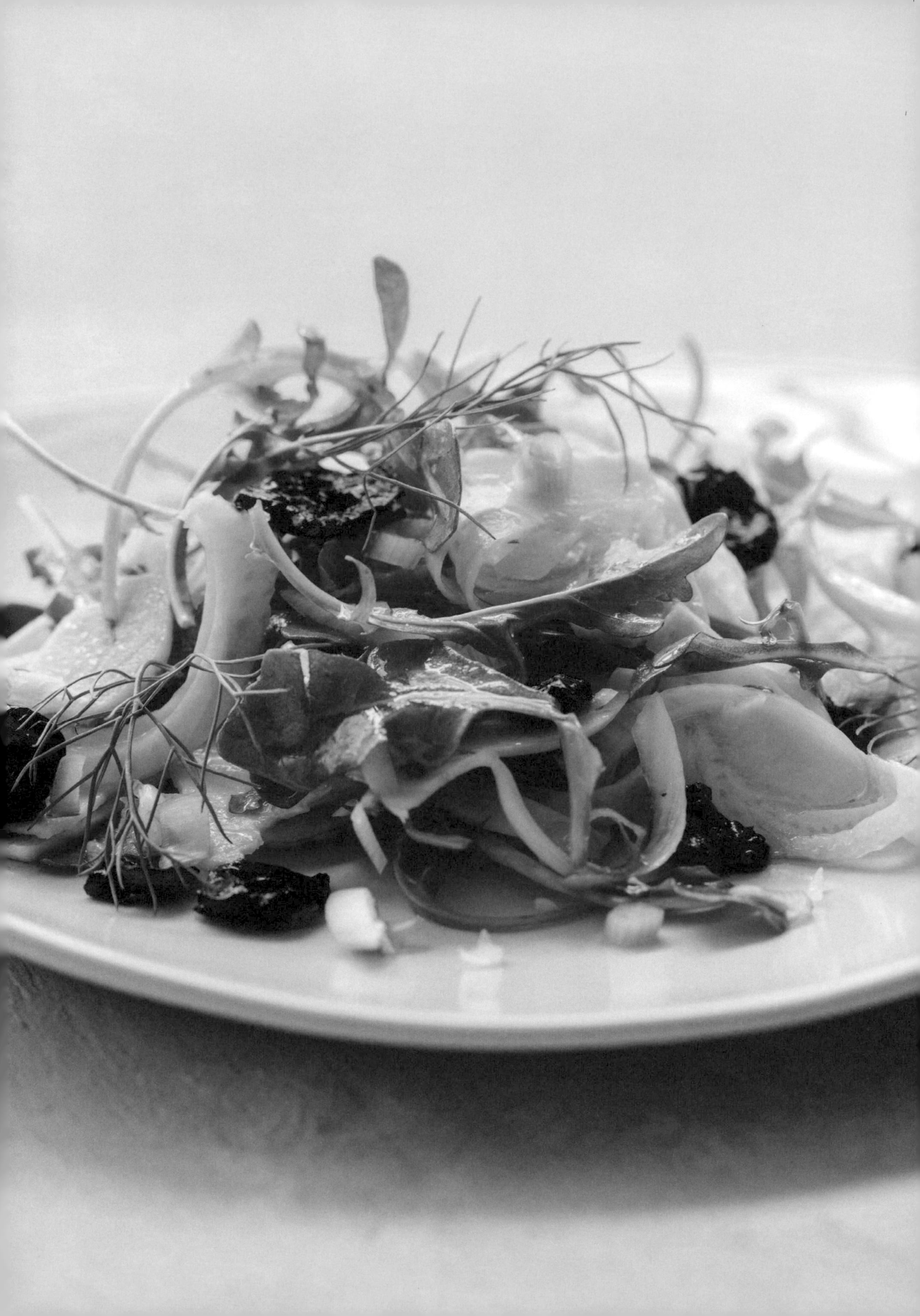

球莖茴香絲與蔓越莓沙拉
Shaved Fennel and Cranberry Salad

大部分的廚師會把球莖茴香拿去烤或煮熟，因為它是非常扎實的蔬菜。但如果把新鮮的球莖茴香削成絲，口感會完全不同：爽脆可口、多汁又香氣撲鼻。要削成絲只需先將球莖對半，或切成四分之一，再用切片器削成絲——使用便宜的手持切片器就可以了。球莖茴香也能幫助消化，因為它含有一種能防止抽筋的植物營養素，稱為茴香腦。

阿育吠陀觀點：這款沙拉最能幫助身體適應天氣變涼的日子，夏天身體累積過多的熱度得到緩解，讓腸胃準備消化冬天比較濃郁的食物。

4人份（共約4杯份）

1大匙雪莉醋

3大匙特級初榨橄欖油

1大匙龍舌蘭糖漿或蜂蜜

2杯球莖茴香絲（用切片器削）

2杯嫩芝麻菜葉

¼杯蔓越莓乾

¼杯切成絲的青蔥，最好斜切

細海鹽與現磨黑胡椒

1. 將醋倒進一個中型調理盆裡。慢慢加入橄欖油，同時用打蛋器一邊攪拌到液體均勻混合、變稠。拌入龍舌蘭糖漿。

2. 加入球莖茴香、芝麻菜、蔓越莓與青蔥，攪拌讓蔬菜裹上油。依照自己的口味，以海鹽與黑胡椒調味。請立即食用。

也可以選擇：

- 若要多加一點蛋白質，可用烘炒過的核桃或杏仁片裝飾。
- 麻州這裡盛產蔓越莓。但你也可以替換成櫻桃乾，甚至是葡萄乾。
- 若不想吃這麼甜，直接省略甜味劑即可。

生羽衣甘藍希臘沙拉
Raw Kale Greek Salad

↑V
↓P
↓K

克里帕魯瑜伽廚房裡，我們常開玩笑說早、午、晚餐都有羽衣甘藍。但真的是這樣！我們想盡辦法使用這個食材。羽衣甘藍就是對身體這麼好，富含鐵、維生素C、葉綠素、鈣、鉀、維生素K與各種抗氧化物質，被證實能幫助減少血糖、控制糖尿病，甚至能減少罹癌風險以及降血壓。這個食譜務必使用深綠色的托斯卡尼拉齊納多羽衣甘藍（又稱為恐龍羽衣甘藍），翠綠捲葉羽衣甘藍口感太有嚼勁。

阿育吠陀觀點：羽衣甘藍是春夏季的超級食物，苦澀味能幫助醒腦並且排除多餘油脂。

4-6人份

2大匙新鮮檸檬汁

⅓杯特級初榨橄欖油

1大匙切碎的新鮮奧勒岡

1小撮細海鹽與現磨黑胡椒

6杯切成細絲（雪紡切）的拉齊納多羽衣甘藍

1杯切成¼吋丁狀的小黃瓜

½杯對半的櫻桃番茄或小番茄

¼杯切成¼吋丁狀的紅甜椒

¼杯生松子

2大匙切成細絲的紅洋蔥

1. 在一個中型調理盆裡倒入檸檬汁。慢慢加入橄欖油，同時用打蛋器一邊攪拌到液體均勻混合、變稠。拌入奧勒岡、海鹽與黑胡椒。

2. 在沙拉醬裡加入羽衣甘藍並且拌勻，確定葉菜完全裹上沙拉醬。一個小時內要食用的話，用手按摩菜葉，這麼做能幫助羽衣甘藍分解，變得比較嫩且易消化。或者，如果打算隔天才要端出這盤沙拉，就讓沙拉在室溫醃漬一晚，沙拉醬裡的檸檬汁能幫助嫩化羽衣甘藍。

3. 上菜之前再拌入小黃瓜、番茄、紅甜椒、松子與紅洋蔥。

也可以選擇：

- 若要做真正的希臘沙拉，加入卡拉馬塔橄欖與剝碎的費達乳酪。雖然不是全生的食材，但味道會非常好。如果選擇不加橄欖和費達乳酪，你可能會想要在油醋醬裡多加一點鹽，才能平衡其它食材的風味。
- 洋蔥要削得薄如紙片。使用便宜的切片器就做得到。

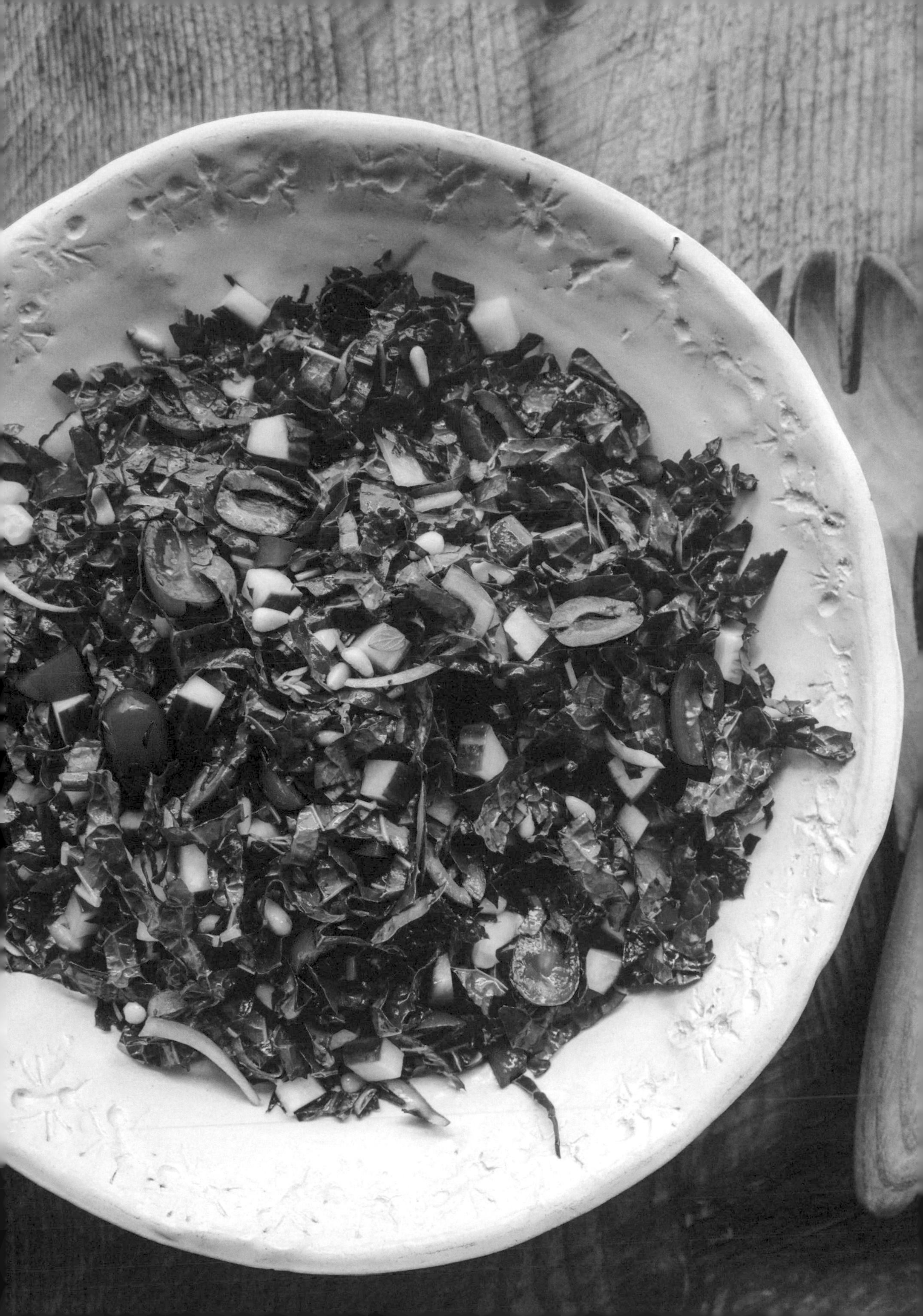

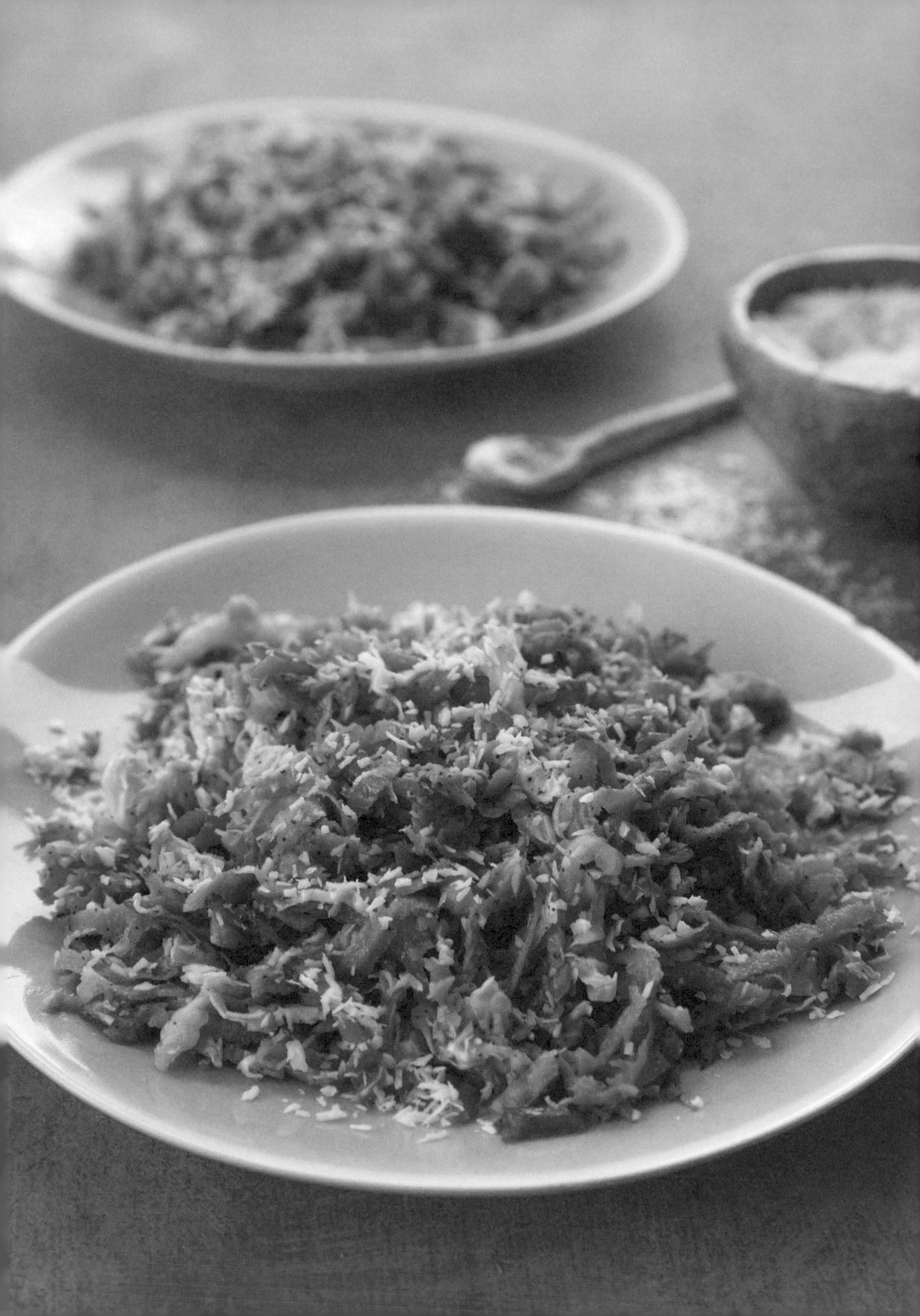

生地瓜涼拌捲心菜
Raw Sweet Potato Slaw

我們到了夏季，每天都會提供生的沙拉。有一年，我在查詢克里帕魯養生中心的資料庫時（裡面有超過五千個食譜），找到這款獨特的涼拌捲心菜。通常大家不會想到地瓜可以生吃，但其實吃起來很像紅蘿蔔絲。加上椰子、萊姆與削成絲的大白菜，就成了特別香甜美味的涼拌捲心菜，適合出現在自家的烤肉派對菜單上。

阿育吠陀觀點：如果你夏天喜歡重口味食物，消化功能也很強健，這道菜絕對能滿足你。野餐日也帶這道菜吧！

4-6人份（共約6杯）

2顆萊姆的果皮與果汁

½杯特級初榨橄欖油

1小匙烘炒過的芝麻油

1小匙辣椒粉

¾小匙細海鹽

4½杯削成絲的地瓜（大約2大顆地瓜）

2杯削成絲的大白菜（請使用切片器）

1杯切成細絲的青蔥，最好能斜切

½杯無糖乾燥椰子絲

1. 製作醬汁：刨下萊姆皮放在一旁備用。將萊姆汁擠到一個中型調理盆裡。慢慢加入橄欖油，同時用打蛋器一邊攪拌到液體均勻混合、變稠。接著拌入芝麻油、辣椒粉、萊姆果皮與海鹽。

2. 在醬汁裡加入地瓜、大白菜、蔥與椰子絲，攪拌均勻。上菜之前，讓沙拉在室溫靜置30-60分鐘，使風味融合。你也可以將涼拌捲心菜冷藏最多8小時。

也可以選擇：

- 一半用地瓜絲，另一半用紅蘿蔔絲。
- 加入¼杯葡萄乾，讓涼拌菜更甜一點。

涼拌夏日沙拉
Raw Summer Salad

↑V
↓P
↑K

切丁的櫛瓜與黃南瓜是這道菜的明星食材。大家通常不會生吃南瓜，但在慵懶的夏日用油醋醬醃漬幾小時後，這個蔬菜會變得特別美味，幾乎類似輕盈、清爽版的普羅旺斯燉菜。

阿育吠陀觀點：生吃食物時，我們的消化之火必須非常旺盛，才能「煮熟」生食。生食必須用溫暖的食材平衡，如醋、油與辛香料，就像這個食譜一樣。

4人份

1大匙蘋果醋

1小匙第戎芥末

⅓杯特級初榨橄欖油

½小匙細海鹽

¼小匙現磨黑胡椒

1½杯切成½吋丁狀的櫛瓜

1½杯切成½吋丁狀的黃南瓜

¾杯切成½吋丁狀的紅甜椒

¼杯切碎的新鮮扁葉歐芹

¼杯切碎的新鮮羅勒

2杯綜合沙拉葉菜

1. 在一個中型調理盆裡，將醋與芥末以打蛋器拌勻。慢慢加入橄欖油，同時用打蛋器一邊攪拌到液體均勻混合、變稠。接著拌入海鹽與黑胡椒。

2. 加入櫛瓜、黃南瓜、紅甜椒、歐芹與羅勒，輕輕拌勻，讓蔬菜均勻裹上油醋醬。蓋起來，冷藏醃漬2-3小時。上菜之前，加入綠色葉菜並輕輕攪拌。

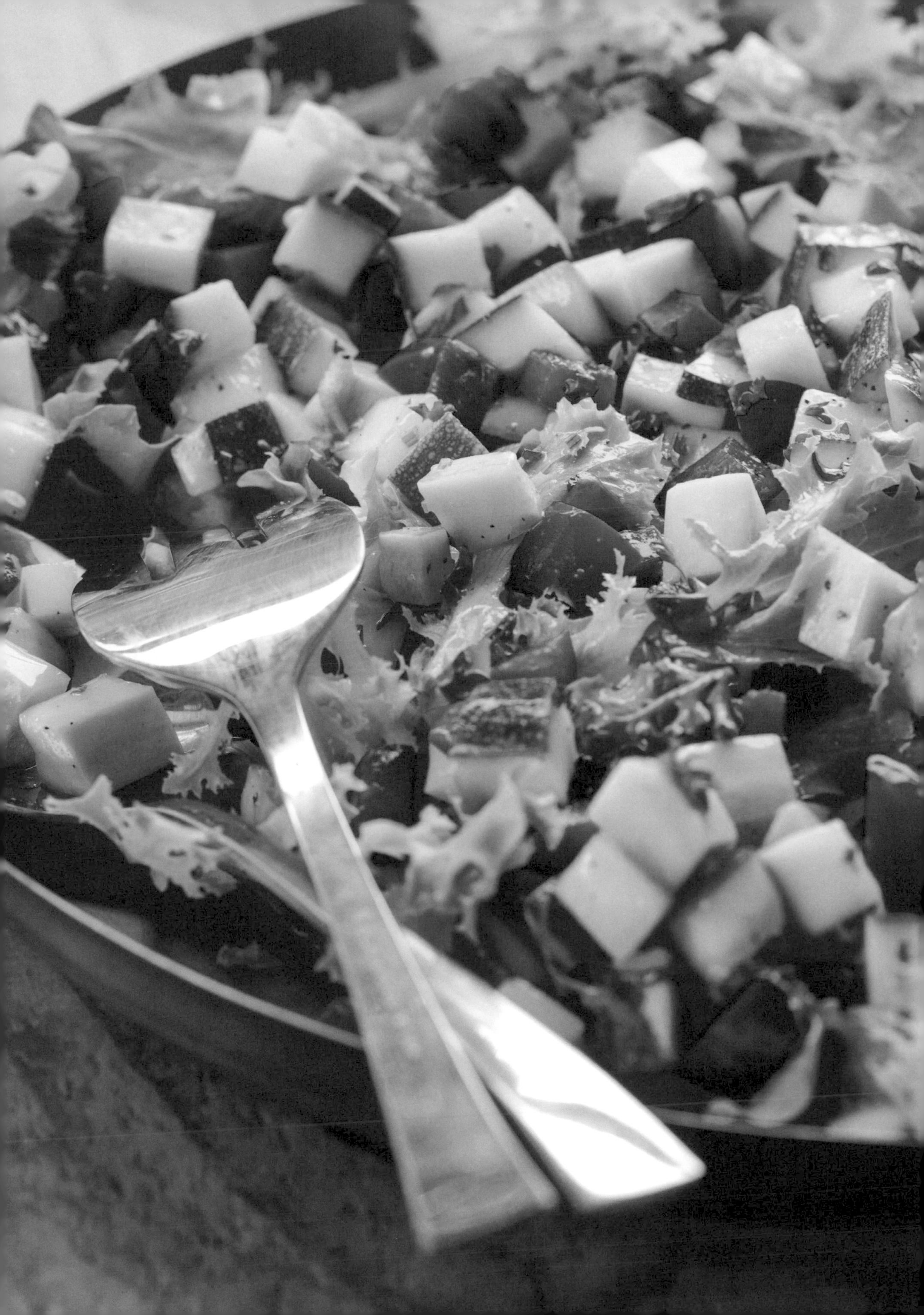

奇波雷辣椒雞肉沙拉
Chipotle Chicken Salad

↓V
=P
=K

我們的沙拉與三明治吧台準備了一些不尋常的選項，像是香料豆腐抹醬（P.128），但這款沙拉應該是大家比較熟悉的。萊姆、孜然與一點奇波雷辣椒，讓沙拉帶有一點「德墨」（Tex-Mex）風采，但除此之外，這就是以美乃滋為基底的基本款雞肉沙拉。你只需要烤好一些去皮、無骨雞胸肉，或直接拿吃剩的烤雞來做也可以。

阿育吠陀觀點：阿育吠陀經典中，每一種動物產品都依照其不同特質進行分類，一般而言，動物瘦肉因具有助人扎根的特質，所以謹慎使用的話，被認為是有醫療功效的。

可製作約四杯份量

1磅（約453克）雞肉，煮熟

½杯美乃滋

2大匙切成¼吋丁狀的紅甜椒

1大匙紅洋蔥末

1½大匙切碎的新鮮香菜

2小匙罐裝奇波雷辣椒阿多波醬

1½小匙無糖優格

1大匙新鮮萊姆汁

1小匙新鮮檸檬汁

½小匙孜然粉

½小匙芫荽粉

½小匙細海鹽

¼小匙現磨黑胡椒

1. 將煮熟的雞肉切成一口大小，放在一旁備用。

2. 在一個中型調理盆裡，拌勻美乃滋、甜椒、洋蔥、香菜、奇波雷辣椒、優格、萊姆汁、檸檬汁、孜然粉、芫荽粉、海鹽與黑胡椒。拌入雞肉丁。立刻食用，或冷藏最多2天。

也可以選擇：

- 幫綠沙拉加上一大匙這款雞肉沙拉就能攝取到更多蛋白質。也可以用雞肉沙拉、全穀物麵包、生菜和番茄，做成三明治。你也可以把雞肉沙拉包在全麥捲餅裡。

是拉差香甜辣椒雞
Sriracha Chicken

↓V
=P
↓K

克里帕魯瑜伽廚房裡的大多菜餚調味都不重，這樣客人才可以在自己的座位上調整調味。但這不是其中一種，這道菜風味濃重，是拉差香甜辣椒醬、椰子糖、萊姆皮和魚露，真的會把雞肉的風味放大許多。醃過再烤的雞肉，可以趁熱食用，也能冷卻後切片當作冷食的三明治、三明治捲，或放在沙拉上。

阿育吠陀觀點：冷冷的雨天吃這道菜，因為是拉差香甜辣椒醬的辛辣，能暖和濕冷的身心、幫助循環。

4人份

¼杯烘炒過的芝麻油

1大匙是拉差香甜辣椒醬

1大匙椰子糖

2顆萊姆的果汁與果皮，果皮刨成細絲

½小匙魚露

½小匙細海鹽

1磅（約453克）無骨、去皮雞胸肉

1. 製作醃料：在一個剛好裝得下雞肉的淺盤裡，拌勻芝麻油、是拉差香甜辣椒醬、椰子糖、萊姆皮、萊姆汁、魚露與海鹽。雞肉放進醃料裡，翻動雞肉好讓醃料均勻覆蓋。蓋起來，放進冰箱冷藏醃製至少6小時，或如果想要味道比較重的話，最多24小時，醃製期間取出翻面1-2次。

2. 烤箱預熱至180℃。

3. 取一個中型鑄鐵煎鍋，或可放進烤箱的平底鍋，以高溫加熱3分鐘。在鍋裡放入雞肉，並且在每一塊雞肉上放一些剩下的醃料。煎到底部上色，約2-3分鐘。翻面後再淋上一些醃料。將煎鍋放進烤箱，烤到雞肉內部溫度超過71℃，約6-8分鐘。趁熱上桌，或是放涼後冷藏最多2天，從冷藏取出可直接食用。無論冷食還是熱食，切雞肉的時候，我們喜歡斜切成薄片。

也可以選擇：

- 以熱食搭配鳳梨紫米炒飯（P.240），或冷食配上酪梨鮮奶油（P.217）或小黃瓜泡菜沙拉（P.134）。這款雞肉料理也很適合做成三明治。
- 不要煎烤雞肉的話，你也可以用烤爐以中火烤雞肉。用烤爐的話，雞肉能烤出很漂亮的脆皮。只是用烤爐的話，要記得經常翻動雞肉才能避免烤焦。
- 為了烤得更均勻 ，輕輕拍打雞胸肉，直到肉的厚度一致。

- 是拉差香甜辣椒醬豆腐：將一塊約397-453克豆腐放在瀝水籃裡，在水槽瀝水。豆腐上放一個小碗，小碗裡再放一點重物輕壓豆腐，擠出多餘的水分。壓至少30分鐘，最多60分鐘。將豆腐切成大的片狀（如雞排），按照上方醃製雞肉的方式醃豆腐。按照上方食譜指示烤豆腐，再將豆腐切成三角形。純素食者應省略魚露，或是購買純素食魚露。

克里帕魯自製沙拉醬
Kripalu House Dressing

身為沙拉吧的固定班底，這款濃郁滑順的沙拉醬是克里帕魯瑜伽廚房的同義詞。它反映出我們使用的許多烹飪風格，包括印度料理、日式料理、中式料理與以色列料理。可以當作醬料淋在沙拉上、烤蔬菜上與煮熟的穀物上，也能搭配煎魚和烤雞一起享用。

阿育吠陀觀點：芝麻醬有助凝神，而這個暖和的沙拉醬讓各種沙拉，更適合風型能量體質與乾、冷體質的人食用。

可製作2杯

1杯葵花油或葡萄籽油

⅓杯芝麻醬

¼杯無麥麩醬油或一般醬油

¼杯新鮮檸檬汁

2大匙烘炒過的芝麻油

2瓣大蒜

1½小匙芥末粉

1¼小匙紅甜椒粉

¼小匙卡宴辣椒粉

½小匙細海鹽

用浸入式攪拌棒或直立式攪拌機，將所有食材加上½杯水一起拌勻。立刻使用或最多冷藏五天。

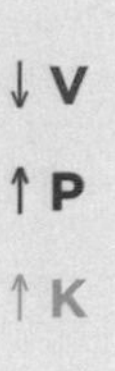

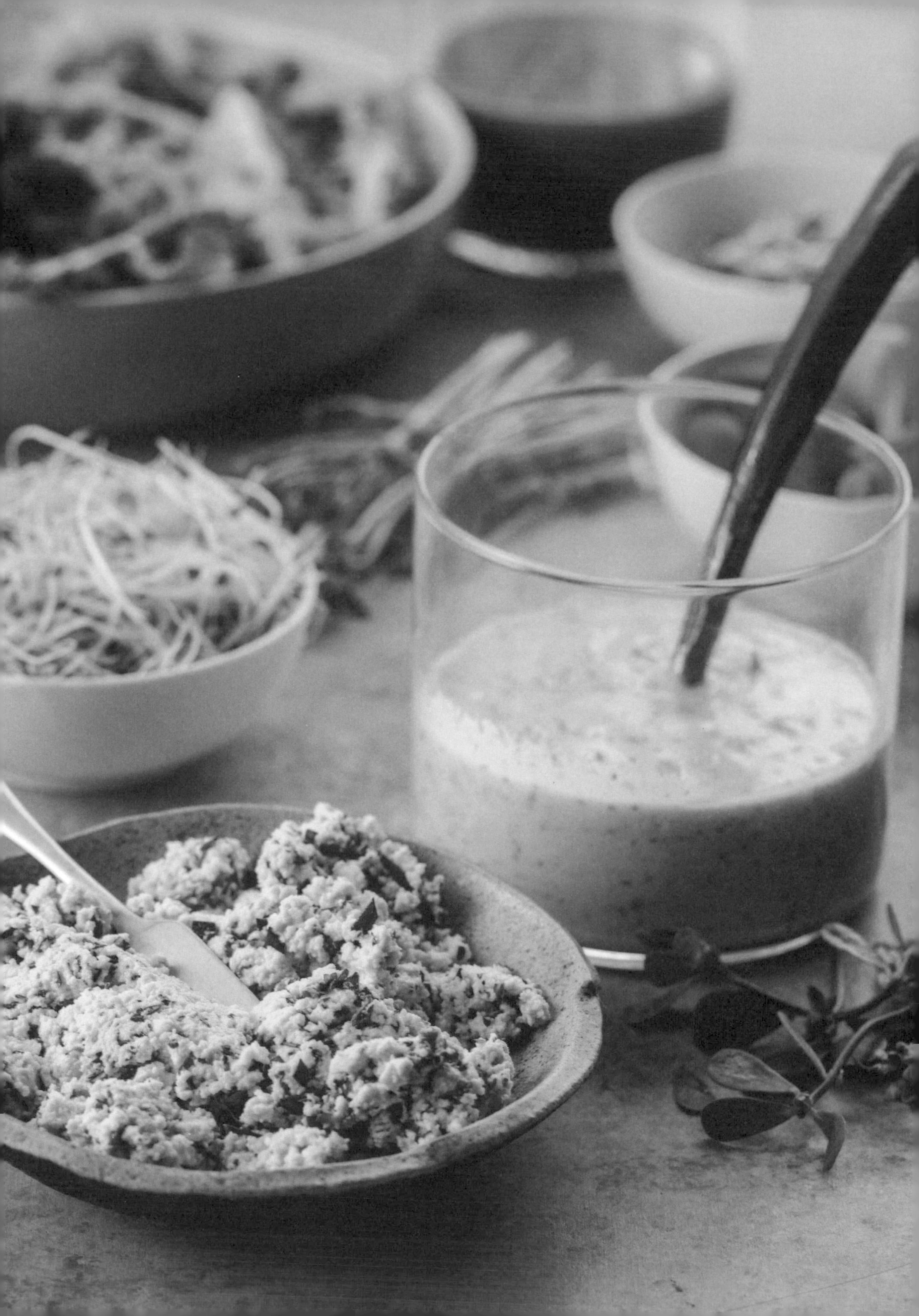

奶油歐芹費達乳酪醬
Creamy Parsley Feta Dressing

這個改良版的田園沙拉醬跟任何綠色沙拉都很搭。

阿育吠陀觀點：鹹香夠味的費達乳酪與檸檬汁的酸味，能緩和綠色萵苣蔬菜的冰涼特質。

可製作約1½杯份量

¼杯切碎的扁葉歐芹

⅔杯植物性美乃滋，如純素蛋黃醬（Vegenaise）

⅔杯特級初榨橄欖油

¼杯新鮮檸檬汁

¼杯捏碎的費達乳酪

1大匙蒜末

1小匙細海鹽

將歐芹與¼杯水一起放進一個小型果汁機或食物調理機裡，攪拌到歐芹切得很碎，水的顏色變成淺綠色。加入美乃滋、橄欖油、檸檬汁、費達乳酪、蒜末與海鹽。用瞬轉（pulse）功能大略攪拌。立刻食用或最多冷藏2天。

↓V
↑P
↑K

↓V
=P
↑K

梅干青蔥油醋醬
Umeboshi Scallion Vinaigrette

這款油醋醬我們用量非常大。梅干（日式醃漬梅子）混合了鹹、酸與鮮味。再者，梅干經過乳酸發酵而具有幫助消化的好處。你可以在超市的亞洲食材區尋找梅干醬或梅干醋。

阿育吠陀觀點：大部分的醋，尤其是梅干醋，能讓消化之火增加，幫助分解沙拉裡的生蔬菜。

可製作約2杯份量

1把青蔥（約57克），綠色部分大略切碎

1½大匙梅干醬或2-3大匙梅干醋

1⅓杯特級初榨橄欖油

將青蔥、¾杯水與梅干醬倒進小型果汁機或食物調理機裡，攪打至質地變得滑順。調理機還在運轉時，慢慢、定量地加入橄欖油。完成後立即食用或最多冷藏3天。如果使用梅干醬，油醋醬的乳化且滑順質地應該能保持許多天。如果使用梅干醋，食用前稍微攪拌或攪打，使醬汁再度乳化。

也可以選擇：

- 如果青蔥的味道太辣，用冷水沖洗、瀝乾再使用。

香菜薄荷酸辣醬
Cilantro Mint Chutney

我們克里帕魯瑜伽廚房都把這東西叫做番茄醬。客人什麼都會加上這個醬料：從三明治、蒸米飯、印度綠豆粥（P.245），到炒青菜、雞肉和鮮蝦。我們一週通常會煮30到40公升，用掉好幾百把香草。香菜的奇妙功效就是能幫助身體排除重金屬，一種稱為「螯合作用」（chelation）的排毒過程。

阿育吠陀觀點：這款適合三種體質的酸辣醬裡，涼性的薄荷與香菜，能讓任何辛辣菜餚變得更清爽、平衡。

可製作約1杯份量

½小匙芫荽粉

½小匙葛拉姆馬薩拉粉（印度綜合辛香料）

¼杯特級初榨橄欖油

1把香菜（約113克），切碎、但保留一些小的菜梗

¼杯大略切碎的新鮮薄荷

1大匙現磨薑末

1大匙切碎紅洋蔥

¼小匙切碎墨西哥辣椒

1顆檸檬的果皮與果汁

¼小匙蜂蜜，最好是生蜂蜜

¼小匙細海鹽

1. 在一個小型湯鍋或煎鍋裡，將芫荽粉、葛拉姆馬薩拉與橄欖油拌勻。以小火加熱香料至釋出香味，約2-3分鐘。

2. 關火，讓油和香料冷卻。

3. 將鍋裡的食材，包括橄欖油，刮入一個小型食物調理機或果汁機裡。加入香菜、薄荷、薑末、洋蔥、墨西哥辣椒、檸檬汁、檸檬皮、蜂蜜與海鹽。攪打食材到仍有顆粒的狀態，過程中偶爾用橡皮刮刀刮下調理機週邊的食材。放到冰箱冷藏，從冷藏取出可直接食用。

也可以選擇：

- 把酸辣醬倒在烤蔬菜或煮熟的穀物上。這個醬汁也很適合搭配印度紅扁豆豆泥糊（P.161）與椰香鷹嘴豆蔬菜（P.180）。
- 如果你覺得香菜的味道像肥皂或不喜歡，把香菜拿去泡在一碗水裡幾個小時，或泡到水看起來有點起泡。沖洗乾淨後能減少它的澀味。
- 如果要做「生食」版本，可以省略第一個用油炒製香料的步驟。
- 如果要做純素食的版本，省略蜂蜜或用糙米糖漿或龍舌蘭糖漿取代。

香蒜醬
Trapenese Sauce

= V
↑ P
= K

如果你喜歡青醬，你一定會愛上這款活力十足的義大利西西里醬汁。烤熟的櫻桃番茄是美味的關鍵，到了夏天，我們當地的櫻桃番茄簡直是來自大自然的糖果，拿去燒烤能把味道濃縮起來。我們一開始是把醬汁拌在義大利麵裡，後來單獨放在醬料台，結果客人不管什麼料理都要加一點這個醬。真的就是這麼好吃。

阿育吠陀觀點：搭配鹽和油，辣椒的溫性香料能刺激大腦，讓思緒清晰。

可製作約1½杯份量

1杯櫻桃番茄（約113-170克）

½杯無鹽、未去皮的杏仁，整粒或切片皆可

¼杯+1大匙特級初榨橄欖油

¼小匙+1小撮細海鹽

2瓣大蒜

¼小匙碎紅辣椒

¾杯稍微壓實的新鮮羅勒

¼杯稍微壓實的新鮮薄荷

1小撮現磨黑胡椒

1. 烤箱預熱至190℃。

2. 在一個烤盤上，將番茄與杏仁，均勻裹上1大匙橄欖油與1小撮海鹽。放進烤箱烤到番茄皮開始裂開，堅果稍微上色，約8-10分鐘。從烤箱取出後，讓番茄稍微冷卻。

3. 從烤盤上刮下冷卻好的食材，倒入果汁機或食物調理機。加入剩下¼杯橄欖油、¼小匙海鹽、蒜末、碎辣椒、羅勒、薄荷與黑胡椒。大略攪拌至食材呈現粗顆粒糊狀。一大匙、一大匙地拌入¼杯水，直到混合物變得像青醬的質地。試吃味道，再決定需不需要再多加一點鹽和黑胡椒。

也可以選擇：

- 這款醬可以像青醬一樣使用。這個食譜的份量，能夠拌340克的義大利麵。你也可以把醬汁抹在豆腐或煎魚、雞肉上，或是淋在烤蔬菜上。
- 如果想要更濃郁一點，跟著香草一起加入2大匙帕瑪森乳酪。

芝麻菜山羊奶酪青醬
Arugula Chèvre Pesto

我們克里帕魯瑜伽廚房常做各種青醬，因為青醬不但新鮮、鮮綠、健康，而且說實在的，很容易做一堆來餵飽很多人。某一年春天，在一次廚藝示範中，我烤了一些地瓜，然後就想著怎麼加入一點奶香味十足的山羊奶酪。青醬即時救援！香草添加了剛剛好的濃郁風味，卻不會掩蓋掉青醬輕盈又清爽的特色。

阿育吠陀觀點：春天一般不適合消化乳酪的厚重感，但山羊奶酪例外，因為它比牛奶製成的乳酪質地更乾、更輕盈。

可製作約1杯份量

2小匙新鮮蒜末

1杯壓實的芝麻菜或西洋菜，嫩葉與小菜梗

1杯壓實的扁葉歐芹，嫩葉與小菜梗

½杯特級初榨橄欖油

¼杯核桃，烤過

3大匙新鮮山羊乳酪（chèvre）

½小匙細海鹽

¼小匙現磨黑胡椒

將所有食材倒入食物調理機，攪拌至質地變得滑順，過程中停下一、兩次，用刮刀刮下調理機邊的食材再繼續攪拌。

也可以選擇：

- 如果要做無奶製品的版本，山羊乳酪可以用非奶製品奶油乳酪代替。或者如果要做生食版本，直接省略乳酪即可。

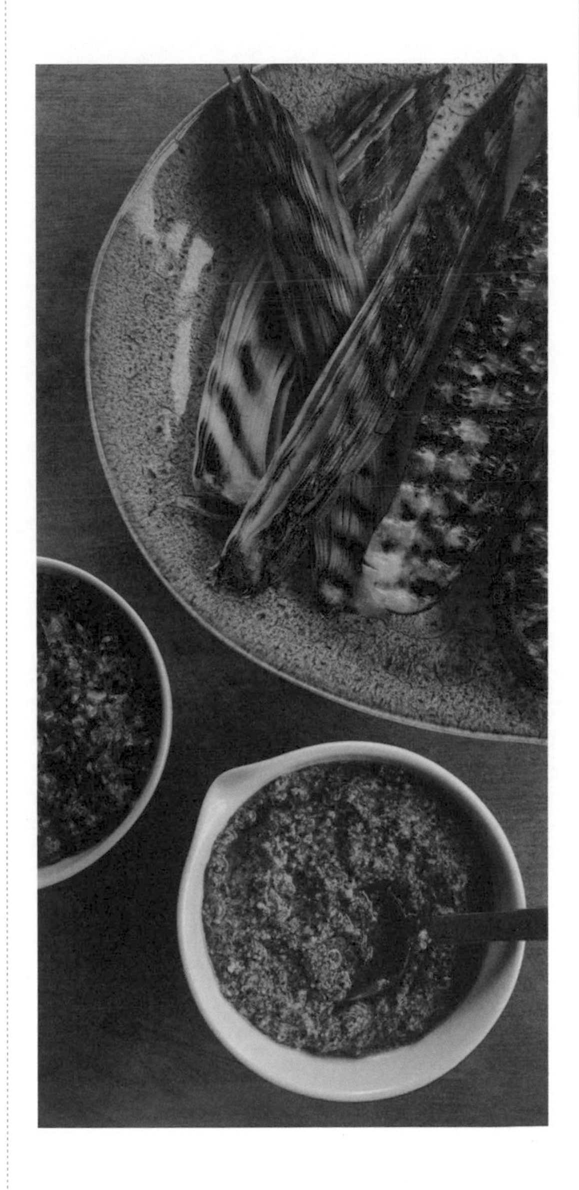

= V
↓ P
↓ K

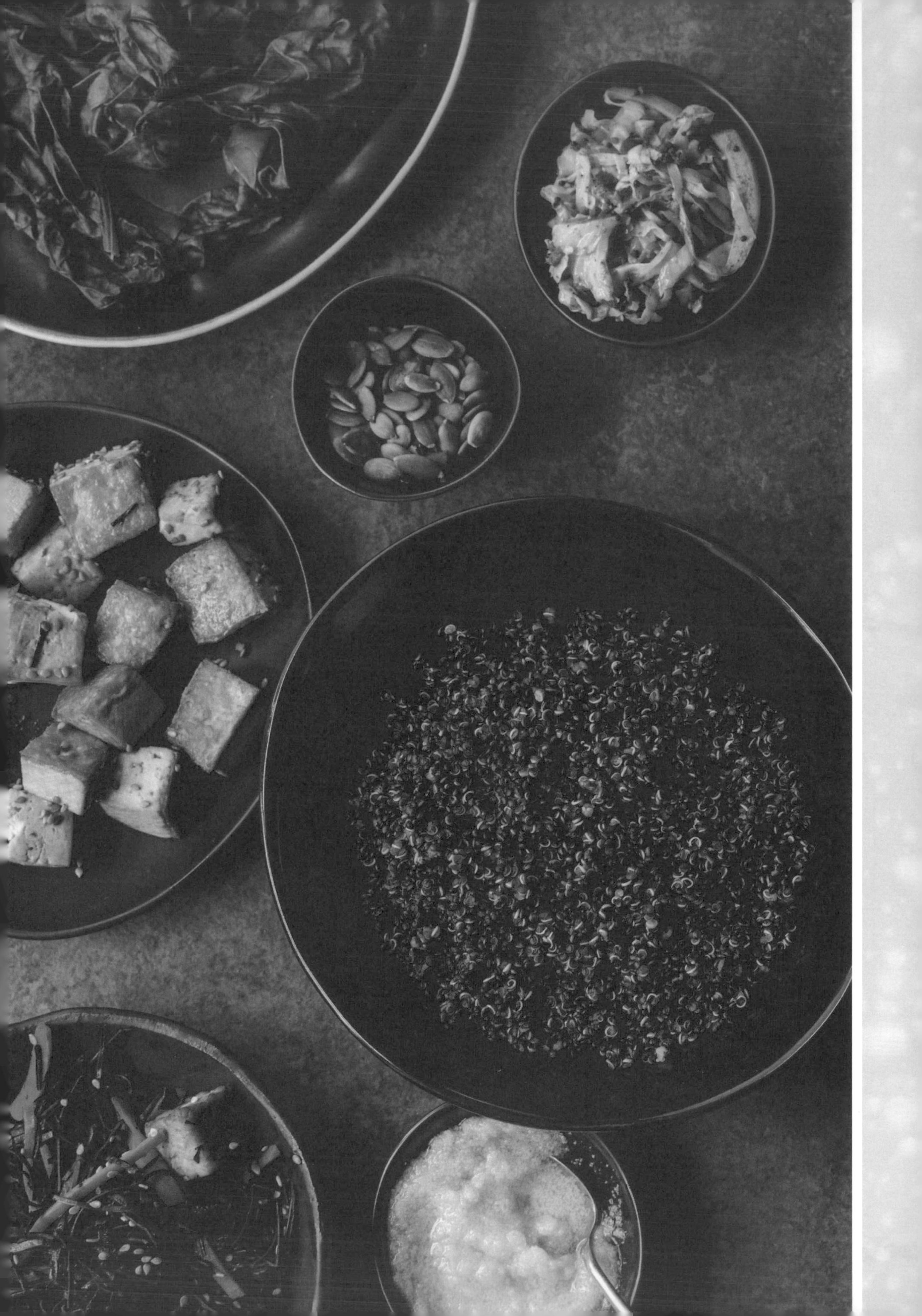

大佛吧台的常備菜色

佛陀是一位得道的瑜伽修行者，他教導大家所謂「中庸之道」，就是「自我剝奪」與「自我放縱」這兩種極端之間的道路。在克里帕魯養生中心，若希望避免過度刺激的飲食，客人會選擇走到大佛吧台。餐廳裡的一隅，提供許多調味清淡、純素食的餐點，也有可以自由搭配的醬料。醬汁、醃菜、米飯、稍微烹調過的蔬菜，與擺在一旁的調味料，能讓你按照個人喜好客製化餐點。我們的客人常常會加幾湯匙不同配料進我們的「佛陀碗」裡，就可以為自己當天、當時的身體需求，創造營養均衡的一餐。

在 1980 年代，克里帕魯養生中心的整間餐廳就只有現在放在大佛吧台的幾樣固定菜色。這些菜色符合「大自然長壽飲食法」（macrobiotic）與阿育吠陀原則，而且不像餐廳裡主要的自助餐吧台，這裡幾乎所有食物都完全不含過敏源食材。如果你的消化系統很脆弱，或目前正在康復的階段，或是正在採取排毒淨化飲食，大佛吧台是你的避風港。這些菜色都是純素食、無麩質、以香草簡單調味、低鈉、不含夜影科植物（nightshade vegetables，如馬鈴薯、番茄、甜椒與茄子），也沒有洋蔥、大蒜與黑胡椒。

這些菜色也是本書中作法最簡單的幾樣食譜。薑黃花椰菜與豌豆（P.162）與印度薩格佐香料三劍客（P.163）只需要15分鐘就能做好。若要攝取植物性蛋白質，我們推薦試做味噌烤豆腐（P.157）、黑海藻與天貝（P.160）與印度紅扁豆豆泥糊（P.161）。梅干醃蘿蔔與蔬菜（P.166）這種醬菜因為乳酸發酵對消化機能有益，而芝麻醬（P.172）、羅望子醬（P.169）與南瓜籽紅藻粉（P.173）這種醬料，能為餐點添加一些溫和、療癒的風味。這些食譜大部分都能提前做好，並放在冰箱冷藏，這樣在家隨時都有自己的大佛吧台可以享用。

這一章裡的食物不只營養特別豐富，它們也應該有理清思緒的功效。在阿育吠陀裡，有情眾生（sattva）即是象徵這種清晰思緒、溫和且有見聞覺知的存在。有情眾生象徵著純潔、和諧、靜謐、均衡、和平與美德。透過瑜伽、靜坐、冥想、研讀經文、放慢腳步、花時間接觸大自然，並且吃簡單、乾淨、煮熟的食物，都能加強這種存在。大佛吧台提供的食物，以及這一章所描述的佳餚，目標都是為了減少對身體的刺激，支持清晰的思緒，並且幫助靜坐者達到更深層、更寧靜的意識層面。

味噌烤豆腐
Miso-Baked Tofu

這款簡單夠味的豆腐料理，充滿無麥麩醬油與味噌的鮮味。如果要當作派對點心，讓味噌醬保持特別濃稠的質地，用湯匙裝進一個星狀擠花嘴的擠花袋裡，烤之前才擠一個小星狀的味噌醬到豆腐上。

阿育吠陀觀點：豆腐是非常好的植物性蛋白質來源，但可能造成消化系統的脹氣。薑、味噌、醋、芝麻油和芝麻醬的溫暖特質，可作為幫助消化的食材，讓這款豆腐料理更適合所有能量體質者享用。

= V
= P
= K

4-6人份

約453克板豆腐

¼杯無麥麩醬油

1大匙現磨薑末

¼杯白味噌

2大匙糙米醋

2小匙粗磨芥末

1大匙烘炒過的芝麻油

1. 將豆腐放在瀝水籃裡，在水槽裡瀝掉水分。在豆腐上擺一個平底小碗，碗裡再放一罐番茄或豆子罐頭。讓豆腐壓至少20分鐘，瀝掉多餘水分。將瀝乾的豆腐切成½吋厚的豆腐排。

2. 將無麥麩醬油、薑與1½杯水放進一個小湯鍋，以高溫煮沸。將瀝乾的豆腐排放在一個淺的寬烤盤上，再倒上醃醬。以室溫醃漬約20分鐘。

3. 豆腐在醃漬的時候，將烤箱預熱至180℃。

4. 在一個小型調理盆裡，將味噌、醋與芥末拌勻。醬料應該非常濃稠，但仍能抹開。需要的話，可以拌入1大匙水，讓醬料可以抹開。將醃漬好的豆腐排排列在一個烤盤上，每一面都淋上芝麻油。接著用橡膠刮刀在每一塊豆腐排抹上一層味噌醬料。

5. 放入烤箱，烤到味噌醬稍微變深色，約8-10分鐘。趁溫熱時上桌。

也可以選擇：

- 像要奢華一點，可以用白酒代替醋。
- 如果不要用烤的，可以用烤爐炙燒豆腐排，以中火炙燒至兩面都均勻上色，最後在表層抹上味噌醬料。
- 這款味噌醬料如果不塗在豆腐上，也可以用來塗在鮭魚或雞肉上。

無麥麩醬油薑味高湯豆腐

Tofu in Tamari Ginger Broth

= V
= P
= K

這道料理比較像是健康版的速食中華料理，而且烹調時間一樣快速。我的小孩特別愛多加一匙無麥麩醬油薑味高湯，並且淋在飯上。醬汁冷藏保存，臨時要上菜就能派上用場。

阿育吠陀觀點：昆布這種海菜，能讓豆類與豆腐更易消化。西方醫學已經證實，昆布裡的酵素能夠分解豆類裡會造成脹氣問題的棉子糖（raffinose）。這種醣類被分解後，我們能更容易享受豆類與豆腐，以及他們的營養好處。

4-6人份

約453克板豆腐

½杯無麥麩醬油

1½大匙新鮮薑末

1塊昆布，約½吋方形即可

¾杯青江菜（只需白色與青綠色部分），切成½吋寬度

2大匙玉米粉

1. 將豆腐放在瀝水籃裡，在水槽裡瀝掉水分。在豆腐上擺一個平底小碗，碗裡再放一罐番茄或豆子罐頭。讓豆腐壓至少20分鐘，瀝掉多餘水分。將瀝乾的豆腐切成1吋塊狀。

2. 將豆腐塊、無麥麩醬油、薑末、昆布與2½杯水，放進一個中型湯鍋裡。蓋上鍋蓋，以大火煮到沸騰，再將火調小，稍微燉煮10分鐘。

3. 打開鍋蓋，拌入青江菜，繼續煮到蔬菜稍微變軟，約3分鐘。在一個小調理盆裡，將玉米粉與¼杯冷水拌成勾芡水。將高湯再次以高溫煮沸後拌入勾芡。煮到湯汁變稠，約1-2分鐘。搭配高湯一起趁熱食用。

也可以選擇：

- 把豆腐與高湯當作熱炒的基底。在熱騰騰的中華炒鍋或平底鍋裡，炒熟任何蔬菜（如紅蘿蔔、芹菜、青江菜、甜椒、花椰菜與大蒜）。起鍋之前，再加入煮好的豆腐與一點薑味高湯。

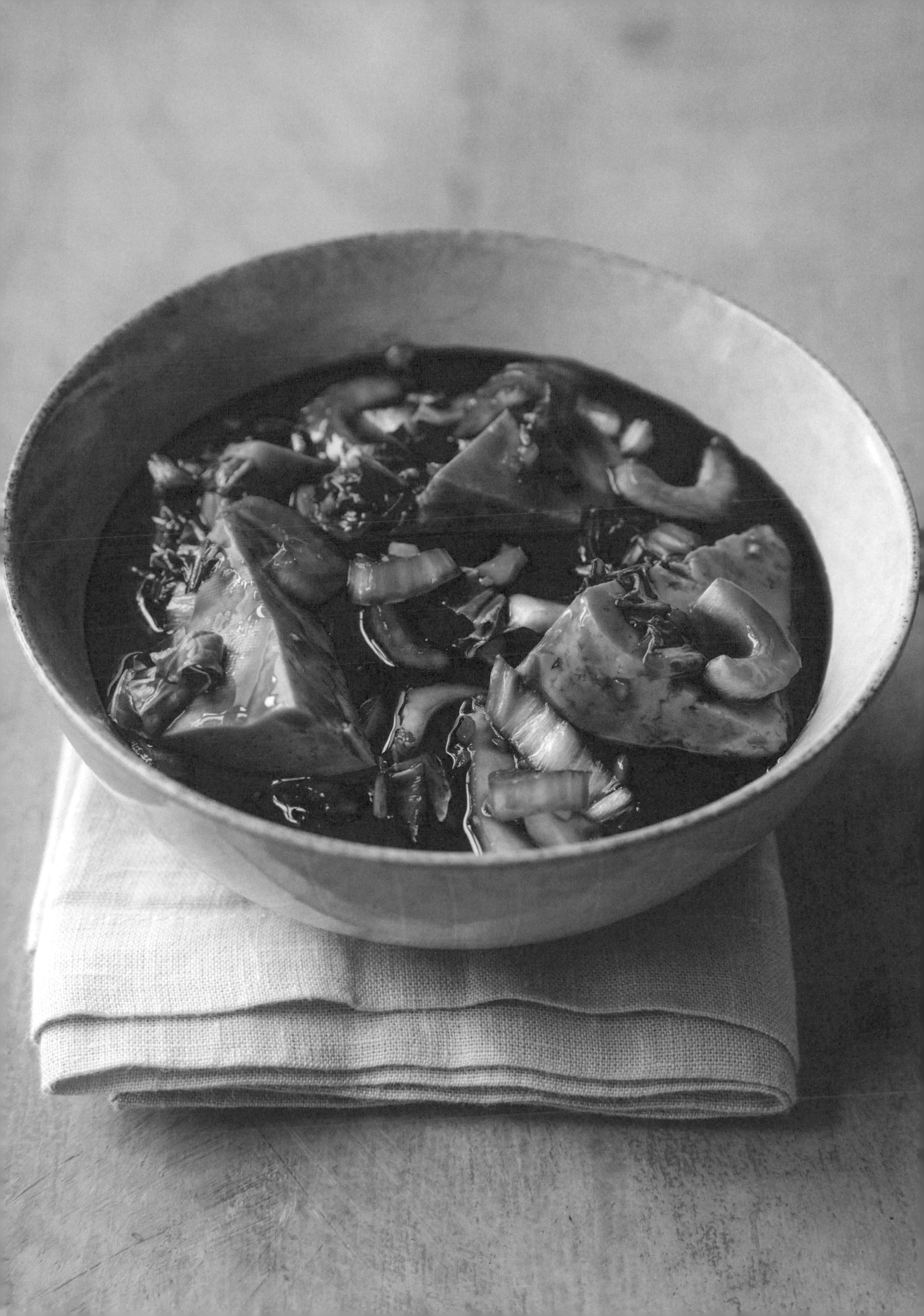

黑海藻與天貝
Arame and Tempe

↑V
↓P
↓K

黑海藻這類海菜是經常被忽視的營養與美味寶庫！我們的「海帶」都是來自美國緬因州海岸海洋蔬菜公司（Maine Coast Sea Vegetables），他們家都是賣永續採收、有機認證，而且非常美味的海菜。這家公司也採取在當地、當令採收，符合阿育吠陀飲食中強調的兩個基本概念。

阿育吠陀觀點：天貝是大豆製成的傳統發酵食物，能提供身體非常好的益生菌。不過，天貝有可能不易消化，海菜與醋能緩和這個情況。

4-6人份

1½杯乾燥黑海藻或昆布（kelp）

約227克天貝，切成½吋塊狀

2大匙烘炒過的芝麻油

1¼杯切成細絲的紅蘿蔔

3大匙無麥麩醬油

1大匙糙米醋

1½小匙芝麻

1. 在一個中型調理盆裡，加入黑海藻與2杯水。在室溫浸泡約20分鐘，瀝乾水分後靜置備用。

2. 將天貝放進一個中型湯鍋裡，加水蓋過食材約1吋的高度。以高溫煮沸後，調到中火，繼續燉煮約15分鐘，瀝乾天貝。

3. 以中大火預熱一個大型炒鍋約2分鐘。倒入1大匙芝麻油，再放入天貝，煎到天貝每一面都稍微變成褐色，約3-5分鐘。倒入剩下的1大匙芝麻油，以及紅蘿蔔一起煮，經常攪拌並煮到紅蘿蔔開始變軟，約2-3分鐘。倒入泡過水的黑海藻，繼續煮2分鐘，過程經常攪拌。關火後再拌入無麥麩醬油與醋。食用前再撒上芝麻。

印度紅扁豆豆泥糊
Red Lentil Dal

克里帕魯養生中心經常煮各式各樣的豆泥糊（煮熟的豆科植物）。去皮豌豆豆泥糊令人非常有飽足感，綠豆豆泥糊則負擔少一些，紅扁豆豆泥糊則介於兩者之間。我們會準備這道豆泥糊，只因客人可以自己添加想要的調味料。

阿育吠陀觀點：印度阿魏粉就像阿育吠陀版的「比諾」（Beano）消化酵素。只要在豆科植物裡加入這個香料，就能減少產生脹氣的問題。許多印度教導師與婆羅僧會把這種香料當作調味料，代替被認為會影響心理的大蒜與洋蔥。

4-6人份

½杯切成¼吋丁狀的紅蘿蔔

½杯切成¼吋丁狀的芹菜

2小匙特級初榨橄欖油或印度酥油

1½小匙褐芥末籽

1½小匙芫荽粉

½小匙薑黃粉

1小撮印度阿魏粉（asafetida）

1杯紅扁豆

可自行選擇調味料，如海鹽、無麥麩醬油、氨基酸無鹽醬油、辣醬、芝麻鹽（P.171）、南瓜籽紅藻粉（P.173）、芝麻醬（P.170）、羅望子醬（P.169）或香菜薄荷酸辣醬（P.151）。

1. 以中火加熱一個中型湯鍋。放入紅蘿蔔、芹菜與橄欖油，晃動鍋底讓蔬菜均勻裹上油。蓋上鍋蓋，調成小火，繼續煮到蔬菜變軟，約3-5分鐘。

2. 打開鍋蓋，調成中火。拌入芥末籽、芫荽粉、薑黃粉與印度阿魏粉。讓香料釋放香氣，約1-2分鐘。拌入扁豆與2½杯水，以大火煮沸。蓋上鍋蓋，調成小火，繼續燉煮到扁豆變軟，約15分鐘。

3. 用浸入式攪拌棒或直立式攪拌機，大略將食材打成泥狀。如果使用攪拌機，為了避免溢出，應該先讓食材放涼一下，並在攪拌時將中間的蓋子稍微打開散熱。豆泥糊應該要有明顯的顆粒感，打泥後，繼續用中火燉煮，經常攪拌，直到豆泥糊達到想要的濃稠度（可隨自己喜好）。用自己喜歡的調味料調味，並趁熱食用。

↓V ↓P ↓K

薑黃花椰菜與豌豆

Turmeric Cauliflower and Peas

= V
↓ P
↓ K

這個食譜裡的一個關鍵步驟，就是用熱油炒製香料。香料會釋放出非常多香氣，能讓風味提升許多。然後只用一點水簡單川燙一些白花椰菜，再加入豌豆、檸檬汁與香菜。

阿育吠陀觀點：薑黃是阿育吠陀的超級食物，具有抗發炎特質與迷人香氣。這道菜最適合在天氣涼的春天晚上，配上其它溫暖的佳餚。

4-6人份

2大匙特級初榨橄欖油或印度酥油

1大匙薑黃粉

1½小匙褐芥末籽

1大匙新鮮薑末

5杯切成中等大小的白花椰菜

1杯新鮮或冷凍豌豆

2小匙新鮮檸檬汁

3大匙切碎香菜

可自行選擇調味料，如海鹽、無麥麩醬油、氨基酸無鹽醬油、辣醬、芝麻鹽（P.171）、南瓜籽紅藻粉（P.173）、芝麻醬（P.170）、羅望子醬（P.169）或香菜薄荷酸辣醬（P.151）。

1. 在一個中型湯鍋裡，將油、薑黃粉與芥末籽拌勻。以中火加熱至香氣釋出（芥末籽可能會開始彈出來），約2-3分鐘。拌入薑末並煮到釋出香氣，約1分鐘。

2. 拌入白花椰菜，煮到稍微有點上色，約5分鐘，持續攪拌讓花椰菜裹上香料。拌入2大匙水，蓋上鍋蓋，繼續用小火燉煮，偶爾攪拌，直到花椰菜變軟，約8-10分鐘。

3. 打開鍋蓋，拌入豌豆，再繼續煮到豌豆變軟，約2-3分鐘。關火後，拌入檸檬汁與2大匙的香菜。用自己選的調味料調味，再用剩下的1大匙香菜做裝飾。

也可以選擇：

- 白花椰菜可以改用切丁地瓜或青花菜代替。

印度薩格佐香料三劍客
Saag with Spice Trio

經典的印度料理「薩格」(saag)，裡面放了充滿香料且燉煮過的綠色蔬菜，與鮮奶油或椰奶一起打成泥狀。我們在大佛吧台放的薩格省略了濃郁元素，讓這道料理輕盈了不少。充滿綠色與十字花科蔬菜的薩格，有點像是在品嚐溫熱的綠果昔。放上一點羅望子醬（P.169）就能讓風味更和諧。

阿育吠陀觀點：到了春天，什麼綠色的食物都要吃。阿育吠陀偏好熟食，而這道菜提供的綠色蔬菜型態，比冰冷的沙拉更好。

4-6人份

1大匙特級初榨橄欖油或印度酥油

2小匙咖哩粉

1½小匙孜然粉

1小撮肉豆蔻粉

1½大匙新鮮薑末

1¾杯切半的抱子甘藍

1¾杯小塊或切碎的綠花耶菜

4½杯稍微壓實的芥菜

4杯稍微壓實的新鮮菠菜葉

¼杯切碎的新鮮香菜

可自行選擇調味料，如海鹽、無麥麩醬油、氨基酸無鹽醬油、辣醬、芝麻鹽（P.171）、南瓜籽紅藻粉（P.173）、芝麻醬（P.170）、羅望子醬（P.169）或香菜薄荷酸辣醬（P.151）。

1. 以中火加熱一個大型湯鍋，裡面混入油、咖哩粉、孜然粉與肉豆蔻粉，讓香草釋出香氣，約2-3分鐘。拌入薑末，煮1分鐘。

2. 拌入切半的抱子甘藍、花椰菜、芥菜與菠菜，一邊煮一邊偶爾攪拌，直到綠色葉菜類都凋萎了，約3分鐘。倒入¾杯水，蓋上鍋蓋，煮到蔬菜都變軟，約10-12分鐘，途中偶爾攪拌一下。

3. 關火後拌入香菜。用浸入式攪拌棒或直立式攪拌機，將食材攪打至稍微滑順的泥狀。如果使用攪拌機，為了避免溢出，應該先讓食材放涼一下，並在攪拌時將中間的蓋子稍微打開散熱。薩格的質地應該比較濃稠而不稀，倒在盤子上時，只會稍微擴散開來。如果質地太稀，用小火、不加鍋蓋的方式繼續燉煮，直到變得濃稠一些。用自行選擇的調味料調味，並趁熱食用。

也可以選擇：

- 香料三劍客（Spice Trio）：食譜裡的咖哩粉、孜然與肉豆蔻，可以用等量的（各1小匙）孜然粉、芫荽粉與薑黃粉代替。我們克里帕魯瑜伽廚房的餐桌上隨時備有香料三劍客。它也是很好的助消化劑（尤其是消化蛋白質時），也能改善新陳代謝。

= V
↓ P
↓ K

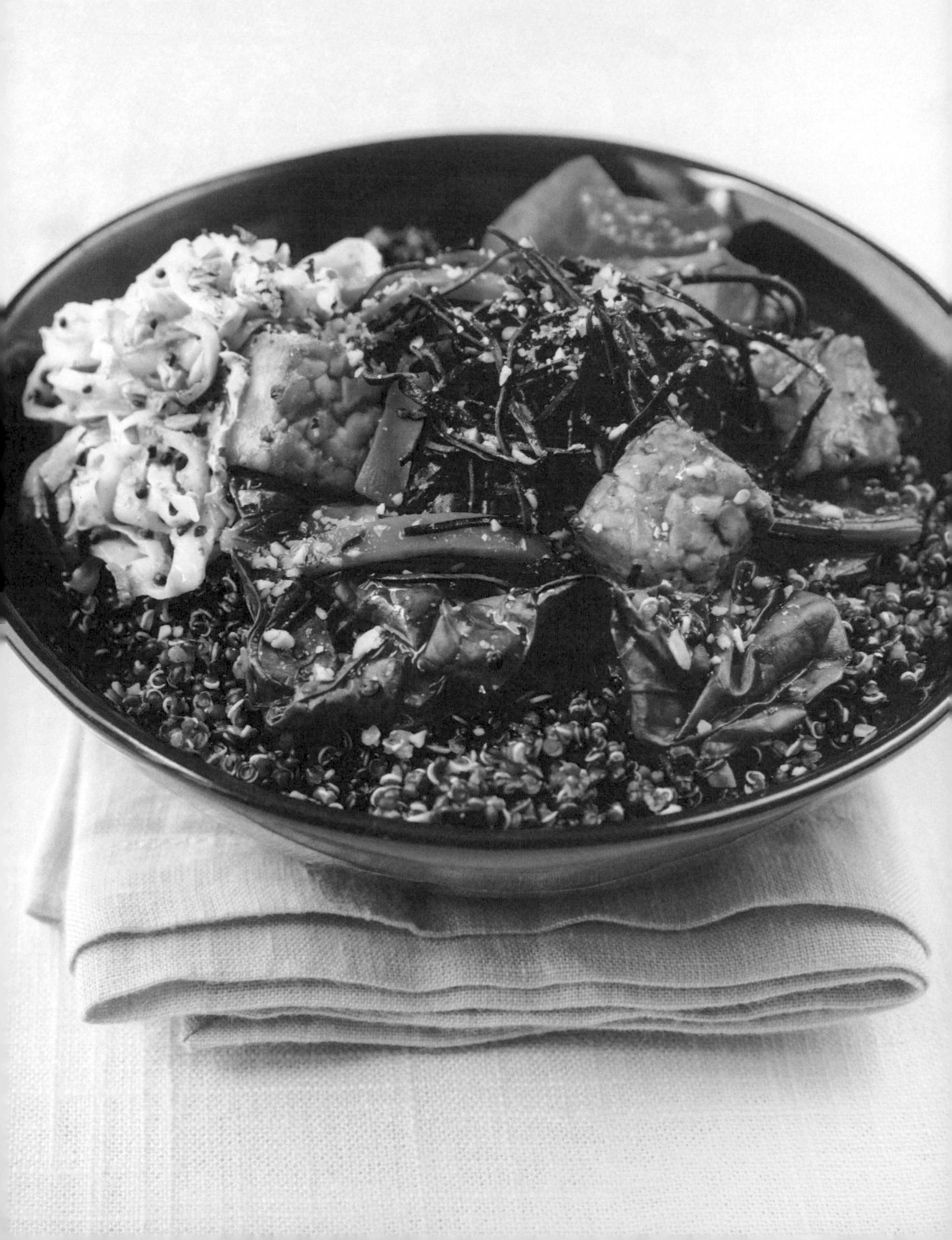

佛陀碗
Buddha Bowl

克里帕魯養生中心的大佛吧台，提供各種簡單食材，也準備了各式各樣的香料、醬汁與醬料。我們的客人很愛根據當天自己的飲食需求，組合一碗佛陀碗。碗的大小足以提供能讓你有飽足感的份量，但不至於讓你吃太多而覺得倦怠。我們的佛陀碗的碗在禮品店是熱賣商品，但是拿任何3杯份量的碗就可以做這道食譜了。最重要的是把碗裡裝滿鮮豔的綠色葉菜、穀物、蔬菜與豐富蛋白質，以及一些堅果、種籽、調味料或醬汁，增添一點顏色、風味、辛辣味與爽脆口感。

穀物：糙米、藜麥或小米

蔬菜：蒸、炒、烤或炙燒

海洋蔬菜：黑海藻、海帶芽或昆布

醃漬菜：泡菜、德國酸菜、梅干醃蘿蔔與蔬菜（P.166）

蛋白質：煮熟的豆類或豆科植物，豆腐或天貝

醬汁：辣醬、羅望子醬（P.169）、芝麻醬（P.172）、香菜薄荷酸辣醬（P.151）

種籽：烤杏仁、烤南瓜籽、南瓜籽紅藻粉（P.173）、芝麻鹽（P.171）

香料：卡宴辣椒、薑黃、孜然、芫荽、昆布粉、白豆蔻、薑、印度綜合辛香料

油：印度酥油、特級初榨橄欖油、烘炒過的芝麻油

梅干醃蘿蔔與蔬菜
Umeboshi Pickled Radishes and Greens

↑V
=P
↓K

如果你沒嚐過梅干（醃漬梅子），下次去超市記得帶一瓶梅干醋回家。這款獨特的醋同時融合了鹹、酸、果香與鹹香味。另外，還能幫醃漬的白蘿蔔加上一點美麗的淡粉色。

阿育吠陀觀點：羽衣甘藍帶有苦澀味，最適合在春天、夏天與秋末享用。

4-6人份

1½杯切成薄片的紅色櫻桃蘿蔔

3大匙梅干醋

3杯大略切碎的羽衣甘藍，最好是拉齊納多羽衣甘藍

3杯切絲的大白菜

1. 在一個中型炒鍋裡，加入蘿蔔、醋與足以蓋過蘿蔔的水。以中火煮到微滾，繼續燉煮到櫻桃蘿蔔變軟，約5分鐘。

2. 拌入羽衣甘藍、大白菜與¼杯水。再次煮到微滾，蓋上鍋蓋，煮到綠色蔬菜變軟，約3-4分鐘。盛盤享用。

也可以選擇：

- 你可以按照指示用梅干醋只醃漬蘿蔔，再將蘿蔔冷藏一週。如果蘿蔔味道開始聞起來很辛辣濃烈，不要擔心。這是隨著蘿蔔發酵會散發出來的乳酸菌味道，對身體有益。

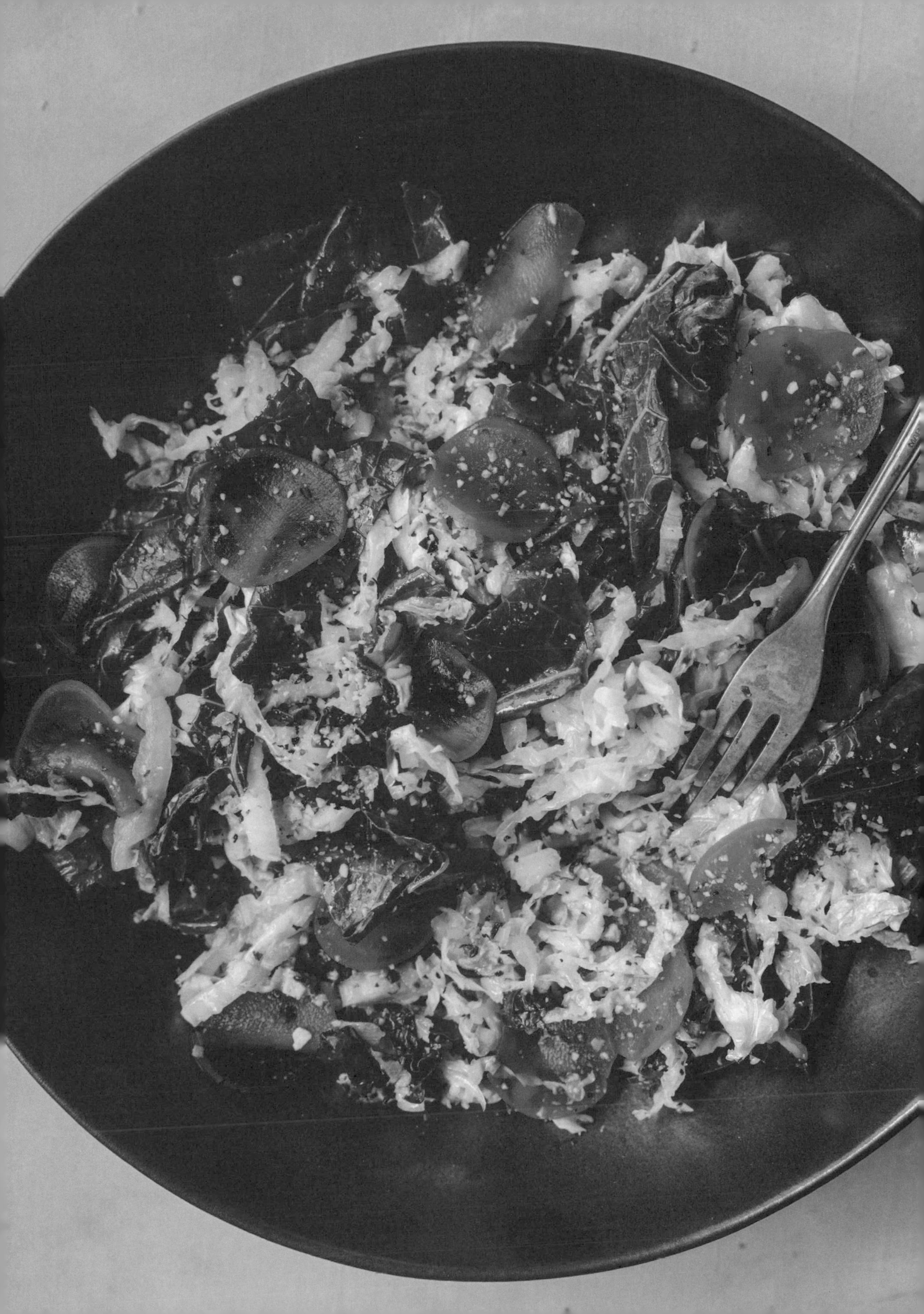

香料燉高麗菜
Spiced Braised Cabbage

= V
↓ P
↓ K

高麗菜與芥末在德國料理中很常見，不過這道鮮黃色的料理，將這個組合帶往印度去了。薑黃、芫荽與薑讓香料的味道更平衡，而小火燉煮過程幫助柔和了高麗菜的硫磺味。

阿育吠陀觀點：高麗菜的乾燥特質能幫忙吸收身體多餘的濕氣，這裡用到的溫暖香料也能平衡這種蔬菜自然的偏涼特質。

4-6人份

1大匙特級初榨橄欖油或印度酥油

1小匙薑黃粉

1小匙芫荽粉

1小匙褐芥末籽

½小匙紅甜椒粉

1小匙新鮮薑末

1小顆高麗菜，切細絲

2小匙新鮮檸檬汁

可自行選擇調味料，如海鹽、無麥麩醬油、氨基酸無鹽醬油、辣醬、芝麻鹽（P.171）、南瓜籽紅藻粉（P.173）、芝麻醬（P.170）、羅望子醬（P.169）或香菜薄荷酸辣醬（P.151）。

1. 將橄欖油、薑黃、芫荽、芥末籽與紅甜椒粉，在一個大湯鍋裡拌勻。以中火加熱，讓香料釋出香氣（芥末籽可能會開始彈開），約2-3分鐘。拌入薑末再煮1分鐘。

2. 拌入高麗菜與½杯水，蓋上鍋蓋後，以中小火煨煮高麗菜，偶爾攪拌一下，煮到蔬菜變軟，約12-15分鐘。

3. 打開鍋蓋後繼續燉煮，讓鍋裡剩餘的液體都蒸發掉。上桌之前才拌入檸檬汁和自行選擇的調味料。

也可以選擇：

- 高麗菜可以用任何捲心菜代替，像是青江菜或大白菜。

羅望子醬
Tamarind Sauce

你可以把這道醬視為阿育吠陀的烤肉醬，它的味道又酸又甜，還有一點辣。有時還會吃到一點小茴香籽的脆。可以淋在飯、豆類和蔬菜上。跟著濃郁的芝麻醬（P.170）一起淋也很好吃。

阿育吠陀觀點：羅望子是一種豆科樹的豆莢果實，羅望子吃起來又酸又甜，因此特別適合風型能量體質者。這款醬也能淋在豆類料理上，有助於消化。

可製作約2杯份量

1大匙葵花油

2小匙小茴香籽

⅛小匙碎紅辣椒

¾杯羅望子糊

¾杯巴西有機原蔗糖（帕內拉紅糖[panela]）、或黑糖塊

½小匙細海鹽

1. 將油、小茴香籽與碎紅辣椒放在一個小湯鍋裡，以中火加熱。讓香料釋出香氣，約1-2分鐘。

2. 拌入羅望子糊、蔗糖、鹽與1½杯水。以高溫煮沸，並且繼續煮到液體的體積減少一半左右，約3-5分鐘。冷卻後的醬汁應該質地濃稠，但還能流動，類似比較稀的鬆餅麵糊。放涼後再食用。可以立刻使用或冷藏最多一週，食用前從冰箱取出回溫到室溫再食用。

↓V
↑P
↑K

芝麻醬
Tahini Sauce

↓V
↑P
↑K

你應該嚐過類似的濃郁芝麻醬，淋在油炸鷹嘴豆丸子或其它中東料理上。我們的芝麻醬版本特別簡單：只有芝麻醬、檸檬與鹽。可以用湯匙舀起放在蒸蔬菜、米飯、豆類或煎魚上面。

阿育吠陀觀點：芝麻對火型能量體質者太過燥熱，對水型能量體質者卻太沈重。但風型能量體質者會很喜歡這個醬汁。

可製作約2杯份量

1杯中東芝麻醬

¼杯新鮮檸檬汁

¼小匙細海鹽

將芝麻醬、檸檬汁與海鹽倒入一個中型調理盆裡。用叉子或打蛋器，緩緩拌入⅔杯水，直到醬汁變得滑順。立刻使用或冷藏最多一週。食用前從冰箱取出回溫到室溫再食用。

芝麻鹽
Gomasio

將芝麻與鹽磨碎後，這款調味料吃了容易讓人上癮，烘烤芝麻和鹽能釋放出更多風味。讓這個組合成為廚房裡的基本調味料之一，你會發現你什麼都想撒一點上去：蔬菜、湯和其它料理，而不再只是撒一般的鹽。

阿育吠陀觀點：種籽裡蘊含未來生命的潛力，好好享受其滋養的特性。這款調味料組合的鈣質含量特別高，能強化骨骼。

可製作約1杯份量

1杯芝麻

¾小匙海鹽

1. 烤箱預熱至180℃。

2. 把芝麻與海鹽在烤盤上拌勻，放進烤箱烤到芝麻開始上色，約4-6分鐘。讓食材完全冷卻，芝麻要放涼才開始搗碎。

3. 把食材都倒入食物調理機或香料研磨機，用瞬轉（pulse）功能切拌，直到芝麻呈現粗粉的狀態。放在有蓋子的容器裡，芝麻鹽就能冷藏保存最多四週。

↓V
↑P
↑K

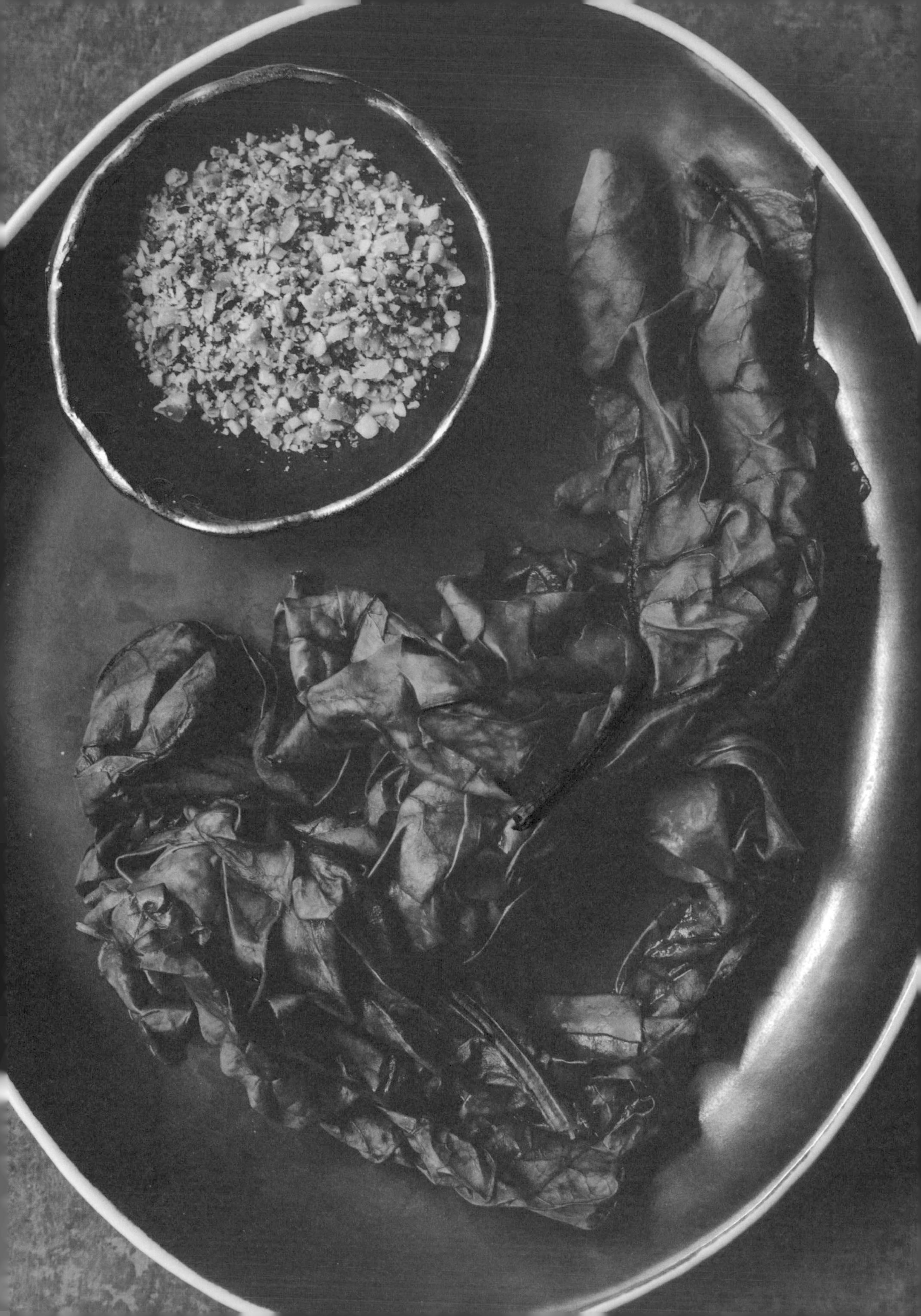

南瓜籽紅藻粉
Pumpkin Dulse

這是大自然長壽飲食法中的一個經典調味料。南瓜籽以及稱為「紅皮藻」(dulse)的海菜裡，內含豐富的礦物質，所以這款調味料對健康有非常多益處。南瓜籽磨碎也讓調味料保持爽脆的口感。

阿育吠陀觀點：種籽對所有能量體質都是平衡的食材，但這款調味料最適合比較寒、比較乾燥的體質。

可製作約1 ½杯份量

2杯有殼的生南瓜籽

½杯紅皮藻粉

½小匙梅干醋

1. 烤箱預熱至180℃。

2. 在一個烤盤上混合南瓜籽、紅皮藻與梅干醋，直到混合均勻。烤到南瓜籽變香脆，約6-8分鐘。讓食材完全冷卻，南瓜籽要放涼才開始搗碎。

3. 將放涼的食材放進一個食物調理機或香料研磨機，用瞬轉(pulse)功能切拌，直到南瓜籽呈現米粒大小的狀態。立刻使用，或冷藏最多4週。

↓V
=P
=K

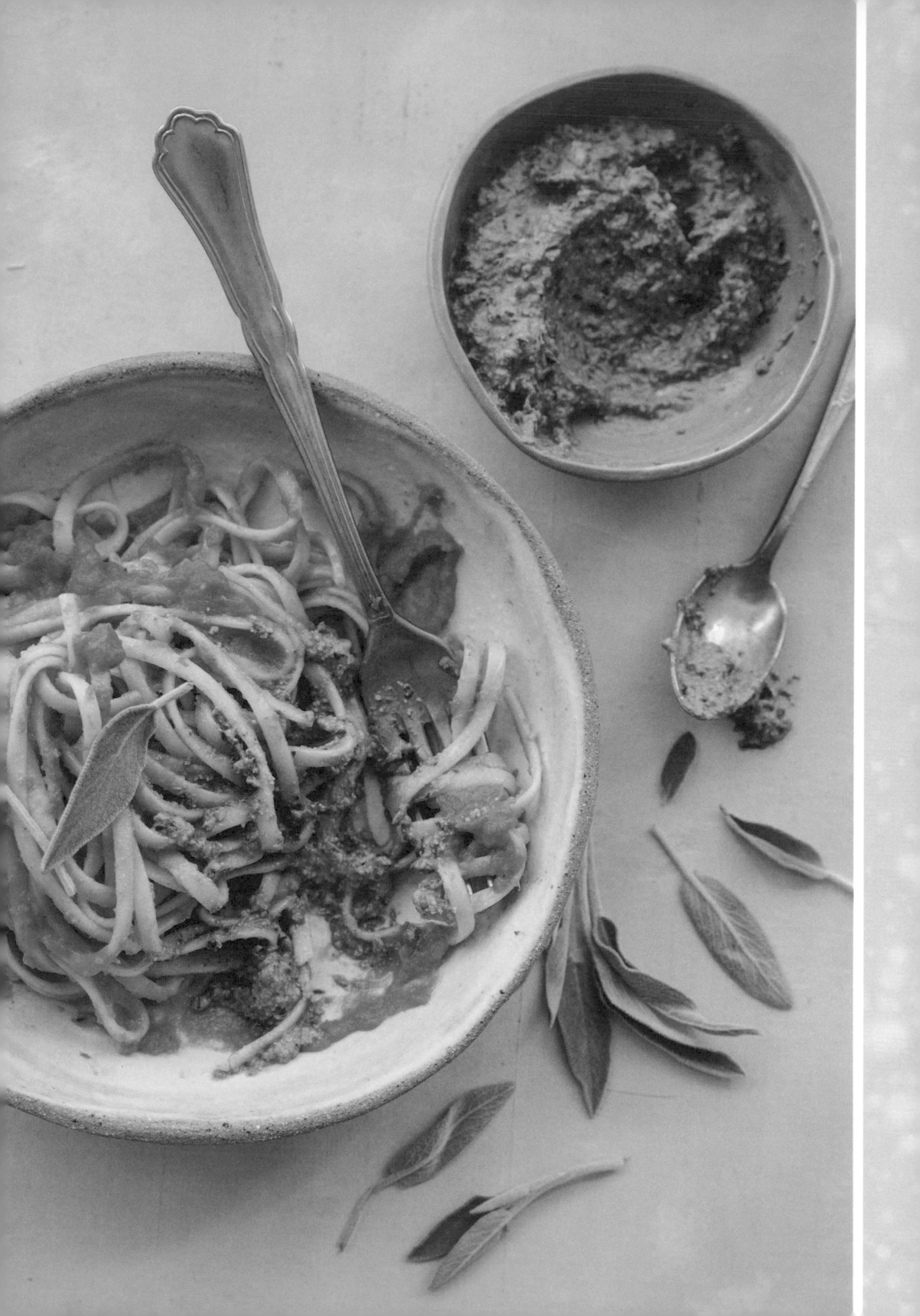

主菜

雖然印度仍是阿育吠陀醫療理論的中心，但克里帕魯養生中心願意擁抱來自世界各地的飲食傳統。畢竟，養生的食物無所不在。從中式熱炒料理、泰式咖哩、義大利麵，到以色列料理中的醬汁，這個章節著重描述均衡、適量飲食中，可以享受到的多元風味。

整體而言，這裡的料理會比其它章節裡的更有飽足感，但這並不表示這一章只有適合當晚餐的菜色。有許多佳餚，像是豌豆、韭菜與馬鈴薯餅佐酪梨薄荷印度優格醬（P.177），提前做好一點也不麻煩，還能當午餐吃，甚至還能上班時帶便當。同樣地，椰香鷹嘴豆蔬菜（P.180）這類菜色，可以冷藏保存多天，隨時都能加熱當午餐吃。

如果你在找辦派對時可以做的健康料理，香煎蝦仁佐香辣香菜青醬與胡桃南瓜（P.209）和菲律賓阿多波雞肉佐酪梨奶油（P.217）就非常適合。同樣地，烤雞佐芝麻蘋果醋燒烤醬（P.220）與中東香草烤雞與小扁豆佐綜合香料優格醬（P.222）絕對能在週日晚餐時，滿足飢腸轆轆的一家人。

若要符合不同飲食需求或限制，這裡的許多食譜都能輕鬆做出調整。我們很注重無麩質、無穀物、無堅果、無奶製品、無大豆製品、無糖、純素食、素食、原始飲食法、無鹽、無油、潔淨飲食以及低 FODMAP（易消化）飲食療法等不同飲食方式。我們尊重每個人不同的飲食限制與選擇。這裡有許多食譜能提供不同選項，幫助你調整料理以符合自己的需求，像是用豆腐代替雞肉來做菲律賓阿多波豆腐佐酪梨奶油（P.217），或用無麩質披薩麵團（P.91）來製作無麩質版本的地瓜、羽衣甘藍與歐芹青醬披薩（P.189）。我們甚至能教你怎麼調整一半的食譜，才能滿足同桌卻有不同飲食習慣的人。

要記得的是阿育吠陀建議一天最大餐要在中午吃，也就是太陽高掛、身體覺得最溫暖的時候。既然我們的身體是宇宙萬物的縮影，我們的阿耆尼，也就是消化火焰，在這個時候最溫暖、最強大。當然，悠閒吃午餐在美國文化裡並不常見，尤其是平日工作時。如果你也是這種情況，就在週末花一點時間，享受緩慢、悠哉的午餐吧。到了晚上，盡量攝取小份量餐點，才能符合身體在太陽下山後活動量降低的狀態，以輕食當晚餐對健康頗有益處。睡覺時若肚子太撐，消化會變慢，導致體重增加，醒來時也會有倦怠感。相較之下，完全消化營養的一餐後才進入夢鄉，隔天早上會讓你神清氣爽、活力滿滿。

豌豆、韭菜與馬鈴薯餅佐酪梨薄荷印度優格醬

Garden Pea, Leek, and Potato Cakes with Avocado Mint Raita

薄荷、嫩馬鈴薯與豌豆的加持，讓這道菜帶有春天的清新風味。這個食譜參考了經典的印度街頭小吃馬鈴薯煎餅（aloo tikki）的做法。但是我們不把薯餅拿去油炸，而是捏成餅狀拿去烤箱烤。滑順的印度優格醬（raita）一般只用優格製作，但我也加了一些新鮮綠酪梨進去。

阿育吠陀觀點：豌豆與馬鈴薯的乾燥特性，特別適合當作潮濕的春季解藥。加入少量香料能讓薯餅增加一點溫暖，但不致於過辣。

6-8人份

薯餅

約680克嫩馬鈴薯，大略切塊（約5杯）

2大匙印度酥油或特級初榨橄欖油

1½杯洗淨、切碎的韭蔥

¼杯紅蔥頭末

1½小匙咖哩粉

½小匙孜然粉

½小匙芫荽粉

1½小匙印度綜合辛香料（葛拉姆馬薩拉）

1小匙新鮮蒜末

1小匙新鮮薑末

¼杯細磨玉米粉

1大顆雞蛋

1小匙細海鹽

½小匙現磨黑胡椒

2杯新鮮豌豆，蒸到變軟，或使用冷凍豌豆

酪梨薄荷印度優格醬

1顆酪梨，去核、去皮

½杯無糖優格（不是希臘優格）

2小匙新鮮檸檬汁

½杯切成¼吋丁狀的紅甜椒，另外準備一些作為裝飾

¼杯切碎的新鮮薄荷

¼小匙細海鹽

¼小匙現磨黑胡椒

約113克新鮮芝麻菜，盛盤時使用

1. 製作薯餅：將馬鈴薯放入一個小湯鍋，加水蓋過馬鈴薯約1吋的水位。蓋上鍋蓋，以中火煮到微滾，再打開鍋蓋繼續燉煮到馬鈴薯能輕易用刀子切開，約15分鐘。

2. 同時，以中小火加熱一個大型、可進烤箱的平底鍋。鍋子燒熱後，加入1大匙印度酥油與韭蔥及紅蔥頭，搖晃拌勻。稍微煮到蔬菜變軟、變透明，約12分鐘。

3. 拌入咖哩粉、孜然粉、芫荽粉與葛拉姆馬薩拉粉，煮到香氣釋出，約1-2分鐘。拌入蒜末與薑末，煮1分鐘。關火後，靜置放涼。

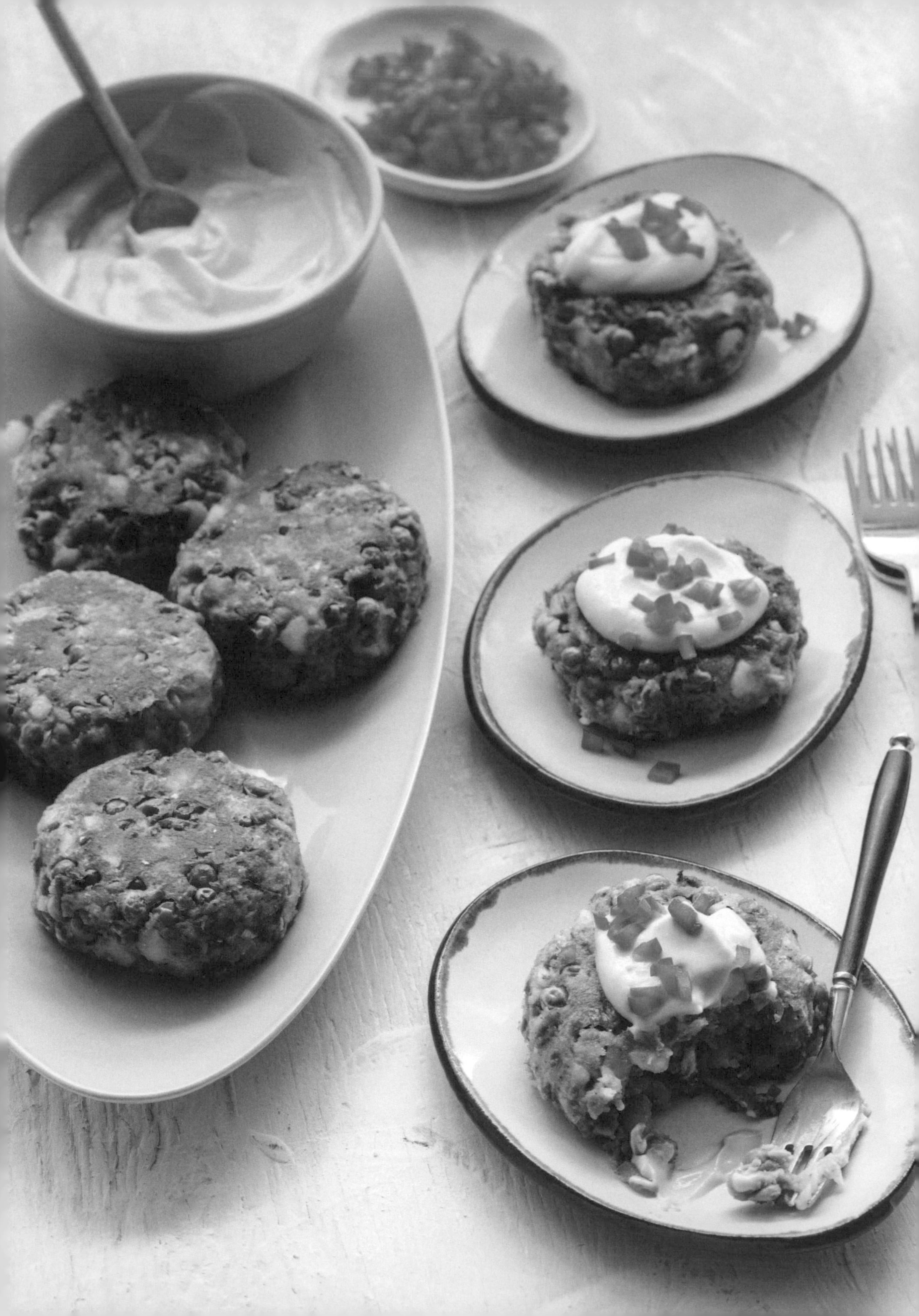

4. 烤箱預熱至180℃。

5. 瀝乾馬鈴薯，再倒在烤盤上，放涼到還有些溫熱，看起來比較乾了，約15分鐘左右。用搗馬鈴薯器或堅固的叉子，在烤盤上直接將馬鈴薯搗碎，直到混合物裡只剩一些小的馬鈴薯塊。拌入韭蔥混合物，以及玉米粉、雞蛋、鹽與黑胡椒。攪拌均勻，再拌入豌豆。將食材全部推到烤盤的一側，捏成8-9塊約113克重的薯餅，直徑約3吋、厚度約1吋。

6. 用中火加熱大型平底鍋，放入剩下的1大匙印度酥油，再放入薯餅。如果鍋子裡放不下所有薯餅，另起一個炒鍋，並加入一點印度酥油。薯餅煎至底層呈現金褐色，約3-5分鐘。將薯餅翻面後，將平底鍋放入烤箱，烤到邊都變得焦脆，但中間仍軟嫩，約10-12分鐘。

7. 製作印度優格醬：將酪梨、優格與檸檬汁放進食物調理機裡，攪拌至質地變得滑順。拌入甜椒與薄荷，試吃味道，看個人喜好可再多加一點檸檬、鹽或黑胡椒。

8. 將芝麻菜分裝進6-8個盤子上，或放在一個大的盤子上。將烤好的薯餅擺在芝麻菜上，再舀上一匙印度優格醬。最後撒上甜椒丁作為裝飾。

也可以選擇：

- 若要攝取到最多的纖維與礦物質，嫩馬鈴薯的皮不要削掉。
- 如果你找不到細磨的粗粒玉米粉，可以改用鷹嘴豆粉。
- 若要做純素食版本，雞蛋可用3大匙亞麻籽粉、混3大匙水與1大匙橄欖油取代。印度優格醬裡，改用非牛奶製的優格，或½杯酪梨泥取代。
- 若要當作開胃菜，將薯餅捏成1½吋寬、½吋厚的小餅狀。

椰香鷹嘴豆薩格
Coconut Chana Saag

= V
↓ P
↓ K

就連愛吃肉的人也會愛上這道簡單、快速的素食料理，因為它很平易近人又令人滿足。這道菜的風味主要來自新鮮的薑、蒜末、芫荽粉、孜然粉與葛拉姆馬薩拉（溫暖的印度綜合辛香料）。許多印度餐廳會在他們家的薩格（saag）裡加鮮奶油，讓它更濃郁，但我們改用椰奶，這樣不吃奶製品的人也可以享用這道料理。蔬菜印度香飯（P.246）最適合大配這個配菜。

阿育吠陀觀點：帶有甜味、苦味以及澀味的這道料理，最適合春、夏季幫忙吸收身體多餘的濕氣。這裡的香料能溫暖涼性的菠菜與椰奶。

4人份（約5杯份量）

½大顆洋蔥，切丁

1大匙椰子油

1½小匙切碎的蒜頭

1½小匙新鮮薑末

1½小匙芫荽粉

1½小匙孜然粉

1½小匙葛拉姆馬薩拉

1½小匙辣椒粉

2杯碎番茄

1½杯罐裝全脂100%椰奶

1½杯切碎的新鮮菠菜

2杯煮熟鷹嘴豆，或沖水、瀝乾的罐裝鷹嘴豆

1小匙細海鹽

2大匙切碎的新鮮香菜

1. 以中小火加熱一個大型深炒鍋。在鍋裡加入洋蔥與椰子油，晃動鍋底讓洋蔥裹上油。稍微煮到洋蔥變透明，約5-8分鐘。拌入蒜末、薑末、芫荽粉、孜然粉、葛拉姆馬薩拉與辣椒粉，煮到香料釋放香氣，約1-2分鐘。拌入碎番茄，以中火燉煮到微滾，再調成中小火，繼續燉煮到食材的風味融合，約8-10分鐘。

2. 拌入椰奶、菠菜與鷹嘴豆，以中火燉煮到菠菜凋萎，約5分鐘。拌入鹽與香菜，保留一些香菜作為盛盤後的裝飾。趁熱上桌，再以香菜裝飾。

也可以選擇：

- 煮熟乾燥鷹嘴豆：將⅔杯乾燥鷹嘴豆完全泡在水裡約8-24小時。瀝掉水分後，再用新的水蓋過1吋，煮到鷹嘴豆變軟，需要約1小時。最後應該能煮出2杯的份量。
- 新鮮菠菜可以用½杯解凍的冷凍菠菜代替。或是改用1½杯切碎的羽衣甘藍、瑞士甜菜或任何手邊有的綠色葉菜類代替。

- 你可以把食材份量加倍，多餘的拿去冷

凍。按照指示製作，但不要加菠菜與椰奶。冷凍起來，要加熱時，用炒鍋加熱並加入椰奶與菠菜，煮到菠菜凋萎即可。

- 若要分成一半，其中一半加入肉類，拿約227克雞肉或去殼、去腸的蝦仁，並以鹽與黑胡椒調味。在另一個炒鍋裡，加一點椰子油以中火炒雞肉或蝦仁，炒到雞肉表面上色、中間溫度超過71℃，或將蝦仁炒到結實、不再是粉紅色的。上桌之前再把肉類加入其中半份的料理中。若要做原始人飲食的版本，將所有鷹嘴豆用雞肉或蝦仁取代。

酸辣炒時蔬
Sweet and Spicy Vegetable Stir-Fry

↓V
↑P
↓K

每個主廚都應該要能煮出一道可靠的炒時蔬料理。煮這一道就對了：它是最理想的臨時、有什麼就用什麼料理。把那些蔬果箱裡剩下，東一塊、西一塊的蔬菜，像是紅蘿蔔、甜椒、芹菜等等…全部丟下去。只要把蔬菜都切成小塊，準備好醬汁就好了。實際烹飪的時間不到5分鐘。配飯、配麵都可以。

阿育吠陀觀點：這道菜裡的溫潤香料，能平衡風型與水型能量體質者的寒涼特質，整體而言，對水型能量體質者也不會太重。在冬天享用最適合，因為酸、甜、鹹的組合此時最受歡迎。

4人份

¼杯無麥麩醬油

2小匙椰子糖或純楓糖漿

2小匙糙米醋

2大匙烘炒過的芝麻油

½杯切成圓片的紅蘿蔔，用斜切的方式

½杯切成小朵的花椰菜

½杯切成½吋丁狀的紅甜椒

½杯切塊青江菜

½杯切成½吋丁狀的甜豆

½杯切成½吋丁狀的鳳梨

1大匙切成細末的大蒜

2小匙薑末

2條青蔥（蔥白切末、蔥綠切斜段）

¼小匙碎紅辣椒

2小匙玉米粉

½杯烤花生仁

2小匙烤芝麻

1. 在一個小量杯或碗裡，混合無麥麩醬油、椰子糖與醋。靜置備用。其它食材切好備用。

2. 用大火加熱一個大的中華炒鍋或平底鍋3分鐘。鍋裡倒入1大匙芝麻油，再一次加入紅蘿蔔、花椰菜、甜椒、青江菜、甜豌豆與鳳梨。用大火快炒，直到蔬菜爽脆、容易咬，約1-2分鐘。

3. 拌入蒜末、薑末、蔥白末與碎紅辣椒，煮到香氣釋出，約30秒。拌入無麥麩醬油等混合醬料。

4. 迅速拌入與½杯冷水攪拌好的玉米粉，再加入蔬菜，攪拌混勻使醬汁裹在蔬菜上。一邊煮一邊攪拌到醬汁開始沸騰、變得濃稠，也能裹在蔬菜上。關火。

5. 拌入堅果。上桌之前，用蔥綠段與芝麻裝飾。

也可以選擇：

- 要增加一點蛋白質，加入約453克切成細絲的雞肉，或去殼、去腸泥的蝦子。先用中大火在炒鍋裡煮雞肉或蝦仁，煮到雞肉變白色、中心溫度超過71℃，或是蝦仁變得結實、不再呈現粉紅色，取出備用。接著按照食譜步驟進行，最後再把蛋白質加回鍋裡。如果要一起幫不同飲食習慣的人烹飪，蛋白質的部分應該另外煮。

哈里薩辣醬白花椰菜排佐卡斯特維特拉諾橄欖、葡萄乾與酸豆橄欖醬

Harissa Cauliflower Steaks with Castelvetrano Olive, Raisin, and Caper Tapenade

= V
↓ P
↓ K

突尼西亞最受歡迎的醬料：哈里薩辣醬，是一種充滿葛縷子與芫荽香氣的紅辣椒醬。在Whole Foods之類的超市裡，可以在香料區找到乾燥的版本。我喜歡加入一點油，把香氣撲鼻的濃稠醬料抹在白花椰菜「肉排」上。一口橄欖醬則完全融合了甜、酸、鹹、辛香味、爽脆與芬芳香氣。

阿育吠陀觀點：白花椰菜本身就很有飽足感，這道菜是很好的晚餐選擇，但不會讓你睡前覺得過於沈重。

4人份

白花椰菜排

1大匙乾燥哈里薩辣醬香料粉（Frontier品牌不錯）

½小匙細海鹽

3大匙葡萄籽油或葵花油

1大朵白花椰菜，縱切成1吋厚的肉排狀

橄欖醬（Tapenade）

½杯去核、切碎的卡斯特維特拉諾或其它綠橄欖

½杯金黃葡萄乾

¼杯杏仁，烘烤、切碎

1顆檸檬的果皮與果汁

1大匙特級初榨橄欖油

1½小匙切碎新鮮香菜

1小匙切碎的新鮮扁葉歐芹

1小匙青蔥末

½小匙小顆酸豆，瀝乾

⅛小匙現磨黑胡椒

1. 烤箱預熱至180℃。

2. 白花椰菜排：將哈里薩辣醬香料粉、鹽與油在一個杯子裡混合成糊狀，在白花椰菜排兩面抹上醬料。

3. 橄欖醬：將所有食材在一個小調理盆裡拌勻。

4. 用大火加熱一個特大、可進烤箱的平底鍋（或兩個大型平底鍋）約1分鐘。煎花椰菜排需要有足夠的空間，平底鍋裡放入一層花椰菜排，調至中大火，炙燒花椰菜排直到接觸鍋子的那一面呈現褐色、焦糖化的樣子，約1-2分鐘。翻面後放進烤箱，烤到叉子能輕鬆插入花椰菜的程度，約10-15分鐘。

5. 從烤箱取出後，將花椰菜排放在大餐盤，或是個別的盤子上。舀上橄欖醬。

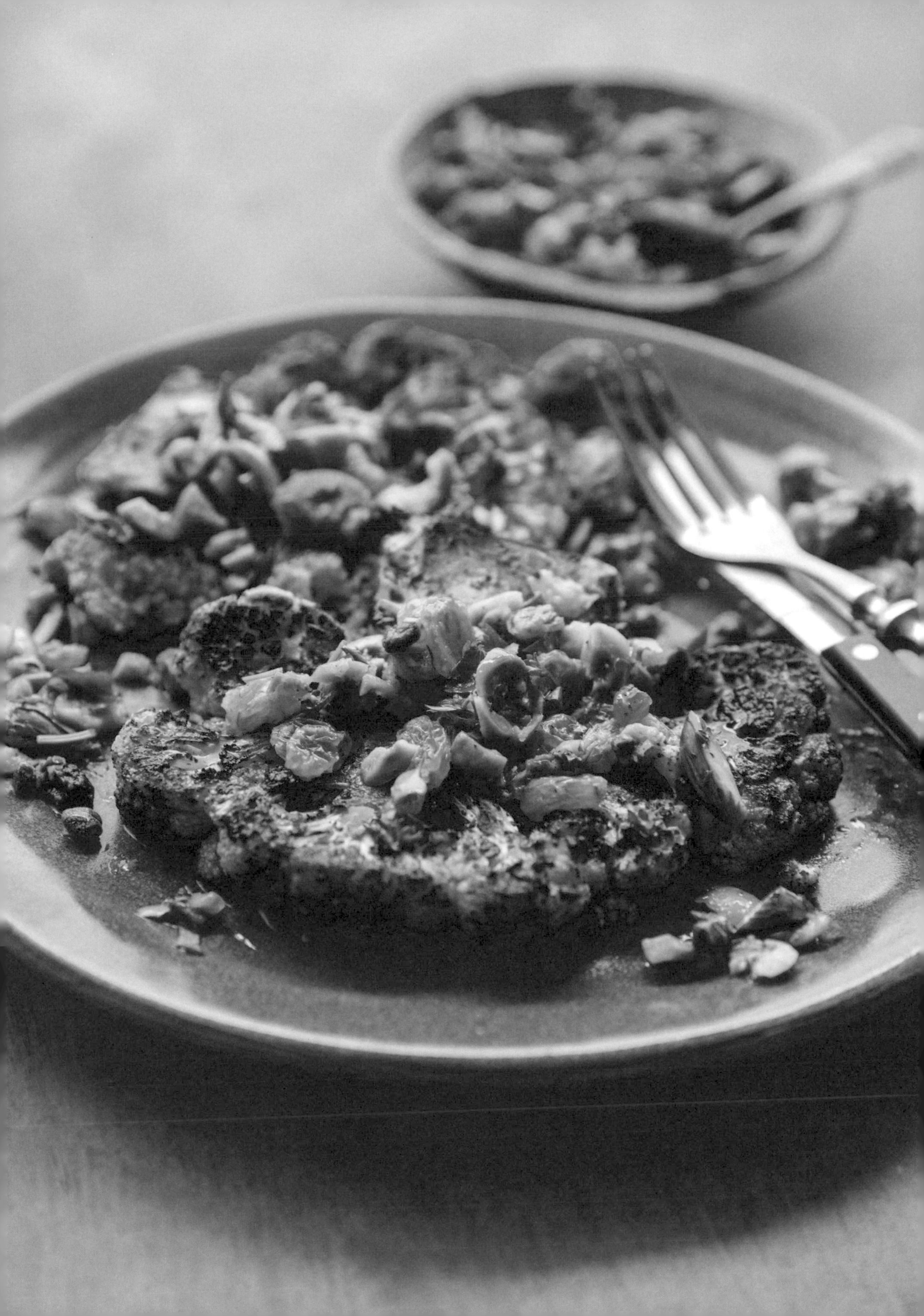

也可以選擇：

- 除了切成肉排形狀當作輕主食以外，也可以把白花椰菜切成一朵一朵的，當作配菜。花椰菜與哈里薩辣醬拌勻，放在烤盤上，以220℃烤到金黃色，約20分鐘，舀上橄欖醬一起食用。即便花椰菜切成肉排狀，你也可以用這個方法處理任何剩下來的小朵花椰菜。

法式烤夏季蔬菜佐山羊乳酪與煙燻海鹽
Summer Vegetable Tian with Chèvre and Smoked Sea Salt

法式烤蔬菜（Tian）是一道經典的普羅旺斯地區南法料裡，切片的蔬菜類似千層麵，層層堆疊。加了地瓜的這個版本，比較現代一些，也能完美平衡橄欖的鹹味以及山羊乳酪的濃郁風味，煙燻海鹽則提供恰到好處的香氣。

阿育吠陀觀點：加了這麼多的夏季蔬菜，這道營養滿滿的料理只要適量食用，任何能量體質者都能享用。

6-8人份

- 1小顆茄子（約340克），切成¼吋厚的圓片狀
- 1條櫛瓜（約227克），縱切成¼吋厚的長條狀
- 1顆黃南瓜（約227克），縱切成¼吋厚的長條狀
- ½小匙細海鹽
- 5小匙特級初榨橄欖油，另外多準備一些來替鍋子抹油，以及當作淋醬
- 2杯切成細絲、清洗乾淨的韭蔥
- ¼杯新鮮百里香葉，或2大匙乾燥百里香
- 1顆地瓜（約227克），切成⅛吋厚的圓片狀
- 1小匙煙燻海鹽，如Maldon品牌
- ¼小匙現磨黑胡椒
- 170克新鮮山羊乳酪，捏碎（約1½杯）
- ¼杯去核卡拉馬塔橄欖，粗略切碎
- 3顆大番茄，縱切成¼吋厚
- 170克新鮮芝麻菜（約6杯），上菜時才使用

1. 用海鹽抓醃茄子、櫛瓜與南瓜，放在瀝水籃裡瀝掉多餘水分，約30分至1小時。

2. 烤箱預熱至230℃，在一個淺底2夸特（1.89公升）的烤盤裡抹油。

3. 以中火加熱一個大型平底炒鍋。放入韭蔥與2小匙橄欖油，晃動鍋底使韭蔥都均勻裹上油，煮到蔬菜變軟，約5-6分鐘。拌入1大匙新鮮百里香或½大匙乾燥的，接著將炒好的韭蔥鋪進準備好的烤盤。

4. 剩餘的3小匙橄欖油用雙手抹在地瓜上，以及瀝乾的茄子、櫛瓜與黃南瓜。拌入煙燻海鹽、黑胡椒與剩下的3大匙新鮮百里香，或1½大匙乾燥的百里香。

5. 接著，在韭蔥上一層層排上蔬菜，每一層中間放一點山羊乳酪，再用一層蔬菜壓實。按照以下順序排列：地瓜、山羊乳酪、茄子、山羊乳酪、櫛瓜、山羊乳酪、南瓜、山羊乳酪、橄欖與番茄。

6. 在蔬菜最上層放一張烘焙紙，再用鋁箔紙蓋住整個烤盤。放進烤箱烤到地瓜變得鬆軟，但不至於變成泥狀，約25-30分鐘。拿掉鋁箔紙與烘焙紙，繼續烤到番茄稍微變褐色，約10分鐘。

=V
=P
=K

7. 讓烤蔬菜放涼10分鐘，切成6-8人份。趁溫熱時，放在一盤芝麻菜上，每一份再淋上一點橄欖油。這道菜也可以放到室溫享用。

也可以選擇：

- 若要更滑順的口感，幫茄子去皮。
- 若要做無奶製品、純素食或原始人飲食的版本，只要省略山羊乳酪或用純素食奶油乳酪代替，如Kite Hill或Follow Your Heart這兩個品牌。

地瓜、羽衣甘藍與歐芹青醬披薩
Sweet Potato, Kale, and Parsley Pesto Pizza

每週四，我們在克里帕魯養生中心的午餐都會有披薩這個選擇，一整個禮拜都只有看到陌生的食物的客人，很樂意來個一、兩片熟悉的披薩。這裡的「披薩醬」其實是地瓜泥，撒上芳提娜起司（fontina cheese）、羽衣甘藍、紅甜椒與一點歐芹青醬。為了方便拿取，這款披薩用長方形的烤盤，但你也可以將麵團做成兩個圓形餅皮。

阿育吠陀觀點：寒冷的冬天最適合享受這個溫暖、油脂豐富又營養的披薩。酸麵團製成的餅皮很適合風型能量體質者。消化功能強的火型能量體質者，冬天會很享受這款披薩，但夏天應該要避免食用。

可製作一個長方形烤盤披薩（18x13吋）

約907克酸種全穀物披薩麵團（P.90）

2杯削皮、切塊的地瓜

2小匙切細末的大蒜

¼小匙肉桂粉

½小匙細海鹽

¼小匙現磨黑胡椒

½杯切碎的新鮮扁葉歐芹

3大匙烤過的腰果

¼杯特級初榨橄欖油

1½小匙營養酵母

噴油罐

中筋麵粉，當作手粉

2杯切絲的羽衣甘藍，最好是拉齊納多羽衣甘藍

2杯切絲的芳提娜起司

½杯切成½吋丁狀的紅甜椒

↓V
=P
↑K

1. 烤箱預熱至230℃。如果家裡有烘焙石板，在烤箱的中層預熱石板至少45分鐘。

2. 烤箱預熱時，讓麵團在室溫醒麵。準備好所有配料。

3. 製作地瓜泥：將地瓜塊放進一個中型湯鍋裡，用水蓋過食材。用中火煮到水稍微滾了，再繼續燉煮到地瓜變軟，約6-8分鐘。倒入瀝水籃，瀝掉多餘水分後放進食物調理機。加入大蒜、肉桂粉、¼小匙鹽與⅛小匙黑胡椒。攪拌成滑順、可以抹開的泥狀，過程中要用刮刀刮下食品處理機邊上的食材一到兩次。立刻使用，或蓋起來在室溫保存幾小時。

4. 製作青醬：在一個小型食物調理機或果汁機裡，拌勻歐芹、腰果、油、營養酵母，剩餘的¼小匙海鹽與剩餘的⅛小匙黑胡椒。攪打成粗泥狀，過程中要用刮刀刮下食品處理機邊上的食材一到兩次。如果青醬太濃稠

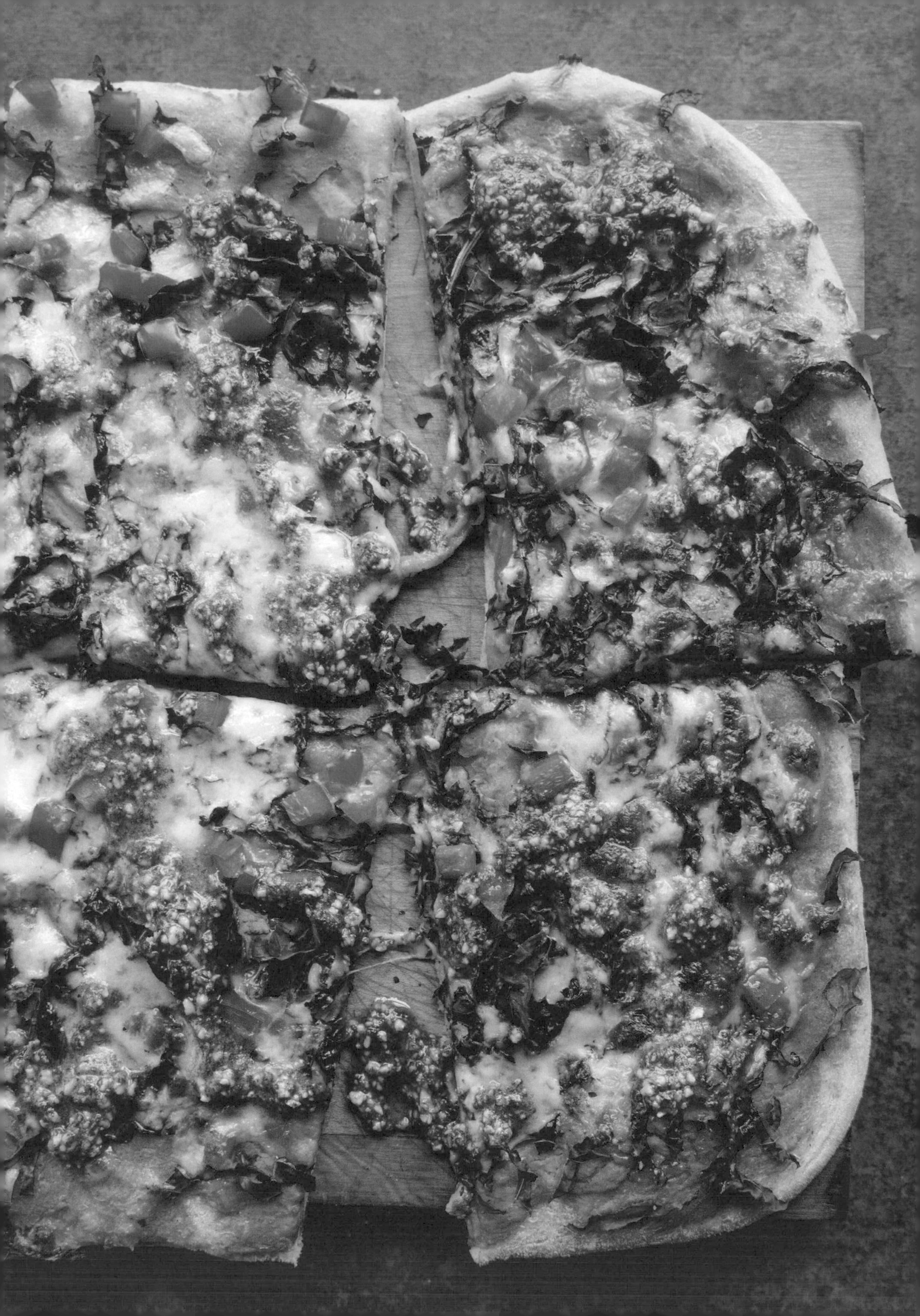

無法當作淋醬，拌入一點水。立刻使用，或蓋起來在室溫保存幾小時。

5. 18x13吋的烤盤噴上一層薄油。在工作台上撒上一點麵粉，把麵團倒在上面。麵團上撒上一點麵粉，再用擀麵棍擀成有厚度的長方形，大約比烤盤小一點的尺吋。小心地將麵團移到烤盤上，再將麵團壓往烤盤的邊邊。

6. 將地瓜泥均勻塗抹在麵皮上，整個面積都要覆蓋到，不留邊。地瓜泥應該會被抹得很薄。均勻灑上羽衣甘藍、起司與甜椒。將烤盤放到烤架或石板上，烤到披薩澎起來、邊邊上色、乳酪開始融化，約10-15分鐘。淋上青醬，把披薩切成12個長方形，即可上菜。

也可以選擇：

- 你也可以用胡桃南瓜代替地瓜。或者，如果你有剩下的烤南瓜，加一點肉桂與大蒜一起打成泥。也可以把蒸地瓜改成用烤地瓜。
- 若要做純素食版本，也可以用純素食乳酪。在克里帕魯養生中心，我們會直接省略乳酪，並將青醬加倍。
- 若要做圓型的披薩，將麵團分成一半，再將每一半放在撒了麵粉的工作台上，擀成直徑12-14吋的圓型。將烤箱溫度調升至260℃，把披薩直接放到預熱好的烘焙石板上。披薩放進烤箱之前再打開烘烤爐，幫助披薩表面上色。
- 若要做無麩質披薩，將酸麵團改成無麩質披薩麵團（P.91）。將麵團烤到半熟，再加上這個食譜所列的佐料，再烤到熟透。
- 若要再加一點花樣，可以製作巴薩米克醬：在一個小湯鍋裡燉煮2大匙的巴薩米克醋，直到變仇、濃縮成1大匙左右。放涼後食用前再將巴薩米克醬淋在披薩上。

南瓜鼠尾草「奶油醬」細扁麵佐羽衣甘藍青醬
Linguine with Pumpkin Sage "Alfredo" and Kale Pesto

= V
↓ P
↓ K

有一年秋天，我們端出南瓜義式麵疙瘩，搭配鼠尾草焦化奶油醬，結果超級受客人喜愛。為了讓這道料理更輕盈，我把奶油換成一般的油，把南瓜與鼠尾草的風味融合成一個濃郁的醬汁，跟義大利細扁麵拌在一起，結果客人更愛。南瓜能提供充足的 β-胡蘿蔔素，幫助提升免疫力、強健眼部健康，並且預防癌症和心血管疾病。

阿育吠陀觀點：羽衣甘藍和胡桃南瓜能幫助吸收身體裡多餘的液體。若要改成更適合平衡水型能量體質，請使用無麩質義大利麵。

6人份

4杯切成½吋丁狀的去皮南瓜或胡桃南瓜

1½小匙肉桂粉

4小匙特級初榨橄欖油

½杯切成¼吋丁狀的洋蔥

1大匙蒜末

⅛小匙碎紅辣椒

2大匙不甜白酒或檸檬汁

2杯蔬菜高湯（P.281）或市售高湯

½小匙細海鹽

⅛小匙現磨黑胡椒

1½小匙切碎的新鮮鼠尾草

約453克細扁麵、吸管麵（bucatini）或其它長條的義大利麵

1杯羽衣甘藍青醬（食譜如下）

1. 烤箱預熱至180℃。

2. 在烤盤上，用2小匙油拌南瓜和肉桂粉。油均勻抹在南瓜上，把南瓜鋪平一層在烤盤上，烤到變軟，約25分鐘。

3. 烤南瓜的同時，用中小火加熱一個大湯鍋，加入洋蔥與剩下的2小匙油，晃動鍋底讓洋蔥均勻裹上油。稍微煮到洋蔥變透明，但未上色，約4-6分鐘。拌入蒜末與碎紅辣椒，煮1分鐘。拌入烤好的南瓜，繼續用小火煮5分鐘。

4. 加入白酒，一邊溶解鍋底的焦香物，保留風味。液體快要蒸發完時，倒入高湯。蓋上鍋蓋，以大火煮沸。打開鍋蓋，調成中火，繼續燉煮5-10分鐘。

5. 用浸入式攪拌棒或直立式攪拌機，將食材攪打至滑順。如果使用攪拌機，為了避免溢出，應該先讓食材放涼一下，並在攪拌時將中間的蓋子稍微打開散熱。

6. 將醬汁倒回湯鍋裡（如果用攪拌機），稍微再加熱，並用鹽、黑胡椒與鼠尾草調味。

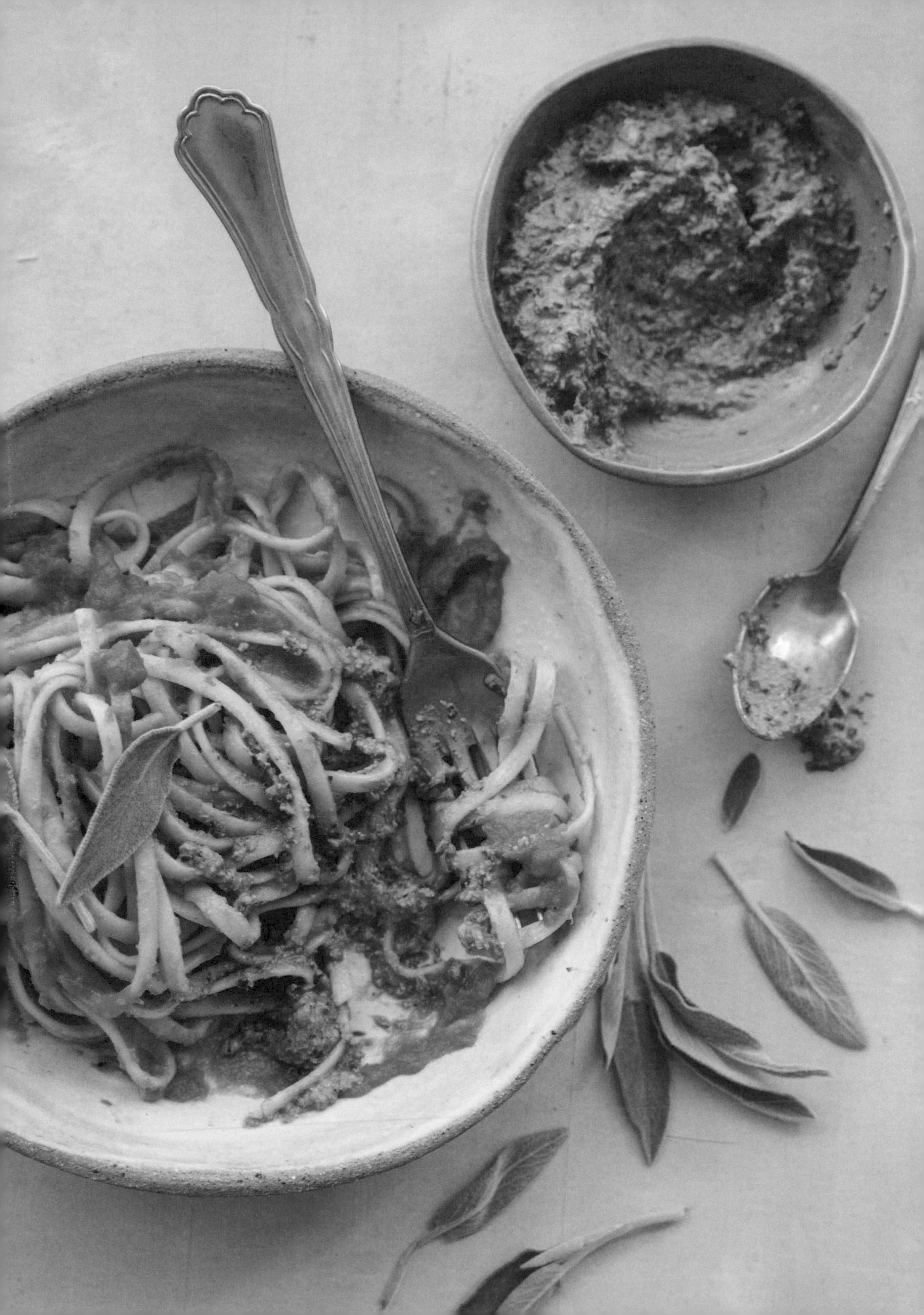

7. 同時，將一鍋加了鹽的水煮沸。倒入義大利麵並蓋上鍋蓋，讓水快速再沸騰。煮義大利麵時，稍微蓋著鍋蓋，直到麵條還有一點點生，約5-8分鐘。把麵條放進醬汁裡能繼續煮熟。

8. 用夾子或小濾水器把義大利麵放進醬汁裡，並保留煮麵水。用中火拌煮義大利麵與醬汁，直到變得濃稠、義大利麵變軟但中間仍有嚼勁，約2分鐘。如果醬汁變得太濃稠，加一點煮義大利麵的水。分裝進6個盤子，並舀上一大匙羽衣甘藍青醬（P.195）。

也可以選擇：

- 小顆的「甜」或「做派用」南瓜，像是美洲南瓜「小熊」（Baby Bear）品種，最適合拿來煮。有些比較大型的南瓜，像是「童話」和「灰姑娘」品種，也適合拿來煮，但大顆的橘黃色南瓜還是留著刻萬聖節燈籠吧。你也可以改用胡桃南瓜。如果趕時間，用冷凍切丁南瓜或胡桃南瓜。
- 你可以做雙倍份量的醬汁，冷凍保存最多4個月。
- 如果要做無麩質版本，用無麩質義大利麵，如Barilla、Jovial或Tinkyada牌子。
- 若要做無穀物或原始人飲食版本，改用櫛瓜麵，並且用滾水川燙櫛瓜麵30秒。

羽衣甘藍青醬
KALE PESTO

= V
= P
= K

拉齊納多（又稱為恐龍或托斯卡尼）羽衣甘藍因為柔軟的口感，做成青醬特別濃郁滑順。想要為菜餚增添一點清新、滑順的風味，就加一點這款青醬；無論是三明治、炒蛋、拌入糙米或義大利麵，淋在烤根莖類蔬菜上或水煮馬鈴薯，甚至還能加一點油醋，變成油醋醬。

阿育吠陀觀點：羽衣甘藍最適合平衡火型與水型能量體質。如果你不易消化羽衣甘藍，這款醬裡的堅果、油脂與香料或許能幫助減少發生脹氣的可能。

可製作約1杯份量

3杯切碎的拉齊納多羽衣甘藍或翠綠捲葉羽衣甘藍

1顆檸檬

¼杯核桃，烤過

2小匙新鮮蒜末

¼小匙細海鹽

⅛小匙現磨黑胡椒

一小撮碎紅辣椒

6大匙特級初榨橄欖油

1. 將裝滿水的中型湯鍋用大火煮沸，旁邊放置一盆冰水。

2. 用滾水川燙羽衣甘藍，直到變成鮮綠色，約1分鐘。用漏勺撈起蔬菜，立刻放進冰水裡，不要因為餘溫而煮過頭。冰鎮後，瀝乾羽衣甘藍並倒進小型食物調理機或果汁機裡。刨下檸檬皮並倒入食物調理機或果汁機裡，擠入1大匙檸檬汁（注意要拿掉檸檬籽）。加入核桃、蒜末、鹽、黑胡椒、碎紅辣椒、橄欖油，攪打至食材變得細碎，過程中要用橡皮刮刀刮下食品處理機邊上的食材一到兩次。青醬質地應該要稀一點，用湯匙舀起，能輕易淋在食物上的流動質地。需要的話，加一點水來稀釋。立刻使用，或冷藏3-4天，或冷凍最多一個月。

蘆筍鮮菇韭蔥奶油蝴蝶麵

Farfalle with Asparagus, Mushrooms, and Creamed Leeks

= V
= P
↑ K

這款早春義大利麵料理同時具備輕盈又濃郁的特色。鮮香菇類、鮮嫩蘆筍與濃郁滑順的腰果醬汁，讓炒過的韭蔥風味更鮮明，是純素食的奶油醬替代品。

阿育吠陀觀點：在午餐享用這道特別有飽足感的料理，就有一整天能完全消化。

6-8人份

醬汁

1½杯生腰果

1杯切碎的洋蔥

1大匙特級初榨橄欖油

1小匙蒜末

1¼小匙切碎的新鮮鼠尾草

¼杯切碎的新鮮扁葉歐芹

¾小匙細海鹽

義大利麵

約453克義大利蝴蝶麵

3杯清洗乾淨、切成細絲的韭蔥

3大匙特級初榨橄欖油

4杯褐色蘑菇或鮮香菇

1把（約453克）蘆筍，削皮並切成1吋段

½杯切成½吋丁狀的紅甜椒

1杯芝麻菜

1大匙新鮮檸檬汁

¾小匙細海鹽

¼小匙現磨黑胡椒

1. 製作醬汁：將腰果與1½杯水一起倒入一個小湯鍋裡。蓋上鍋蓋，以大火煮沸。打開鍋蓋，調成中小火，繼續燉煮到腰果變軟，約12-15分鐘。

2. 同時，用中小火加熱一個中型湯鍋約2分鐘。倒入洋蔥與橄欖油，晃動鍋底讓洋蔥均勻裹上油。洋蔥炒到稍微上色，約5分鐘。拌入蒜末與鼠尾草，繼續煮1分鐘。

3. 將腰果與煮腰果的水，一起倒入有洋蔥的湯鍋裡。再加½杯水，繼續燉煮5分鐘。接著將湯鍋裡的食材全部倒入食物調理器或果汁機裡。加入歐芹與鹽，攪拌至質地變得滑順。這款醬汁應該要像奶油醬一般滑順，有一點流動性但也能夠蓋住湯匙背面即可。如果醬汁太濃稠，再拌入一點水。

4. 煮義大利麵：將一大鍋加鹽的水煮沸。加入蝴蝶麵煮到軟，但麵的中心仍有嚼勁，約10-12分鐘。

5. 在煮義大利麵的時候，用中火加熱一個大炒鍋約2分鐘。倒入韭蔥與油，晃動鍋底讓韭蔥均勻裹上油。炒到韭蔥開始變軟，約3分鐘。拌入香菇繼續煮，偶爾攪拌，直到香菇出水並開始上色，約3-4分鐘。加入蘆筍與甜椒丁一起炒到蘆筍變軟但仍有些爽脆，約2-3分鐘。關火後拌入芝麻菜、檸檬汁、鹽與黑胡椒。取其中三分之一，擺在一旁備用

6. 煮好的義大利麵瀝掉水分，與攪拌好的醬汁，以及剩下三分之二的蔬菜拌勻。試吃味道，依照自己的口味加鹽、黑胡椒或檸檬汁。

7. 把拌好的義大利麵分裝進6-8個淺底碗裡，再放上保留的蔬菜。趁熱享用。

也可以選擇：

- 腰果醬汁可以提前做好，最多冷藏保存2天。如果醬汁變稠，加一點煮義大利麵的熱水稍微稀釋一下。
- 若要做無麩質版本，用無麩質義大利麵如Barilla、Jovial或Tinkyada品牌。
- 若要做無穀物或原始人飲食的版本，改用櫛瓜麵，並且用滾水川燙櫛瓜麵30秒。

蔬菜肉醬斜切短管麵
Rigatoni with Vegetable Bolognese

↓V
↑P
↓K

這款滿足身心靈的冬季佳餚，在克里帕魯養生中心的菜單上已經很多年了。這是純素食的療癒食物。雖然醬汁不是真的肉醬，將蔬菜與菇類炒得焦香，是得到經典風味與深紅顏色的關鍵步驟。

阿育吠陀觀點：你完全不會去注意醬料裡沒有肉這件事。如果要更能平衡水型能量體質，請改用無麩質義大利麵。

4人份（約1.14公升的醬料）

2顆洋蔥，切丁

1條大的紅蘿蔔，去皮、切丁

2條芹菜，切丁

¼杯特級初榨橄欖油

½小匙細海鹽

5大顆白菇，切丁

3瓣大蒜，切末

½杯勃艮地紅酒

2大匙大匙新鮮迷迭香

¾杯+2小匙切碎的扁葉歐芹

3杯蔬菜高湯（P.281）或市售高湯

1½杯罐裝番茄醬汁

¼小匙現磨黑胡椒

約453克斜切短管麵（rigatoni）

1. 以中小火加熱一個中型湯鍋。放入洋蔥、紅蘿蔔、芹菜、橄欖油與¼小匙海鹽，晃動鍋底讓蔬菜裹上油。蓋上鍋蓋，以小火拌煮到洋蔥變透明，約6-8分鐘。

2. 打開鍋蓋，調到中大火，繼續煮到蔬菜上色、焦糖化，約6-8分鐘，過程中頻繁攪拌避免食材燒焦。拌入香菇，繼續拌炒到稍微焦糖化，約4-6分鐘。拌入蒜末，煮到釋出香氣，約2-3分鐘。

3. 倒入紅酒，用鍋鏟刮起鍋底的焦香物，以保留所有風味。倒入迷迭香與¾杯歐芹，煮到微滾後繼續燉煮到鍋中的液體蒸發，約2-3分鐘。到這裡，蔬菜應該都非常軟且變成褐色。

4. 拌入高湯與番茄醬汁後煮沸。接著將火調小，繼續燉煮到風味都融合、變得深沉，至少30分，最多2小時。按照自己的時間規劃調整火候：你可以選擇用大火燉煮醬汁30分鐘，用中火燉煮1小時，或用文火燉煮2小時能得到最豐富的味道。如果你打算長時間燉煮，多加½杯高湯，並適時查看一下，因為醬汁會濃縮。煮好後，醬汁應該會變得濃稠。我們會把醬汁打成泥，但會保留一些粗粒口感。用浸入式攪拌棒比較容易，但你也可以用食物調理機的「瞬轉」功能，讓醬汁變得更厚，但仍保留粗粒口感。你也可以在鍋子裡，用壓馬鈴薯泥的工具壓成泥。無論如何，醬汁變得濃稠厚實，但仍能包覆義大利麵的程度時，用剩下的¼小匙海鹽與黑胡椒調味。

5. 與此同時，將一鍋加了鹽的水煮沸。拌入義大利麵，蓋上鍋蓋讓水再度快速煮沸。稍微打開鍋蓋，繼續煮到義大利麵還有一點生，約5-8分鐘。義大利麵在醬汁裡會繼續煮熟。

6. 用夾子或一個小瀝勺，取出義大利麵、放進醬汁裡，保留煮義大利麵的水。用中火拌煮義大利麵與醬汁，直到變得滑順，義大利麵變軟但中間仍保有咬勁，約2分鐘。如果醬汁變得太濃稠，加一點煮義大利麵的水稀釋。分裝成四盤，保留一點醬汁，最後再舀到義大利麵上。用剩下的2小匙切碎歐芹裝飾。

也可以選擇：

- 這款「肉醬」也可以放到米飯或藜麥上，也可以當作雞肉料理的醬汁。
- 若要做無麩質版本，改用無麩質義大利麵，如Barilla、Jovial或Tinkyada品牌。
- 若要做無穀物版本，義大利麵可改用櫛瓜麵，並且用滾水川燙櫛瓜麵30秒。原始人飲食版本也是一樣，只是要再省略紅酒的部分。
- 如果你想吃肉，先在湯鍋裡先拌炒約453克火雞絞肉到上色。取出炒好的絞肉，拌炒蔬菜，再把絞肉連同番茄醬汁一起加回鍋裡。
- 可以提前先做兩倍的醬料，冷凍保存。
- 這款醬汁的烹調時間是有彈性的。如果時間不多，提早把醬汁打成泥，需要燉煮的時間就能縮短。如果有多一點時間，用小火慢慢燉煮，最後煮完再打泥。

濃郁玉米粥佐純素蘑菇奶油醬
Creamy Polenta with Vegan Mushroom Cream Sauce

↑V
=P
↓K

如果你喜歡特別滑順、濃郁又特別滋養的食物，你一定會愛上這個主菜。椰奶讓醬汁變得豐厚，拌炒乾香菇則帶來豐富的鹹香味。若要讓玉米粥特別濃郁，我會加一點小蘇打粉，幫助粗粒玉米粉在烹調過程中分解。

阿育吠陀觀點：由於粗粒玉米粉與香菇的乾燥特質，就連水型能量體質者也能享受這款奢華的料理。若要讓這道菜比較輕盈一些，可以用杏仁奶代替椰奶。

4人份

玉米粥

½小匙細海鹽

1小撮小蘇打

1大匙特級初榨橄欖油

¾杯煮玉米粥用的粗粒玉米粉

蘑菇奶油醬

1杯切片香菇

1杯切片波特菇

2大匙切成¼吋丁狀的洋蔥

2小匙特級初榨橄欖油

¼小匙細海鹽，另加1小撮

2小匙牛肝菌粉或香菇粉

1小匙蒜末

¼杯瀝乾水分的罐裝番茄丁

1小匙第戎芥末

1杯罐裝全脂100%椰奶

1小匙新鮮百里香

1撮現磨黑胡椒

2小匙切碎的扁葉歐芹

1. 煮玉米粥：在一個中型湯鍋裡，加入4杯水、鹽與小蘇打粉煮沸。加入橄欖油，再慢慢加入粗粒玉米粉，同時不斷用打蛋器攪拌。玉米粥開始微滾、變稠時，將火調小，讓粥繼續燉煮。蓋上鍋蓋繼續煮，每隔幾分鐘攪拌一下，煮到玉米粥變得像稀飯一樣，約10-12分鐘。如果玉米粥看起來太稀，打開鍋蓋繼續燉煮到呈現稀飯的狀態。

2. 蘑菇奶油醬：拿一個中型湯鍋，用中小火加熱2分鐘。放入香菇、波特菇、洋蔥、橄欖油和一小撮鹽，晃動鍋底讓蔬菜裹上油。將火調小，蓋上鍋蓋，讓菇類煮到凋萎、出水，約5-6分鐘。打開鍋蓋，將火調高，煮掉鍋裡的水分後調回中火，繼續煮到香菇上色，過程中偶爾攪拌。

3. 拌入牛肝菌粉，繼續煮1分鐘。拌入蒜末、番茄丁、芥末與椰奶。將食材煮到微滾，用刮刀刮起鍋底的焦香物，蓋上鍋蓋燉煮到湯汁變得濃稠，約10分鐘。打開鍋蓋後拌入百里香、¼小匙海鹽與一小撮黑胡椒。試吃醬汁，如果覺得有需要，加入更多調味料。

4. 將玉米粥分裝進4個碗裡，上面舀上一層醬汁。最後用歐芹裝飾。

也可以選擇：

- 若要做無穀物或原始人飲食版本，可以把醬汁淋在雞肉上。素食者，醬汁則可以淋在豆腐上。

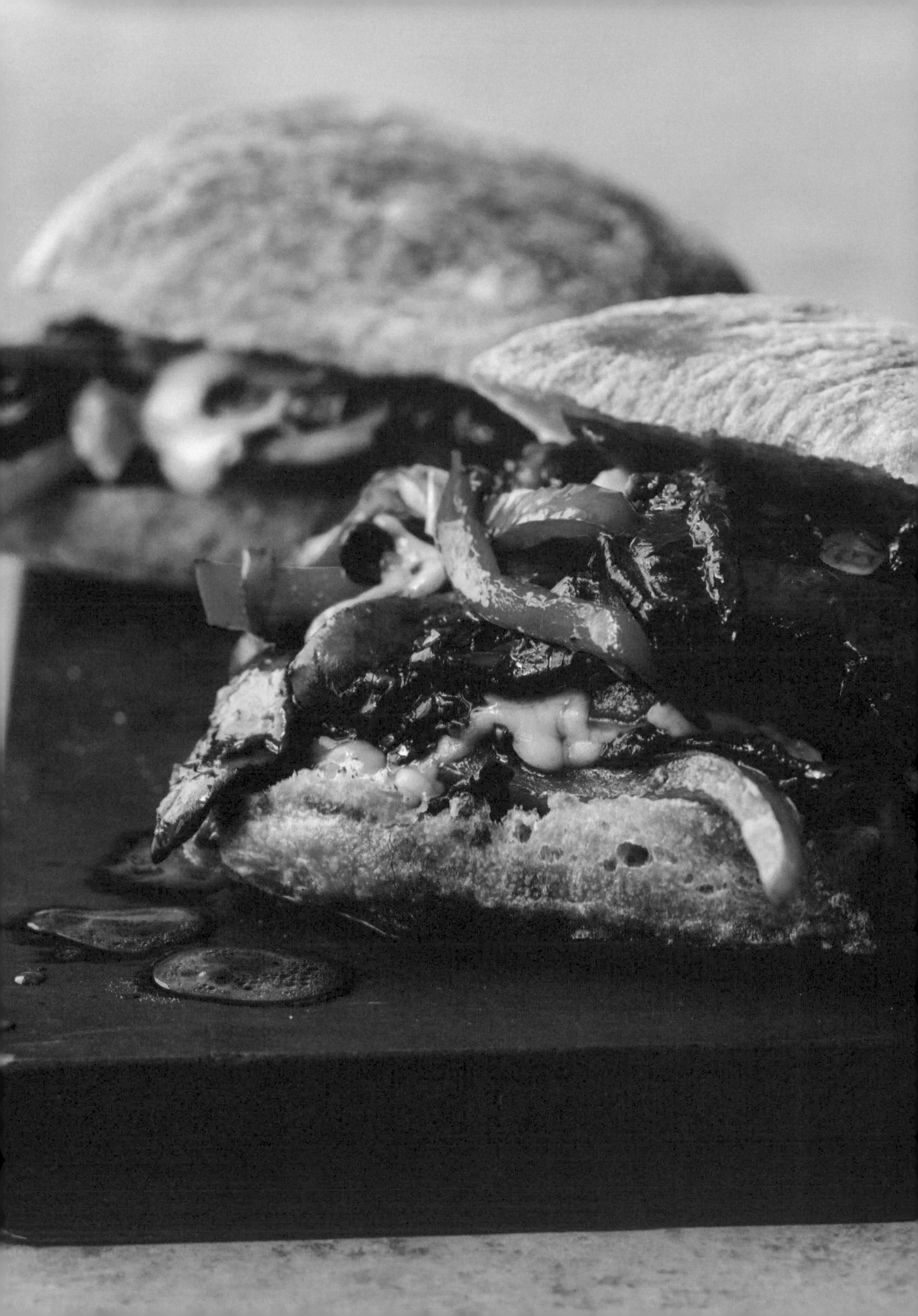

起司香菇排
Mushroom Cheesesteaks

準備享受這款三明治的療癒、鹹香、爆汁的風味吧！焦糖化的波特菇、乾香菇粉、醬油、烏斯特醬與菠蘿芙洛起司，都是充滿日本人所謂「鮮味」的食材。

阿育吠陀觀點：在秋天或春天享用這些三明治，讓香菇的乾燥特質幫助吸收身體裡多餘的濕氣。水型能量體質者可以少放一點起司。

可作4個三明治。

1杯切細絲的西班牙洋蔥

2大匙特級初榨橄欖油

8杯切片的波特菇

1小匙牛肝菌粉

½小匙乾燥奧勒岡

2小匙蒜末

2大匙無麥麩醬油或醬油

½小匙烏斯特醬

2杯切細絲的紅椒或青椒

¼杯刨成絲的菠蘿芙洛起司

4個酸麵團巧巴達卷（P.88）或麵包捲

1. 以中小火加熱一個大型炒鍋。加入洋蔥與橄欖油，晃動鍋底讓洋蔥均勻裹上油。煮到洋蔥變透明，約3-5分鐘。調成中火後繼續煮，偶爾攪拌，直到洋蔥焦糖化，約3-5分鐘或更久。

2. 拌入其中6杯波特菇，蓋上鍋蓋，煮到香菇出水、變軟，約5分鐘。

3. 拌入牛肝菌粉與奧勒岡，再調成大火。不蓋鍋蓋繼續煮到液體蒸發、香菇焦糖化，約2-3分鐘，持續攪拌避免食材燒焦。香菇都上色以後，拌入蒜末煮1分鐘。

4. 拌入無麥麩醬油與烏斯特醬，刮起鍋底的焦香物，以保留所有風味。調成中小火，再拌入甜椒與剩下的2杯波特菇。蓋上鍋蓋，讓甜椒煮到變軟，約2-3分鐘。關火後再拌入菠蘿芙洛起司。鏟起來夾在麵包裡一起吃。

也可以選擇：

- 你可以買市售的牛肝菌粉，也可以自己做：用乾淨的咖啡豆研磨機把乾燥的牛肝菌直接磨成粉。也可以嘗試把不同乾香菇一起磨成粉，像是香菇、牛肝菌與松茸，自行調配出獨特的組合。
- 若要做純素食版本，改用純素食烏斯特醬，並且省略起司。或用純素食起司，例如Follow Your Heart品牌的辣椒傑克乾酪。
- 若要做無麩質版本，改用無麩質麵包捲。或是要做無穀物版本，直接省略麵包。

↑V
=P
=K

海鮮醬燒烤菠蘿蜜三明治佐純素涼拌捲心菜
Hoisin BBQ Jackfruit Sandwich with Creamy Vegan Slaw

↓V
=P
↑K

這是我們的純素食版手撕烤豬肉。菠蘿蜜是原產自印度西南部的大型水果，還是綠色的時候，菠蘿蜜帶有一點鹹香味，還有像肉的口感，甚至能像雞肉或豬肉一樣撕開成絲。菠蘿蜜跟燒烤醬一起煮，能變出特別令人滿足的三明治。

阿育吠陀觀點：這款醬料的香甜風味，能與菠蘿蜜一起平衡風型能量體質。搭配的純素涼拌捲心菜，讓這款三明治在夏天能被各種能量體質者享用。

4人份

燒烤菠蘿蜜

¾杯有機番茄醬

½杯海鮮醬

2大匙糖蜜

2大匙無麥麩醬油

2小匙米醋，最好是糙米醋

2小匙薑末

2杯瀝乾的菠蘿蜜，袋裝或罐裝皆可

↑V
↑P
=K

濃郁純素涼拌捲心菜

¼杯植物美乃滋，如純素蛋黃醬（Vegenaise）

1½小匙蘋果醋

1½小匙芥末粉

¼小匙細海鹽

¼小匙現磨黑胡椒

1½杯切成細絲的綠色高麗菜

¾杯刨成絲或切成細絲的紅蘿蔔

2大匙蔥末

1大匙切碎的扁葉歐芹

4個巧巴達、凱薩麵包或其它比較扎實的麵包捲

1. 烤菠蘿蜜：在一個中型湯鍋裡，拌勻番茄醬、海鮮醬、糖蜜、無麥麩醬油、醋與薑末。以中小火煮到微滾。

2. 把菠蘿蜜撕成絲狀，加進鍋裡的醬汁。將食材煮到微滾後，不蓋鍋蓋繼續煮到風味融合、醬汁變稠，能夠放在麵包上不滴下來的程度，約15-20分鐘。

3. 同時間，製作涼拌捲心菜：在一個中型調理碗裡，將美乃滋、醋、芥末粉、鹽與黑胡椒拌勻。拌入高麗菜絲、紅蘿蔔絲、蔥末與歐芹，攪拌均勻。

4. 上桌時，把烤菠蘿蜜夾進麵包裡，上面再擺上涼拌捲心菜。

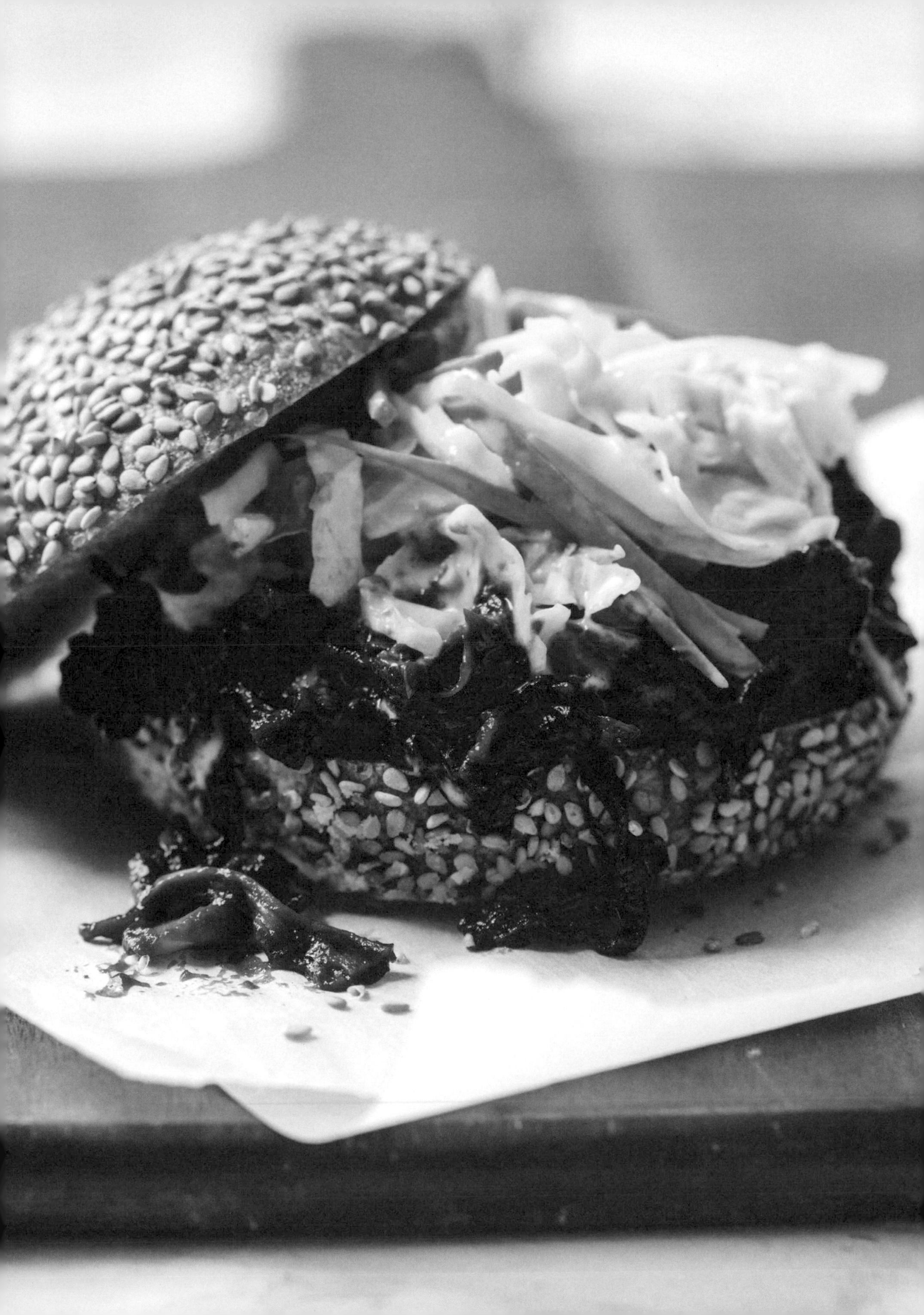

也可以選擇：

- 若要做有肉的版本，用約340克無骨、去皮雞胸肉代替菠蘿蜜，讓雞肉在醬汁裡，小火燉煮到能用叉子刮成雞絲，約30-40分鐘。若要做無麩質版本，請用無麩質麵包捲。或者，若要做無穀物版本，直接省略麵包的部分。
- 慢燉鍋烹調法：在慢燉鍋裡拌勻醬汁，加入菠蘿蜜或雞肉，以低溫烹煮4小時。
- 如果要做成墨西哥捲餅，省略麵包捲，改將烤菠蘿蜜與涼拌捲心菜放在烘熱的玉米捲餅上，再加上新鮮香菜，旁邊放切塊的萊姆，讓食用者自己擠一些萊姆汁。

椰絲天貝佐薑味芒果莎莎醬
Coconut-Crusted Tempeh with Mango Ginger Salsa

我一直沒有特別喜歡吃天貝，直到我試過這道菜。天貝裹上一層椰絲與碎核桃，讓口味與口感變得更豐富，薑味芒果莎莎醬則帶有一點熱帶風味的甜度與辛辣度。這最適合拿來當夏日輕食了。

阿育吠陀觀點：天貝裡的蛋白質能滿足火型能量體質者的飢餓感，也能將水型能量體質者的油性特質乾燥。這道菜比較無法平衡風型能量體質者的氣，但風型能量體質者會愛吃旁邊的芒果莎莎醬。

4人份

天貝

噴油罐

約340克天貝，切成½吋厚度

2小匙無麥麩醬油

¼杯第戎芥末

1大匙糙米糖漿、蜂蜜或龍舌蘭糖漿

1½杯核桃，烤過並大略切碎

1¾杯乾燥的無糖椰絲

¾小匙細海鹽

½小匙現磨黑胡椒

薑味芒果莎莎醬 MANGO GINGER SAUCE

2½杯切碎的芒果（新鮮或解凍的皆可）

2顆萊姆的果皮與果汁

1大匙新鮮薑末

1小匙紅洋蔥末

1小匙新鮮蒜末

1小匙烘烤過的孜然磨成粉

1小匙蜂蜜、糙米糖漿或龍舌蘭糖漿

1小匙墨西哥辣椒切末

½小匙辣醬，最好是Cholula品牌

½小匙細海鹽

約113克芝麻菜葉，上桌前使用

↓V ↓P =K

↑V ↓P ↓K

1. 烤箱預熱至200℃，用噴油罐幫烤盤噴上一層薄油。

2. 將天貝切成3吋的方塊，再將方塊斜切一刀成三角形。去除天貝的苦味，請將切好的三角形放進一個小炒鍋裡，加入無麥麩醬油與足以蓋過食材的水量。以中火煮到微滾後，繼續燉煮約10分鐘。瀝乾後靜置一旁放涼。

3. 在一個寬口的淺碗裡，拌勻芥末與糙米糖漿備用。

4. 將核桃倒進食物調理機裡，用瞬轉功能切碎，但不要打成粉狀。倒入椰絲與鹽和胡椒，稍微一起打碎，倒入另一個寬口的淺碗裡。

5. 將放涼的天貝兩面均勻沾上芥末醬汁，再裹上一層椰絲與碎核桃。放到烤盤上，再用噴油罐噴一點油，放進烤箱烤到表層變得金黃酥脆，約15-17分鐘。

6. 製作芒果醬：將所有食材放進一個中型調理碗裡。將其中1杯食材放進一個小型食物調理機或果汁機，攪打至質地變得滑順。把泥狀的食材倒回切碎的食材裡，拌勻。

7. 將芝麻菜擺在大盤子上，或分成4個個別的盤子。擺上烤好的天貝，再舀上莎莎醬。

也可以選擇：

- 椰絲烤雞：此食譜裡的天貝可以用2塊無骨、去皮的雞胸肉代替。省略第一個用無麥麩醬油與水燉煮的步驟，因為那是用來去除天貝的苦味。只要簡單地把雞胸肉裹上芥末醬和椰絲碎核桃，再放進烤箱烤到雞肉內部溫度達到超過71℃，約20-25分鐘。
- 吃剩的天貝或雞肉，可以冷藏保存，下次直接從冰箱取出搭配沙拉一起食用。

香煎蝦仁搭佐辣香菜青醬與胡桃南瓜
Pan-Seared Shrimp with Spicy Cilantro Pesto and Butternut Squash

2010年秋天，我剛開始在克里帕魯養生中心工作時，這就是我加進菜單的第一道菜。我的靈感來自新英格蘭地區的橘紅秋葉，與秋天各種土質風味。這也是我第一次嘗試用一道菜滿足各式各樣的飲食偏好，現在，我們的客人每到秋天都很期待這道菜的出現。你可以提早做好青醬，而這個一鍋到底的料理只需要三十分鐘就能完成。

阿育吠陀觀點：涼性的香菜、溫暖的香料、乾燥的南瓜，以及稍油一點的蝦子，讓這道菜適合所有能量體質。

4人份

香辣香菜青醬

¼杯生的南瓜籽

1小顆萊姆的果皮與果汁

2杯新鮮香菜葉與細梗

½杯特級初榨橄欖油

2瓣大蒜

¾小匙細海鹽

1小撮碎紅辣椒

¼杯刨碎的帕瑪森乳酪（可省略）

鮮蝦與南瓜

2大匙特級初榨橄欖油

3杯切成½吋丁狀的去皮胡桃南瓜

¼杯切成¼吋丁狀的紅甜椒

約453克野生特大鮮蝦（約16-20隻），去殼、去腸泥

¼小匙細海鹽

⅛小匙現磨黑胡椒

1大匙葡萄籽油或其它用來煎食材的蔬菜油

↓V
↓P
↓K

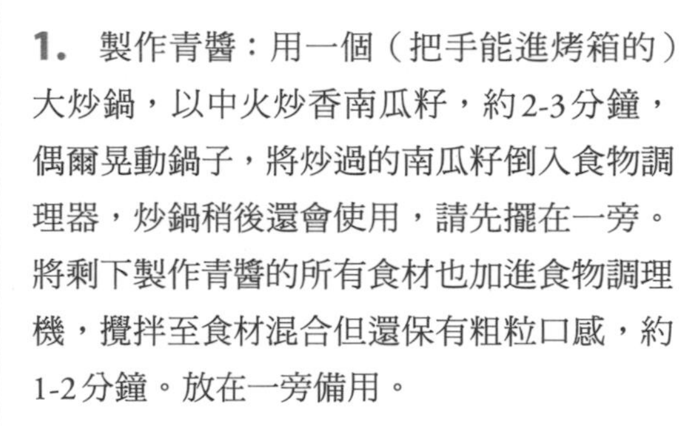

1. 製作青醬：用一個（把手能進烤箱的）大炒鍋，以中火炒香南瓜籽，約2-3分鐘，偶爾晃動鍋子，將炒過的南瓜籽倒入食物調理器，炒鍋稍後還會使用，請先擺在一旁。將剩下製作青醬的所有食材也加進食物調理機，攪拌至食材混合但還保有粗粒口感，約1-2分鐘。放在一旁備用。

2. 著手處理蝦子與南瓜。烤箱預熱至180℃。用炒南瓜籽的炒鍋，以中火加熱2分鐘。熱鍋後，倒入橄欖油並加入南瓜，晃動鍋子讓南瓜裹上油。將南瓜排成不相疊的一層，不要移動，直到接觸鍋底的南瓜開始上色，約2分鐘。撒上紅甜椒，再將炒鍋放進烤箱裡。烤到南瓜變軟，能夠用叉子插穿，約5-7分鐘。烤好後，將南瓜與甜椒的組合倒入一個碗裡，拌入約¼杯的青醬，稍微蓋著保溫。

3. 把同一個炒鍋再度以大火加熱。鍋子在加熱的同時，用鹽與黑胡椒調味蝦仁。鍋裡

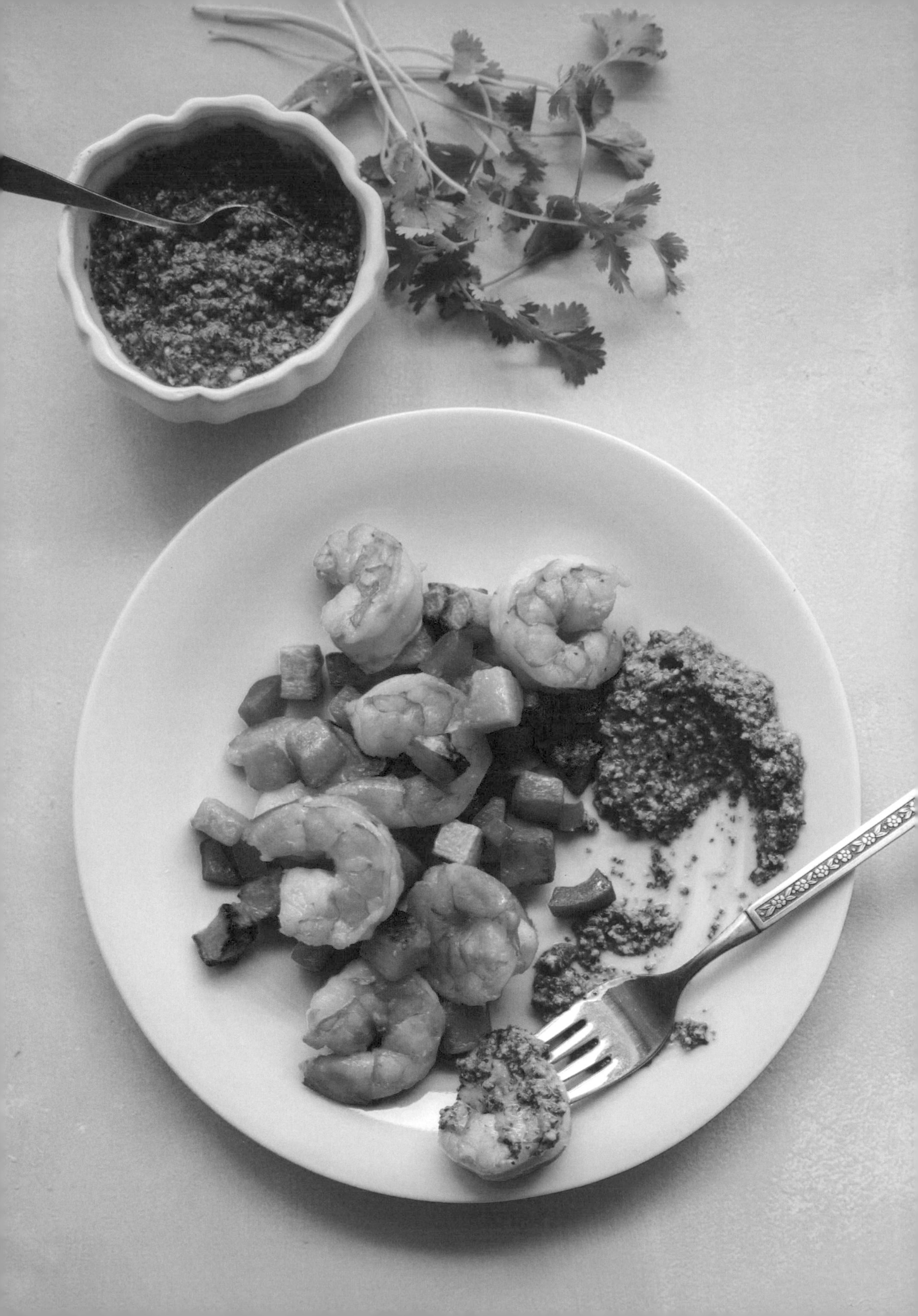

倒入葡萄籽油，晃動鍋底讓油均勻覆蓋。加進蝦仁，快速撥開成一層，讓蝦仁不要相互堆疊。調成中大火，不要移動蝦仁，好讓接觸鍋子的底部上色，需要約1分鐘。用夾子幫蝦仁翻面，繼續煎到另一面也上色、蝦仁呈現粉紅色狀態，需要再1分鐘左右。

4. 關火後，與剩下的¾杯青醬拌勻。把蝦仁放在南瓜與甜椒上一起享用，或各自作為配菜。

也可以選擇：

- 喜歡的話，也可以搭配煮好後混了一點椰奶的香米，米飯會帶有濃郁奶香。
- 香煎豆腐排佐香辣香菜青醬與胡桃南瓜（Pan-Seared Tofu with Spicy Cilantro Pesto and Butternut Squash:）：用約453克板豆腐取代此食譜裡的蝦仁。將豆腐放在瀝水籃裡，在水槽裡瀝掉水分。在豆腐上擺一個平底小碗，碗裡再放一罐番茄或豆子罐頭。讓豆腐壓至少20分鐘、最多1小時，以瀝掉多餘水分。瀝完水，將豆腐切成4片豆腐排。豆腐兩面用鹽與胡椒調味，再按照煎蝦仁的步驟煎豆腐，但要花多一點時間把豆腐兩面煎到上色。
- 如果一起用餐的人有不同飲食習慣，你可以用兩個不同的鍋子，一半煎蝦仁、一半煎豆腐。
- 青醬只要不加入帕瑪森乳酪就是純素食或符合原始人飲食法，也可以把帕瑪森乳酪另外放在桌上，讓素食者也能享用。

香煎紅目鱸佐哈里薩辣醬、烤杏仁與蜂蜜
Sautéed Barramundi with Harissa, Toasted Almonds, and Honey

= V
↑ P
= K

這道主菜的靈感來自經典的法國菜：烤杏仁鱒魚，就是用烤杏仁、奶油與檸檬一起煎烤過的鱒魚。我在研發食譜的時候，正好愛上用哈里薩辣醬，所以就決定把這款辛辣的醬當作這道菜的重點。用自製哈里薩辣醬做這道菜，完全可以拿出來宴客，但如果抄一些捷徑，在忙碌的下班日常也能快速上菜。如果同桌共餐的人有不同飲食需求，可以在不同鍋子裡分別煎一半魚和一半豆腐。

阿育吠陀觀點：阿育吠陀不建議烹調蜂蜜，因為蜂蜜在蜂巢裡已經被「煮熟了」。務必在鍋子遠離火源後，才將蜂蜜加入杏仁裡。

4人份

哈里薩辣醬

2顆李形番茄

3½大匙特級初榨橄欖油

1½小匙切末的墨西哥辣椒，最好是紅色的

1小匙新鮮蒜末

1大匙番茄糊

1大匙孜然粉

1小匙咖哩粉

1小匙葛拉姆馬薩拉

1小匙葛縷子粉

¼小匙白酒醋

¼小匙細海鹽

杏仁與蜂蜜

¼杯切片杏仁

1大匙特級初榨橄欖油

2小匙蒜末

1小匙蜂蜜

1大匙切碎的新鮮扁葉歐芹

1小撮海鹽

香煎紅目鱸

4片帶皮紅目鱸魚排，總共約453克

⅛小匙細海鹽

1大匙葡萄籽油或適合煎煮的蔬菜油

1. 製作哈里薩辣醬，先預熱烤箱至180℃。

2. 將整顆番茄與½橄欖油在烤盤上拌勻。將番茄烤到變軟、外皮開始剝落，約12-15分鐘。烤好放涼，達到可以用手觸摸的溫度時，將皮剝掉，並放進食物調理機或果汁機裡。加入剩下的3大匙橄欖油，以及剩下的哈里薩辣醬食材，攪打至食材變得滑順。

3. 處理杏仁與蜂蜜：以中小火加熱一個小型炒鍋，將杏仁片放入鍋中，炒到釋出香氣，約3-5分鐘，晃動鍋底一到兩次。從鍋中倒出杏仁後，加入橄欖油。油熱後加入蒜

末，直有點上色，約2-3分鐘。關火後拌入蜂蜜、歐芹、海鹽與烘烤過的杏仁片。

4. 處理紅目鱸：用中火加熱一個中型煎鍋到非常高溫，約2分鐘。用廚房紙巾拍乾魚排，再用海鹽調味。撒一點水到煎鍋裡，測試鍋子是否夠熱，水珠應該會快速蒸發，但不是在煎鍋裡滾動。如果水珠會滾動，讓鍋子稍微移開降溫一下。

5. 調到大火，倒入蔬菜油，晃動鍋子讓鍋底被油均勻覆蓋。調味好的魚肉面朝下，放入煎鍋中。過了20秒後，調成中火。繼續煎2分鐘。用鍋鏟小心將魚排翻面，煎到魚皮變脆，約2-3分鐘。

6. 煎好的魚排搭配哈里薩辣醬和杏仁蜂蜜醬一起上桌。若要講究擺盤，舀一匙哈里薩辣醬到盤子上，擺上魚排，再舀上一匙杏仁醬。

也可以選擇：

- 如果找不到新鮮或冷凍紅目鱸，可以改買帶皮的海鱸魚排或去皮的比目魚魚排。如果買到的魚排超過½吋厚，使用有耐熱把手的煎鍋來煎魚，魚排翻面、魚皮朝下後，最後放進180℃的烤箱把魚烤熟。烤到魚排的內部溫度約54℃，大約4-6分鐘。
- 李形番茄也可以改用1杯罐裝的切丁番茄代替。火烤番茄罐頭的風味特別對味。
- 如果很急，哈里薩辣醬的快速製成法是：將1杯碎番茄與3大匙特級初榨橄欖油，和2大匙哈里薩辣醬香料粉拌勻。真的沒時間自己做的話，直接購買好品質的現成哈里薩辣醬，像是Mina這個品牌。
- 純素食香煎豆腐排佐哈里薩辣醬與烤杏仁：用龍舌蘭糖漿取代蜂蜜，以及約453克的板豆腐取代紅目鱸魚排。將豆腐放在瀝水籃裡，在水槽裡瀝掉水分。在豆腐上擺一個平底小碗，碗裡再放一罐番茄或豆子罐頭。讓豆腐壓至少20分鐘，以瀝掉多餘水分。將瀝乾的豆腐切成四片豆腐排遵照食譜裡關於煎魚的指示，調味並且煎豆腐排，但豆腐排每一面要多煎一下才能稍微上色。

烤鱈魚佐紫馬鈴薯與阿根廷青醬

Pan-Roasted Pollock with Purple Potatoes and Chimichurri Sauce

= V
= P
= K

這道菜只要使用在市場裡買得到最新鮮的任何一種白肉魚都可以，無論是大比目魚（halibut）和紅目鱸都可以，只要是魚、馬鈴薯和新鮮香草醬組合而成的料理，一定令人非常滿足。紫馬鈴薯也能提供花青素，這是一種強效的抗氧化物質，能降低發炎以及罹患癌症的風險，更能為佳餚增添鮮豔色彩。

阿育吠陀觀點：阿根廷青醬的清新香草香氣，讓這道菜特別適合當作夏日的餐食。在廚房裡養個小小的香草園，整個夏天就能一直享受到香草帶來的健康益處。

4人份

馬鈴薯和魚

約453克拇指馬鈴薯（最好是紫色的），縱切成一半

¼杯葡萄籽油或葵花籽油

½小匙細海鹽

約453克鱈魚或其它白肉魚的魚排

特級初榨橄欖油，當作淋醬

阿根廷青醬

↓V
= P
↓K

2杯壓實的新鮮扁葉歐芹葉

¼杯新鮮現採的奧勒岡

3瓣大蒜，壓碎

2大匙切成¼吋丁狀的紅洋蔥

½杯特級初榨橄欖油，另外多準備一些當作淋醬

1顆萊姆的果皮與果汁

2大匙紅酒醋

1撮碎紅辣椒

½小匙細海鹽

1. 烤箱預熱到180℃。

2. 在一個烤盤上，將馬鈴薯與2大匙葡萄籽油和¼小匙海鹽拌勻。馬鈴薯的切面朝下，在烤盤上排成一層，進烤箱烤到馬鈴薯變軟、馬鈴薯皮有一點變皺，接觸烤盤的底部則變得金黃色，約40-45分鐘。從烤箱取出後，放在一旁備用。

3. 馬鈴薯烤好前20分鐘左右，用紙巾拍乾魚排，吸掉多餘水分。兩面均勻灑上鹽，放在一旁備用。

4. 阿根廷青醬：將所有食材放進食物調理機或果汁機裡，攪拌至食材切得細碎，但還未完全變成泥狀。倒在一個小碗裡備用。

5. 準備處理魚排。以高溫加熱一個大型、可進烤箱的煎鍋，約2-3分鐘。倒入剩下的2大匙葡萄籽油，讓鍋底均勻裹上一層油。調味好的魚排，魚肉面朝下放進煎鍋裡。大約20秒後，調成中大火。繼續煎2分鐘。用

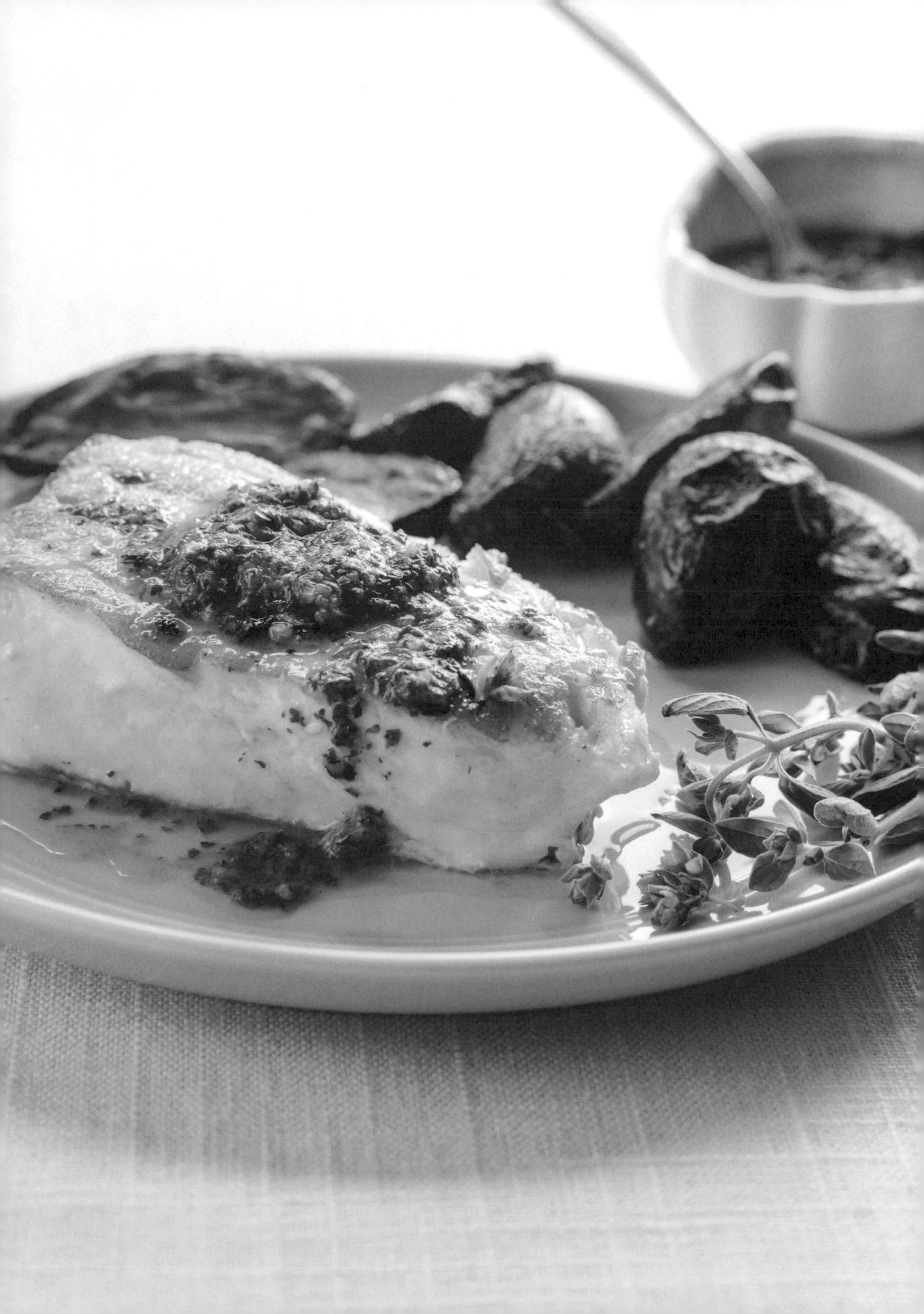

鍋鏟小心翻面，接著把整個煎鍋放進烤箱，烤到魚排內部溫度達到57℃，約5-6分鐘。

6. 上桌前，把馬鈴薯擺在盤子的一側，再淋上一點特級初榨橄欖油。把魚排放在另一側，並舀上一些阿根廷青醬。

也可以選擇：

- 平底鍋烤豆腐排（或雞排）搭配紫色馬鈴薯與阿根廷青醬：你可以用板豆腐排或有機無骨、去皮雞胸肉代替魚排。如果用豆腐，在水槽裡，將一塊約396-453克的豆腐放在瀝水籃裡。在豆腐上擺一個平底小碗，碗裡再放一罐番茄或豆子罐頭，讓豆腐壓至少20分鐘，以瀝掉多餘水分。瀝乾之後，將豆腐切成四塊豆腐排。遵照食譜指示煎烤豆腐排或雞排，但雞排要煮到內部溫度超過71℃。
- 可能會有剩餘的阿根廷青醬。可以選擇冷凍起來，或是搭配烤蔬菜或鮮蝦。也可以當作三明治裡的抹醬。

菲律賓阿多波雞肉佐酪梨奶油

Adobo-Rubbed Chicken with Avocado Crème

酪梨打成泥時，會變得跟鮮奶油一樣蓬鬆，特別適合當作醃雞肉的佐料。這是最適合漫漫夏日的平日晚餐。你可以早上把雞肉拿去醃，晚餐時間再拿出來烤。可以搭配印度香米一起趁熱吃，但冷藏過的剩菜也很好吃。

阿育吠陀觀點：萊姆跟檸檬相比，比較涼一點，特別適合天氣熱的餐點。這裡用到的香料，也讓這道菜適合任何能量體質。

4人份

雞肉

2大匙新鮮萊姆汁

2小匙刨成細絲的萊姆皮

2小匙蒜末

2大匙椰子糖或紅糖塊

1大匙辣椒粉

1小匙芫荽粉

1大匙葡萄籽油或葵花油

約453克有機無骨、去皮雞胸肉

¼小匙細海鹽

酪梨鮮奶油（AVOCADO CRÈME）

↓V ↓P ↑K

2顆酪梨，去皮、切片

1大匙新鮮萊姆汁

¼小匙辣醬，最好是Cholula品牌

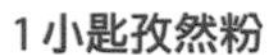

1小匙孜然粉

¼小匙細海鹽

¼杯切成¼吋丁狀的番茄，另外多準備2小匙番茄丁作為裝飾

1小匙切碎的新鮮香菜，另外多準備一些作為裝飾

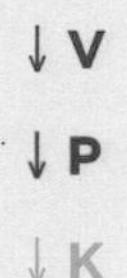

1. 烤箱預熱至180℃。

2. 醃製雞肉：將萊姆汁、萊姆皮、蒜末、辣椒粉、芫荽粉與1小匙油在一個中型調理盆裡拌勻。將食材攪拌至呈現滑順的糊狀。加入雞肉，均勻裹上醃料。在室溫醃20-30分鐘，或冷藏醃8-10小時。

3. 製作酪梨鮮奶油：將酪梨、萊姆汁、辣醬、孜然粉與海鹽放進一個小型食物調理機，攪打至滑順且有一些蓬鬆的狀態。從調理機倒出後，拌入番茄丁與香菜。

4. 以中火加熱一個大型、可進烤箱的煎鍋約3分鐘。倒入剩下的2小匙油。雞肉撒上¼小匙鹽後，放入煎鍋裡。煮到底部稍微上色，約2-3分鐘。如果鍋子看起來太熱，或是已經冒煙了，請將火調小一點。雞肉煎到上色後，用鍋鏟翻面，再淋上剩餘的醃料。

5. 將煎鍋放入烤箱，烤到雞肉的內部溫度超過71℃，約6-8分鐘。

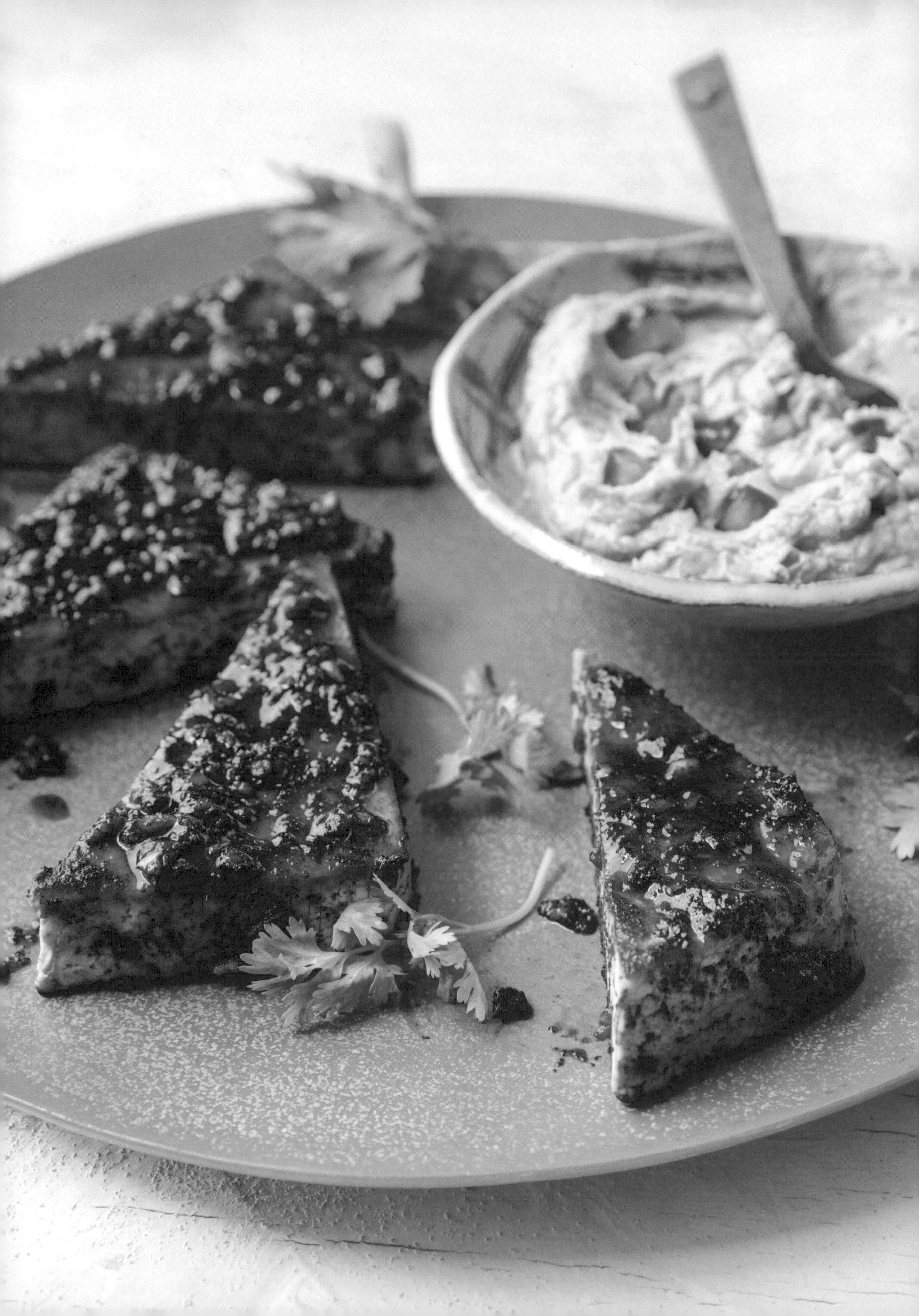

6. 雞肉從烤箱取出後放涼3分鐘左右。盛盤時，將雞肉切片後，以扇形擺在四個盤子上。舀上一匙酪梨鮮奶油，並用保留的香菜細梗與碎番茄裝飾。

也可以選擇：

- 菲律賓阿多波豆腐佐酪梨奶油：若要做純素食版本，用一塊板豆腐代替雞肉。在水槽裡，將豆腐放在一個瀝水籃中。在豆腐上擺一個平底小碗，碗裡再放一罐番茄或豆子罐頭。豆腐要壓30-60分鐘，瀝掉多餘水分。將壓好的豆腐橫切成兩個薄片，再將這兩個薄片對切成四個三角形，接著再依照食譜指示進行。
- 若要做原始人飲食或無糖版本，不要加糖即可。
- 如果要做成夏天的冷三明治，用中火煎烤雞肉，直到雞肉內部溫度超過71℃後，放涼備用。雞肉也可以冷藏最多2天。將放涼的雞肉切成薄片，夾在表層硬脆的餐包裡，並抹上酪梨鮮奶油。
- 酪梨鮮奶油可能會有剩。可以拿來當作沾醬、包在捲餅裡，或搭配烤魚食用。這款醬料可以冷藏數日。

烤雞佐芝麻蘋果酒燒烤醬
Roasted Chicken with Sesame Cider Glaze

↓V
↑P
↑K

雖然這道菜才剛被放到克里帕魯養生中心的菜單上，它立刻成了我們的經典招牌菜。簡單又平易近人的食譜，混合了傳統的新英格蘭地區食材，像是蘋果酒（apple cider），以及歷久彌新的印度風味，如生薑和八角。我們用的蘋果酒來自當地的果園，也會在柏克夏社區活動中端出這道菜，我們會為當地平常可能不會來我們中心用餐的居民，藉此機會提供我們的美食用餐券。

阿育吠陀觀點：雞腿肉比較油，最好是冬天食用，或者比較適合體質乾燥的風型能量體質者食用。雞胸肉反而比較乾，更適合油性體質者，如水型與火型能量體質者。

4-6人份

2大匙新鮮薑末

2大匙烘炒過的芝麻油

1小撮碎紅辣椒

¼杯蘋果醋

2小匙無麥麩醬油

1顆八角，或½小匙小茴香粉

2杯蘋果酒

約453克有機帶骨帶皮雞腿、棒棒腿或雞胸肉

2小匙芝麻

2根青蔥，綠色部分斜切成絲

1. 烤箱預熱至180℃。

2. 以中火加熱一個小型湯鍋。加入薑末與1大匙芝麻油，晃動鍋子讓薑末裹上油，炒到薑末釋出香氣，約1分鐘。

3. 加入碎紅辣椒、醋、無麥麩醬油與八角，燉煮到液體濃縮了四分之一（約剩1匙的量），約5-7分鐘。倒入蘋果酒後，用高溫煮沸。繼續燉煮到液體量減半，或變得濃稠到能裹在湯匙背面，燉煮的過程中要用刮刀刮下鍋邊的醬汁一到兩次，總共煮大約30-40分鐘。用一湯匙的醬汁檢查質地，如果在湯匙裡用手指劃過醬汁，醬汁很緩慢才回填入劃過的地方，就表示醬汁夠濃稠了。如果回填速度很快，就表示需要再濃縮一下。

4. 以大火加熱一個大型、可進烤箱的煎鍋，約2-3分鐘。倒入剩下的1大匙芝麻油，皮朝下將雞肉放入鍋中。完全不要移動雞肉，煎到雞皮變成金褐色，約4-6分鐘。將雞肉翻面後，每一塊雞肉都要刷上醬汁。將煎鍋放進烤箱，烤到雞肉內部溫度達到74℃，約10-15分鐘。

5. 將雞肉從煎鍋取出，分到4-6個盤子。用一個細網過濾鍋裡剩餘的醬汁，並淋在每一塊雞肉上。用芝麻與蔥絲裝飾。

也可以選擇：

- 烤天貝佐芝麻蘋果酒燒烤醬：用約453克天貝取代雞肉，切成4-6份。要去除天貝的苦味，可以蒸20分鐘，或用足以蓋過食材的水，水煮20分鐘。天貝瀝乾，用1杯蘋果酒混3大匙蘋果醋，醃製隔夜。隔天瀝乾天貝後，按照食譜中煎雞肉的步驟煎天貝。最後也如上所述，把天貝放進烤箱。

↓V
↑P
↑K

中東香草烤雞與小扁豆佐綜合香料優格醬
Braised Sumac Chicken and Lentils with Za'atar Yogurt Sauce

鹽膚木果（Sumac）是一種顏色非常紅的香草，在中東料理常見用來加一點酸味。用一點油炒到釋出香氣，再跟小扁豆一起煮，它獨特的風味與顏色都能煮進帶骨雞肉裡。這道菜最適合天氣變冷時當作週日晚餐享用，搭配印度香米一起上桌。

阿育吠陀觀點：甜蜜的雞肉、鹹香的橄欖與平衡的溫暖香料，這道菜能在最寒冷的冬天滋養你的精神。

4-6人份

烤雞

3大匙椰子油

約453克有機帶骨、帶皮雞腿

海鹽與現磨黑胡椒

1杯切成¼吋丁狀的洋蔥

½杯切成¼吋丁狀的芹菜

½杯切成¼吋丁狀的紅蘿蔔

2大匙鹽膚木果粉

1小匙煙燻甜椒粉

1大匙蒜末

¼杯不甜的紅酒

2大匙番茄糊

1杯法式綠扁豆

¼杯切成薄片的綠橄欖，如卡斯特維特拉諾橄欖

4杯蔬菜高湯（P.281）或雞高湯，或是市售高湯。

綜合香料優格醬

¾杯無糖優格

1大匙綜合香料（za'atar spice blend）

1小匙新鮮薑末

海鹽與現磨黑胡椒

1大匙新鮮香菜，另外多準備一些作為裝飾

1. 烤箱預熱至180℃。

2. 以大火加熱一個大型、可進烤箱的煎燉鍋。倒入椰子油，均勻覆蓋底部。依照自己的口味用鹽與胡椒調味雞肉，放入鍋中炙燒到每一面都呈金褐色，每一面大約2-3分鐘。將雞肉取出放在一個盤子上備用。

3. 同一鍋中放入洋蔥、芹菜與紅蘿蔔，並且刮起鍋底的焦香物以保留所有風味。調成小火，蓋上鍋蓋，蔬菜燉煮到軟嫩，約5-6分鐘。拌入鹽膚木果與煙燻甜椒粉，讓香料釋出香氣，約1-2分鐘。拌入蒜末，炒30秒，再調成中火，拌入紅酒。讓紅酒燉煮約1分鐘左右。拌入番茄糊，以小火煮2分鐘。

4. 拌入小扁豆後，把食材拌勻，並均勻鋪在鍋中。

5. 在食材上均勻撒上橄欖，再放上雞肉。倒入高湯，再以大火煮到微滾。蓋上鍋蓋，將鍋子移到烤箱裡，燉烤到小扁豆變軟，雞肉也軟嫩到能從骨頭分開（雞腿最厚的部位的內部溫度要達到82℃），大約要烤45-55分鐘。

6. 製作醬汁：將所有食材在一個小碗裡拌勻。

7. 雞肉烤好後，舀入盤子上。以大火將剩下的小扁豆等食材煮滾，使質地變得像燉飯一樣。試吃味道，依照自己的口味加鹽與胡椒。上桌前，把燉煮好的小扁豆舀上大盤子，或4-6個個人餐盤上，擺上雞肉再舀上綜合香料醬。用切碎的香菜裝飾。

也可以選擇：

- 慢燉手撕雞肉燉菜：依照指示用煎鍋炙燒雞肉，再放進慢燉鍋中。如食譜所述，用同一個煎鍋煮蔬菜。加入小扁豆後，讓食材煮沸，再將所有食材倒入慢燉鍋裡的雞肉上。在慢燉鍋裡，以低溫烹調6小時。煮完後，大部分的水分都會被煮掉。將雞肉撕碎，在慢燉鍋中加入2杯雞高湯或蔬菜高湯，再將雞肉放回慢燉鍋，將所有食材拌勻。
- 燉烤鹽膚木果天貝與小扁豆搭配綜合香料優格醬：用約453克天貝取代雞肉。第一步是先把天貝放入燉鍋裡，用足量的水蓋過。以大火煮沸後，將火調小，燉煮天貝約10分鐘，去除苦味。倒出天貝並瀝乾，鍋子擦乾。繼續按照食譜指示烹調，同時用天貝取代雞肉。
- 直接購買有機的整隻雞（約1.5-1.8公斤）回來自己分解比較划算。雞腿可以用來做這道菜，雞胸肉可以拿來做烤雞佐芝麻蘋果酒燒烤醬（P.220）。雞翅可以拿去烤，當作開胃菜或搭配沙拉；剩下個骨架可以加進蔬菜高湯（P.281）裡，用來熬雞高湯。
- 如有剩菜，可以冷凍起來，之後再加熱。雞肉先撕碎，只要拌入更多高湯，就能當作湯品食用。
- 若要做無奶製品或純素食版本，醬汁裡改用非牛奶製成的優格，或用恰摩拉綜合香料（P.236）取代優格醬。

蔬菜與穀物

各種營養資訊可能很複雜難懂，但有一點是很清楚的：我們應該多吃蔬菜。這個章節是很好的出發點。簡單的食譜，如熱拌羽衣甘藍與蘋果（P.239）、焦糖抱子甘藍佐韓式泡菜醬（P.235）和烤花椰菜佐恰摩拉綜合香料（P.236）可以在當作同一餐的菜餚，也可以搭配本書裡任何一道鹹食。這些十字花科蔬菜在許多方面都能幫助維持健康，從降低罹癌機率到減少與多種疾病有關的慢性發炎。

選擇市場裡最新鮮的任何當季蔬菜。食用當令食材是阿育吠陀飲食的重要概念。秋冬季可以選擇深綠色的葉菜類，如羽衣甘藍與瑞士甜菜，到了夏天就選比較多汁、「如水果般」的蔬菜，如櫛瓜和茄子。要在現代超市裡辨認出當季蔬果其實不容易，因為即使是冬天，也能找到夏季蔬果如玉米和新鮮番茄。

要食用當令食材，可以到當地的農夫市集逛逛，或檢查第 18 頁的列表。你可以根據自己所在的地區，以及目前有的當令蔬果，調整這些食譜。

例如，若想做烤花椰菜佐恰摩拉綜合香料（P.236）但找不到白花椰菜，就改用綠花椰菜吧。想煮薑黃蘋果酒燉根莖蔬菜（P.244）就用自己喜歡的根莖類蔬菜。

無論如何，食用當季蔬菜與全穀物絕不會出錯。這兩種食物都能提供能量、適量的蛋白質，以及重要的營養素，幫助維持思緒清晰以及穩健的神經系統。如果你想要試著少吃一點肉，可以選一天晚上只吃有飽足感的穀物和蔬菜作為開始。在秋天實行「週一無肉日」的話，也可以享用鳳梨紫米炒飯（P.240）和甜菜根與茴香溫沙拉佐橘子油醋醬（P.243）。觀察自己身體的反應，你可能會察覺到，晚上不吃肉反而睡得更好。到了晚上，我們的身體比較容易消化蔬菜，因為這時候我們的消化功能自然會慢下來。完全只吃蔬菜與穀物的一餐，可能讓你更有飽足感，同時能加深讓身體保持最佳健康狀態的修復性睡眠。

烤蘆筍佐西洋菜與檸檬酸豆沙拉醬
Roasted Asparagus with Watercress and Lemon Caper Dressing

蘆筍用烤的絕對最好吃，這樣的烹飪方式能讓蘆筍受熱均勻，又能烤到上色，釋放出蘆筍自然的甜味。橄欖油、酸豆與檸檬能平衡蔬菜的所有草味。這是一道冷熱皆宜的菜餚。

阿育吠陀觀點：身為最好的早春蔬菜，蘆筍能平衡任何能量體質。酸豆的鹹度與檸檬皮的溫暖特質，也能平衡蘆筍的涼性。

4人份

1把（約453克）白蘆筍或綠蘆筍，去掉根部

1大匙葡萄籽油或葵花油

¼杯又2大匙特級初榨橄欖油

2大匙沖過水、瀝乾的酸豆

2大匙刨絲檸檬皮

2大匙新鮮檸檬汁

2大匙切碎的新鮮羅勒，另外多準備一作為裝飾

¼小匙細海鹽

3杯稍微壓實的西洋菜

1. 烤箱預熱至200℃。

2. 在一個烤盤上，將蘆筍與葡萄籽油拌勻，晃動烤盤讓蘆筍均勻裹上油。將蘆筍排成一層，放進烤箱烤到變軟，約5-7分鐘。烤好的蘆筍拿起來時，稍微會彎曲，但不是完全變得軟爛。從烤箱取出，在室溫放涼。

3. 製作沙拉醬：將橄欖油、酸豆、檸檬皮、檸檬汁、切碎羅勒與海鹽放入一個小果汁機裡，攪拌至滑順濃郁，還看得見有一些碎羅勒。

4. 將西洋菜擺在大盤子，或4個個別的餐盤上。擺上烤好的蘆筍，再淋上沙拉醬。最後用切碎的羅勒葉裝飾。

也可以選擇：

- 任何粗細蘆筍都可以。鮮嫩、早春的蘆筍跟鉛筆一樣細，只需要2-3分鐘就能烤熟。晚春的蘆筍比較粗，味道也比較重一些，靠近根部的地方帶有一點木質香氣，中等的粗度比較好。處理蘆筍的方法，是兩手捏著兩端將蘆筍彎曲，蘆筍會在嫩的部位自動斷裂。

↓V
↓P
↓K

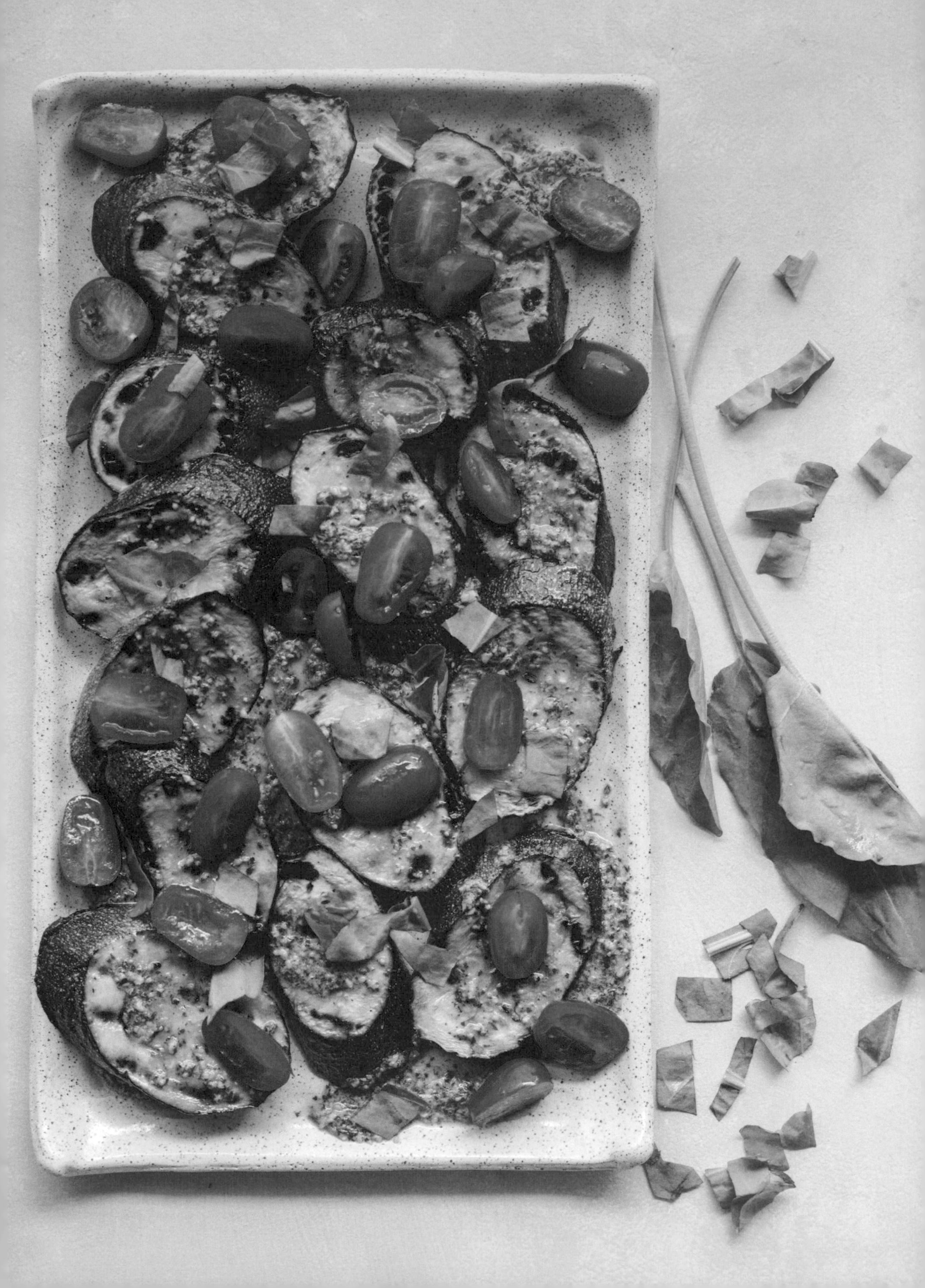

烤櫛瓜佐櫻桃番茄與酸模泥
Grilled Zucchini with Cherry Tomatoes and Sorrel Puree

小時候在麻州長大時，我記得到了夏天，我們到處都能找到可食用的野草，像是蒲公英和酸模（sorrel）。普普通通的櫛瓜，加了酸模的酸味，整個風味會提升不少。櫛瓜拿去烤也能讓風味更強烈，又帶有焦香氣，只是要注意讓烤爐保持中火，避免讓比較嫩的櫛瓜烤焦。

阿育吠陀觀點：櫛瓜和番茄水分非常多，因此特別適合體質乾燥的風型與火型能量體質者。酸模和西洋菜（watercress）能平衡這些蔬菜的水分，因此水型能量體質者也能偶爾食用。

↓V
↓P
=K

4人份

酸模泥

1½杯壓實的酸模葉

½杯壓實的西洋菜

½杯特級初榨橄欖油

¼杯核桃

3瓣大蒜

2大匙新鮮山羊乳酪（chèvre）或瑞可塔（ricotta）乳酪（亦可省略）

½小匙細海鹽

¼小匙現磨黑胡椒

櫛瓜與番茄

2條中型櫛瓜，斜切成橢圓片狀，約1吋厚

2大匙葡萄籽油

1大匙巴薩米克醋

½小匙細海鹽

1小撮現磨黑胡椒

1杯櫻桃番茄，切半

1. 烤爐預熱至中火的溫度。

2. 製作酸模泥：將酸模、西洋菜、油、核桃、大蒜、新鮮山羊乳酪（如果有要加的話）以及鹽與胡椒，放進食物調理器中。攪打至質地變得像青醬，偶爾停止攪拌，將四周的食材往中間刮下集中。

3. 處理櫛瓜：在一個中型調理盆裡，將櫛瓜、油、醋、海鹽與黑胡椒在一個碗裡拌勻。

4. 將烤爐的烤網刷乾淨後，放上櫛瓜片。烤到接觸火源的那面變得金褐色，約3-4分鐘。用烤肉夾翻面，再烤2-3分鐘，烤到櫛瓜變軟，但還保留一點脆度。

5. 烤好的櫛瓜放在大盤子或個別的餐盤，並舀上酸模泥。用切半的櫻桃番茄裝飾後上桌。

也可以選擇：

- 如果沒有辦法用烤爐，也可以直接將櫛瓜拿去烤箱烤，或是拿來煎。
- 如果找不到酸模，改用1½杯嫩芝麻菜、1大匙刨絲檸檬皮與1大匙檸檬汁代替。
- 如果要做純素食酸模泥，省略新鮮山羊乳酪的部分，或改用純素食乳酪，像是Kite Hill品牌。
- 酸模泥可以搭配任何煮熟的蔬菜，也可以拌入義大利麵，或當作三明治的抹醬。

烤茄子佐番茄、葡萄乾與薄荷
Roasted Eggplant with Tomatoes, Raisins, and Mint

同時期生長的食材味道也很合：茄子與番茄都是夏天蓬勃生長的食材，因此能融合成這道風味輕盈、乾淨的組合。葡萄乾與薄荷能讓風味更鮮明，所以如果你不愛吃茄子，可以加一點試試看。你可以早上開始製作這道菜，醃製一整天，晚一點再拿出來，當作冷食或放至室溫食用。

阿育吠陀觀點：茄子能讓身體加溫，也能吸收水分。如果想要一道有飽足感、無穀物的餐點，茄子的高纖特質很適合取代穀物。

4-6人份

6杯切成1½吋塊狀的不去皮茄子

½小匙細海鹽

2大匙葡萄籽油或葵花油

1½杯切成½吋丁狀的熟番茄（櫻桃、李形或原種）

¾杯切成½吋丁狀的紅甜椒

½杯切碎的新鮮薄荷，另準備幾撮作為裝飾

¼杯黃金葡萄乾

2大匙切成細絲的青蔥

2大匙特級初榨橄欖油

1大匙新鮮檸檬汁

1大匙紅酒醋

2小匙新鮮蒜末

¼小匙現磨黑胡椒

1. 烤箱預熱至200℃。

2. 在一個烤盤上，拌勻茄子、海鹽與葡萄籽油。將茄子與油拌勻，在烤盤上平鋪成一層。

3. 將茄子烤到底部稍微變成褐色，約6-8分鐘。用鐵鍋鏟，將茄子鏟起並翻面。繼續烤6-8分鐘，直到茄子變軟，可以用叉子輕鬆刺穿，茄子的邊應該烤到上色。

4. 將烤好的茄子放進大碗裡。拌入番茄、甜椒、薄荷、葡萄乾、青蔥、橄欖油、檸檬汁、醋、蒜末與黑胡椒。試吃味道，再決定是否要加更多鹽、胡椒或檸檬汁。用小撮的薄荷裝飾。

也可以選擇：

- 若要吃到更多蛋白質，可以加入捏碎的費達乳酪，並灑一把烤過的松子。
- 這道茄子料裡也可以搭配煮熟的北非小米（couscous）或藜麥。

炒瑞士甜菜佐杏仁和醋栗
Sautéed Swiss Chard with Almonds and Currants

=V
↓P
↓K

我習慣讓主菜帶有比較強烈的風味，配菜卻要保持單純一些，才不會喧賓奪主。這道簡單、甜蜜又爽脆的瑞士甜菜料理就是很好的例子。它非常適合搭配風味濃郁的菜餚，像是烤雞佐芝麻蘋果酒燒烤醬（P.220）與法式烤夏季蔬菜佐山羊乳酪與煙燻海鹽（P.187）。

阿育吠陀觀點：深綠色蔬菜性質乾燥、帶有澀味，特別適合吸收火型與水型能量體質者的過多油性特質。海鹽與溫暖的大蒜與胡椒，也讓這道菜更適合風型能量體質者在夏天食用。

4-6人份

2把瑞士甜菜或彩虹甜菜（每一把約340克）

¼杯特級初榨橄欖油

½杯醋栗乾

1小匙蒜末

¼小匙細海鹽

2小撮現磨黑胡椒

1杯杏仁，烤過並切碎

1. 將瑞士甜菜的葉子與菜梗分開，菜梗切碎，葉子大略切碎。

2. 以中火加熱一個大煎鍋1分鐘。倒入油，並加入醋栗與瑞士甜菜，炒到甜菜葉凋萎，約3-4分鐘，過程中持續拌炒，拌入大蒜並煮30秒。關火後加入鹽與胡椒調味，撒上杏仁。

也可以選擇：

- 這個食譜可以當作範本，然後用葡萄乾或蔓越莓乾代替醋栗乾，榛果或開心果代替杏仁。

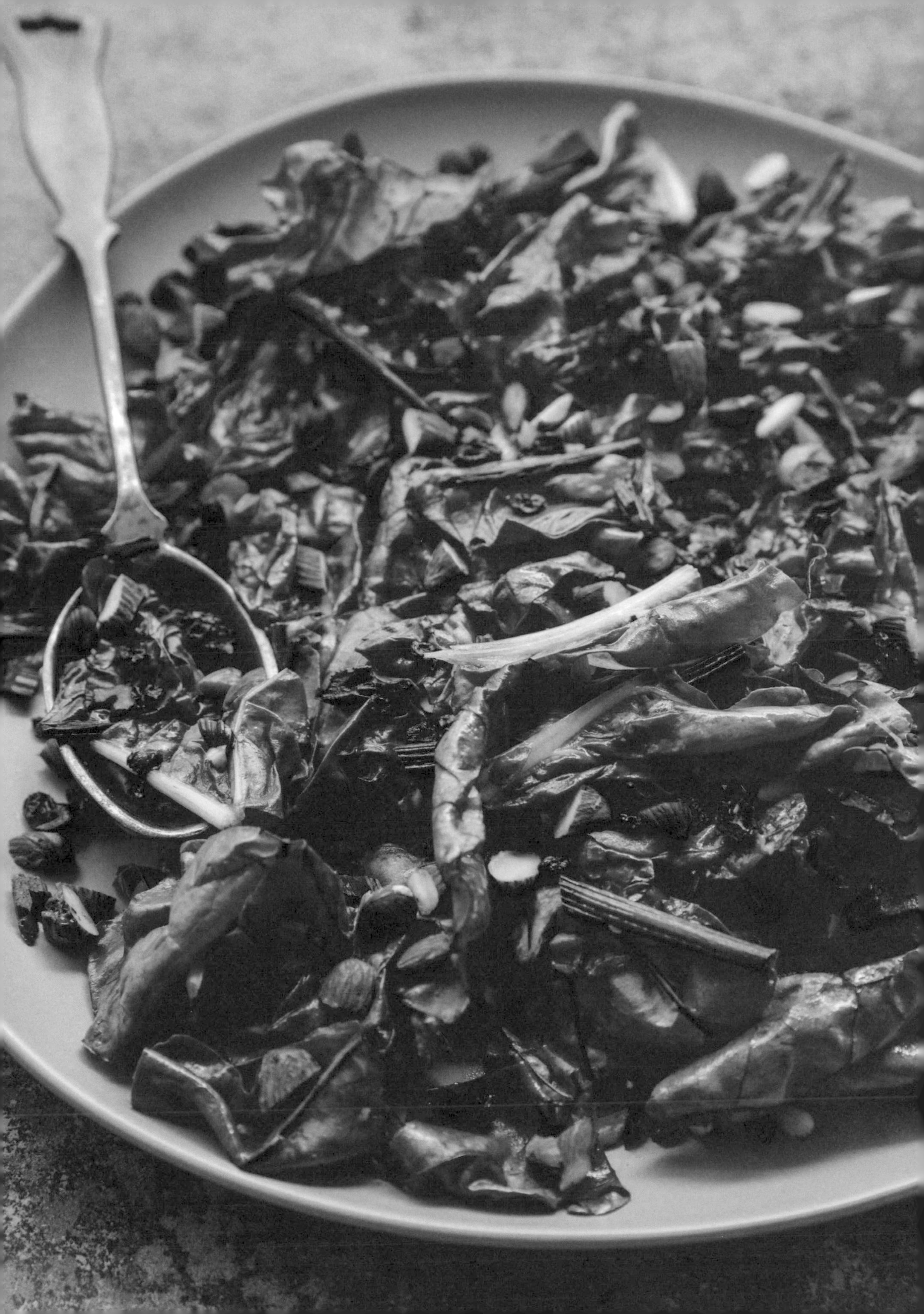

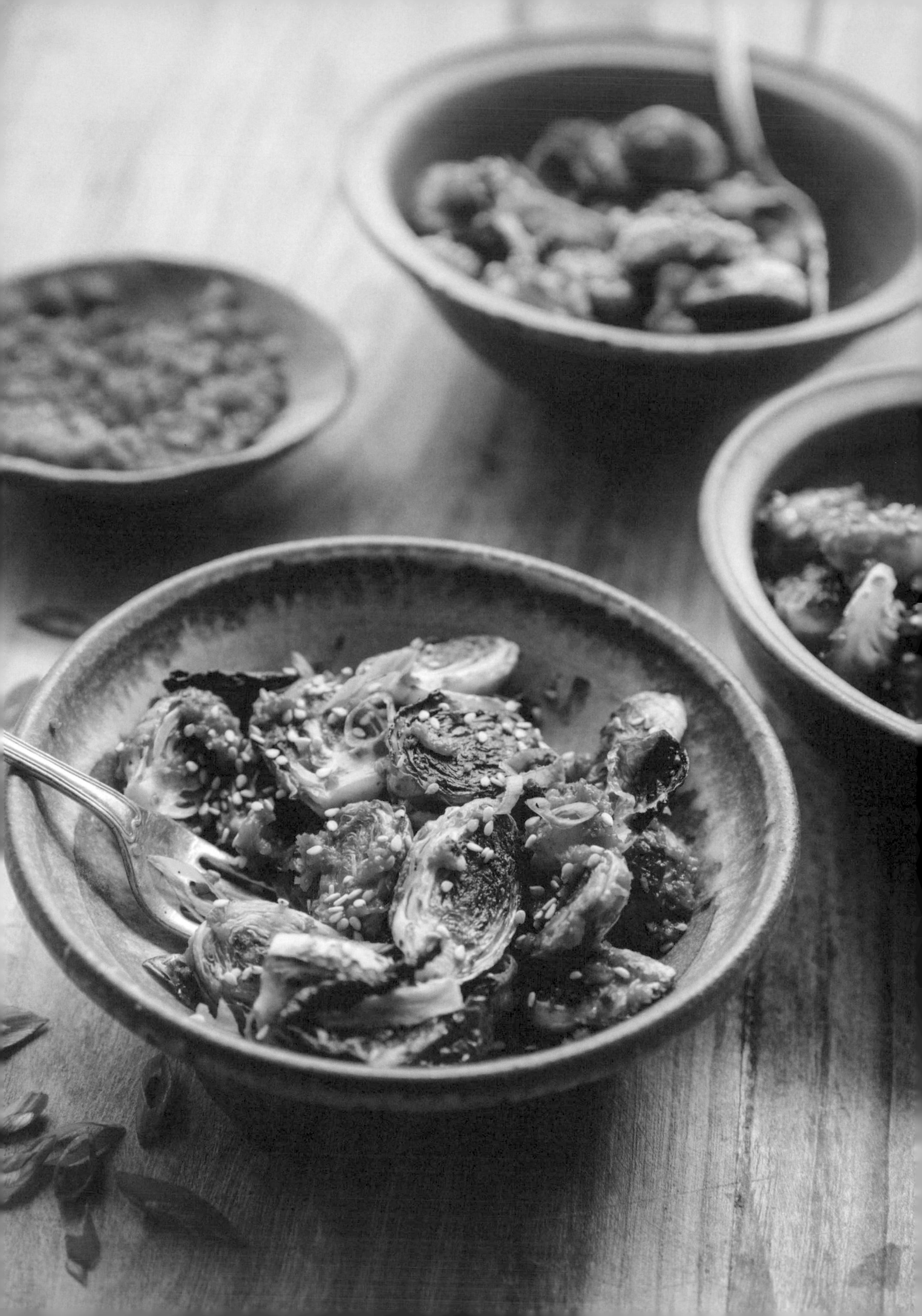

焦糖抱子甘藍佐韓式泡菜醬
Caramelized Brussels Sprouts with Kimchi Sauce

作為發酵食物，泡菜能提供非常好的益生元與益生菌，有助於改善消化道健康，只是記得不要加熱，否則會把好菌都殺死了。這就是韓式泡菜醬的概念：一種用切得細碎的泡菜、楓糖漿與橄欖油，混合而成的油醋醬。這個將特別適合搭配香煎的抱子甘藍。

阿育吠陀觀點：到了秋天，抱子甘藍的苦味與乾燥特質，能幫助乾燥夏天累積的熱氣。泡菜的溫暖特質讓這道菜最適合水型能量體質，但火型能量體質者只要少加一點醬，也能享受這道菜。

4-6人份

抱子甘藍

約680克抱子甘藍，處理乾淨並橫切剖半

3大匙烘炒過的芝麻油

海鹽與現磨黑胡椒

¼杯切碎紅蔥頭

2大匙薑末

韓式泡菜醬

1杯瀝乾並大略切碎的泡菜

3大匙特級初榨橄欖油

2大匙純楓糖漿

2大匙未加糖的糙米醋

1小撮碎紅辣椒

½小匙烤芝麻

1. 烤箱預熱至180℃。

2. 煎抱子甘藍：以中大火加熱兩個大型、可進烤箱的煎鍋。鍋子加熱後，將芝麻油與抱子甘藍均分成兩鍋，用海鹽與胡椒調味，稍微甩鍋讓蔬菜均勻裹上油。用夾子或手把抱子甘藍的切面朝下，煎到底部稍微上色，約5分鐘。將鍋子放進烤箱裡，抱子甘藍烤到底部呈金褐色，約5-8分鐘。

3. 從烤箱取出後，拌入紅蔥頭與薑末。

4. 製作泡菜醬：除了芝麻，將所有食材放進果汁機或食物調理機裡，攪打或用瞬轉功能將食材粗略打碎，約10-15秒，打完後應該還要能看得到一些碎白菜。試吃醬料的味道，需要的話再加一點鹽。

5. 將醬汁倒在一個大盤子上，或分進4-6個個人餐盤裡。把抱子甘藍舀到醬汁上，再撒上芝麻作為裝飾。

也可以選擇：

- 我們使用純楓糖漿而不是白糖，因為這是麻州盛產的食材，又特別美味。你也可以用龍舌蘭糖漿或糙米糖漿。
- 若要做原始人飲食版本，用檸檬汁代替醋。
- 若要做純素食版本，改用未加魚露醃製的純素食泡菜。

↑V
=P
↓K

烤花椰菜佐恰摩拉綜合香料
Roasted Cauliflower with Chermoula Sauce

= V
↓ P
↓ K

恰摩拉綜合香料（Chermoula）是一種中東常見的香草與香料組合，跟魚和蔬菜非常搭。它很適合加在烤白花椰菜上，也特別適合搭配中東香草烤雞與小扁豆佐綜合香料優格醬（P.222）。

阿育吠陀觀點：雖然白花椰菜一般比較適合火型與水型能量體質者，用油烤過以後，風型能量體質者也能享用。

4-6人份

1大顆白花椰菜，切成中型小朵狀

2大匙葡萄籽油

2杯粗略切碎的香菜，另外多準備一些作為裝飾

1杯粗略切碎的歐芹，另外多準備一些作為裝飾

2瓣大蒜，壓碎

1顆檸檬的果皮與果汁，另外多刨一些果皮作為裝飾

1½小匙孜然粉

1小匙紅甜椒粉

1小匙細海鹽

¼杯特級初榨橄欖油

1. 烤箱預熱至200℃。

2. 在一個烤盤上將白花椰菜均勻裹上葡萄籽油，放進烤箱烤到變得金褐色且能用叉子刺穿，約10-15分鐘。

3. 製作恰摩拉綜合香料醬：將剩下的食材與¼杯水放進一個小型食物調理器，攪拌至滑順，過程中要用刮刀刮下食品處理機邊上的食材1-2次。醬汁應該要夠濃稠，但能用湯匙淋的濃稠度，如果太稠，加一點水稀釋。

4. 上桌前，在一個大盤子或4-6個個人餐盤上，舀入醬汁。在醬汁上放烤好的白花椰菜，並用歐芹、香菜與檸檬皮裝飾。

也可以選擇：

- 不用太用心去除香菜的菜梗。只要去掉下面比較粗的菜梗，細的可以留著。
- 若要風味更重一些，可以將摩洛哥式香料粉（ras el hanout）或哈里薩辣醬粉混入葡萄籽油，並且與白花椰菜拌勻再烤。
- 如果要烤整顆白花椰菜，醬汁就保留在一旁，食用時再淋上。將整顆白花椰菜抹上葡萄籽油，內部以及間隙也要淋上一些。放在一個鑄鐵煎鍋上烤到花椰菜中間可以用叉子輕鬆刺穿，烤的過程中，偶爾將滴落的油再舀上花椰菜。
- 恰摩拉綜合香料醬搭配烤蔬菜、烤印度南瓜、烤魚和烤雞特別美味。
- 討厭香菜的人，可以完全改用歐芹做這款醬汁。

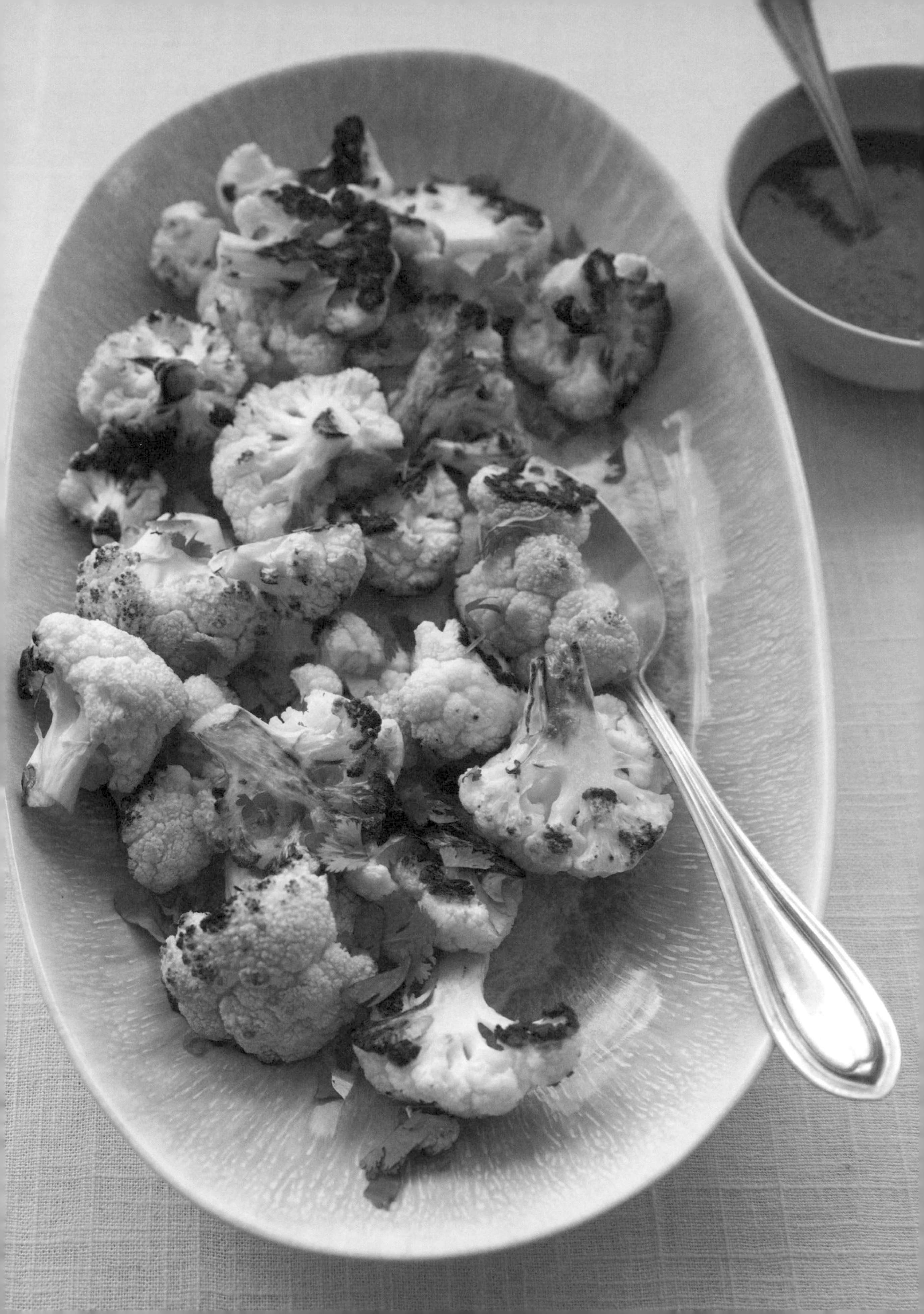

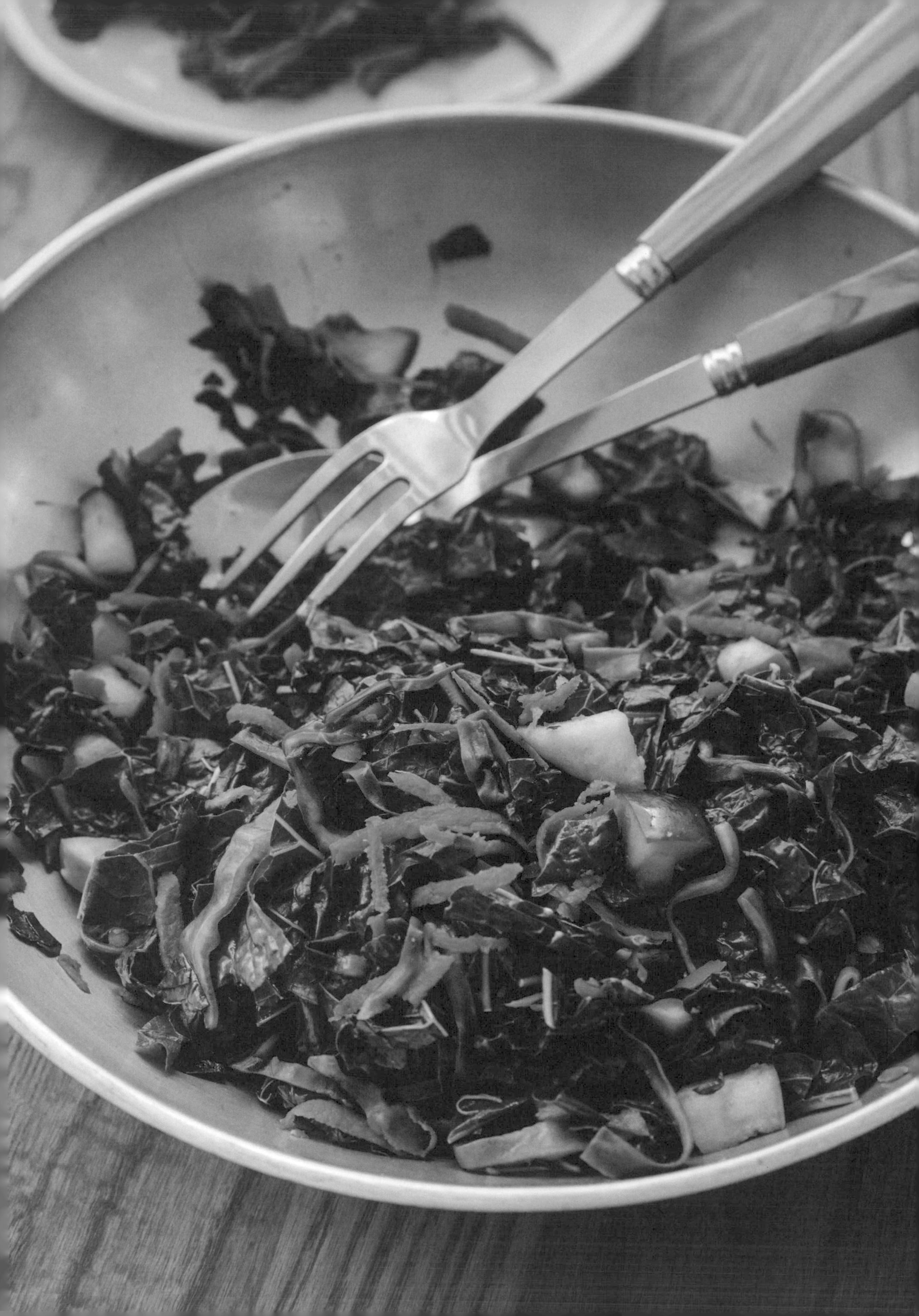

熱拌羽衣甘藍與蘋果
Braised Kale and Apple Slaw

美國人可能覺得溫熱的涼拌捲心菜很奇怪，但這是在冬天攝取蔬菜的好方法。更何況，根據阿育吠陀理論，天氣變冷應該要吃煮熟的食物，因為我們的身體也比較冷，溫暖的食物有助於加強我們的消化火焰。這道食譜裡，爽脆的紅蘿蔔與蘋果，能平衡高麗菜與羽衣甘藍的苦澀味。

阿育吠陀觀點：火型與水型能量體質者會很享受涼拌捲心菜的澀味，但對風型能量體質者，則過於乾燥、涼性。多加一點薑和油，就會比較適合風型能量體質。

4-6人份

1大匙特級初榨橄欖油

1杯切絲的紅高麗菜

6杯稍微壓實的切絲拉齊納多羽衣甘藍（大約一把的量）

½杯刨絲的紅蘿蔔

½杯切成¼吋丁狀的紅蘋果，不要削皮

1小匙新鮮薑末

1大匙蘋果醋

½小匙細海鹽

¼小匙現磨黑胡椒

1. 以中火加熱一個大型煎鍋。鍋燒熱以後，加入橄欖油與高麗菜，晃動鍋子讓高麗菜均勻裹上油。煮到蔬菜變軟但未上色，約2-3分鐘。拌入羽衣甘藍再煮2-3分鐘，偶爾用鍋拌炒。

2. 拌入紅蘿蔔、蘋果與薑末，煮到紅蘿蔔變軟但仍有一點脆度，約1分鐘。拌入蘋果醋與1大匙水，煮到液體幾乎蒸發。以鹽與胡椒調味，再上桌。

也可以選擇：

- 如果你要遵守生食飲食，這道菜也可以做成冷的。只需要把所有食材都拌在一起即可。
- 若要做原始人飲食的版本，蘋果醋可改用檸檬汁。

↑V ↓P ↓K

鳳梨紫米炒飯
Pineapple Purple Rice

↓V
↓P
↓K

紫米，又稱為中式黑米，屬於中粒米，有時會拿來做甜點。很酷的紫色來自花青素，對健康非常好，像是能幫助對抗發炎，並且促進健康的神經功能運作。用椰子油稍微烘炒過，紫米會帶有一點熱帶的香氣，而紅色甜椒、黃色鳳梨塊，以及綠色的青蔥末，都能襯托出米飯的美麗深紫色。

阿育吠陀觀點：紫米裡有非常多能改善消化的纖維以及各種營養素，因此對三種能量體質者都是很平衡的一道菜。

6人份

1½杯紫米

3大匙椰子油

1杯切成¼吋丁狀的鳳梨

½杯杏仁片，烤過的

½杯切成細末的青蔥

¼杯切成¼吋丁狀的紅甜椒

1小匙細海鹽

1. 將紫米放進一個細網篩子，以自來水冷水沖洗1分鐘，瀝乾水分。

2. 將紫米與椰子油在中型湯鍋裡拌勻，米粒均勻裹上油。以中火加熱，烘烤到紫米聞起來有一點堅果香氣，約3-5分鐘，過程要經常攪拌。加入3杯水，煮到微滾。蓋上鍋蓋，調成小火，繼續煮到米飯變軟，約20-25分鐘。關火，繼續蓋著鍋蓋以餘溫悶約5分鐘。

3. 用一根叉子，輕輕將米飯撥鬆，讓米粒粒分明。輕輕拌入鳳梨、杏仁片、蔥末、甜椒丁與海鹽。請趁熱食用。但也可以放涼到室溫或當作冷食。可以冷藏最多一天。

也可以選擇：

- 你也可以改用不同品種的米，像是威尼大米（wehani）。按照包裝指示將米煮熟。

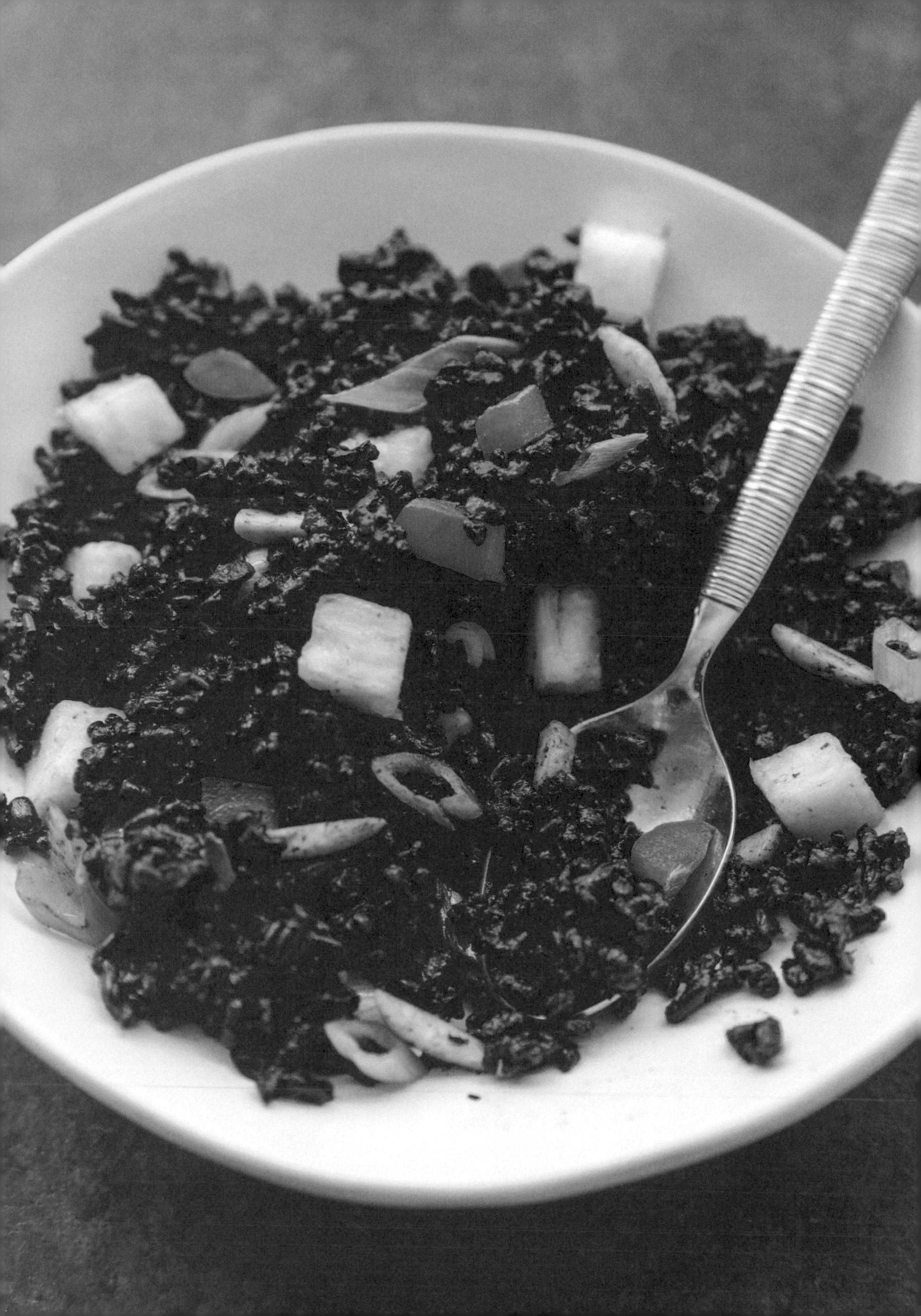

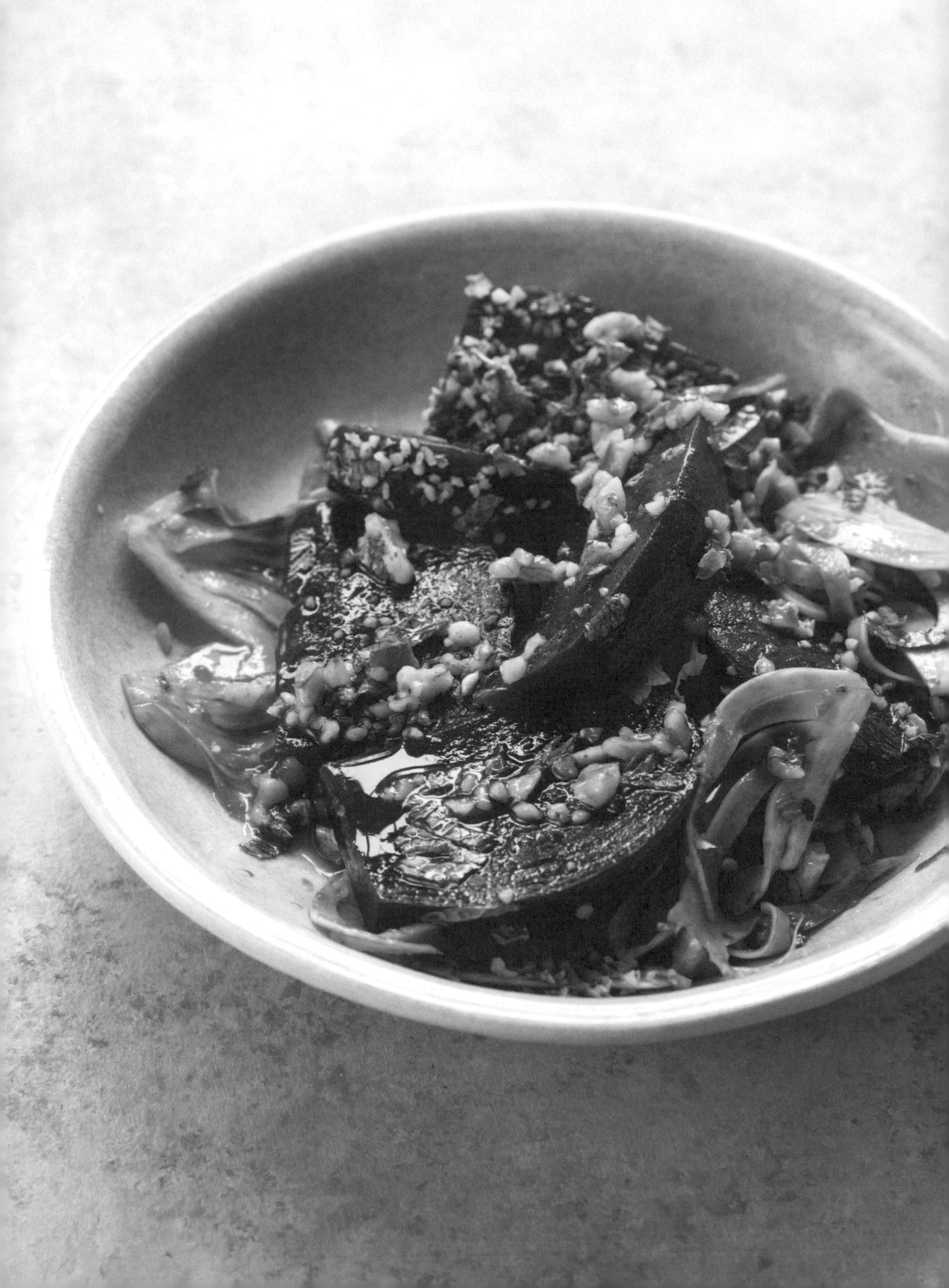

甜菜根與茴香溫沙拉佐橘子油醋醬

Warm Beets and Fennel with Orange Vinaigrette

這樣吃甜菜根，既美味又繽紛。簡單將甜菜根煮到軟，再用色彩鮮豔、以球莖茴香增添風味的橘子沙拉醬當作淋醬。將球莖茴香削得如紙一般薄透，能釋放出它的美妙香氣，同時保留爽脆的口感。烤過的核桃與薄荷，讓秋天的風味與色彩更圓滿。

阿育吠陀觀點：如果是盛產甜菜根的季節，絕對可以盡情地吃，因為甜菜根能幫助維持健康的膽囊與肝臟功能。

4-6人份

680克甜菜根（約6小顆），去皮、切成八塊（約4杯份量）

1顆無籽臍橙（navel orange）

1大匙糙米醋

½小匙蜂蜜或龍舌蘭糖漿

2大匙特級初榨橄欖油

½杯刨成薄片的新鮮球莖茴香（用切片器削成薄片）

¼小匙細海鹽

⅛小匙現磨黑胡椒

2大匙核桃，烤過並切碎

1大匙切碎的新鮮薄荷

1. 將甜菜根放進一個中型湯鍋裡，用大約3杯水蓋過，蓋上鍋蓋，煮到沸騰。將火調小後繼續燉煮到甜菜根變軟，約18-20分鐘。

2. 煮甜菜根時，製作油醋醬。將柳橙皮削入一個小碗裡，擠入¼杯柳橙汁，再用打蛋器拌入醋、蜂蜜與橄欖油。拌入球莖茴香薄片，靜置室溫，等待甜菜根煮好。

3. 煮好的甜菜根瀝掉多餘水分，放進一個大盤子或4-6個個人餐盤。以鹽與胡椒調味，再淋上油醋醬。最後撒上核桃與薄荷。

也可以選擇：

- 如果手邊有剩下的整顆烤甜菜根，去皮後拿來使用，代替此食譜裡的水煮甜菜根。
- 若要做原始人飲食版本，醋可以用檸檬汁代替。

薑黃蘋果酒燉根莖蔬菜
Turmeric Cider-Braised Root Vegetables

↓V
↓P
↓K

我們在克里帕魯養生中心經常烤根莖類蔬菜。為了避免烤得太乾，我喜歡用一點水燉一下，或「燉烤」它們，這裡則是用蘋果酒代替水。蘋果酒收汁後，就會在根莖類蔬菜上留下一層閃閃發光的醬汁。薑黃讓這個醬汁帶有鮮豔的橘色，同時因為內含薑黃素，因此具有抗發炎、抗氧化的功效。

阿育吠陀觀點：食譜裡的油醋能平衡根莖類蔬菜的土性，因此這是三種能量體質者都能享用的營養菜餚。

4-6人份

2大匙特級初榨橄欖油

2大匙蘋果醋

¾杯蘋果酒

½小匙肉桂粉

½小匙薑黃

¼小匙細海鹽

⅛小匙現磨黑胡椒

1½杯切成¾吋丁狀的蕪菁甘藍（rutabaga）

1½杯切成¾吋丁狀的防風草（parsnips）

1½杯切成¾吋丁狀的紅蘿蔔

1½杯切成¾吋丁狀的蕪菁（turnips）

2小匙切碎的新鮮歐芹

1. 烤箱預熱至180℃。

2. 在一個小碗裡，將橄欖油、醋、蘋果酒、肉桂粉、薑黃粉、鹽與黑胡椒拌勻。

3. 將蕪菁甘藍、防風草、紅蘿蔔與蕪菁，放在一個4夸 烤盆或烤盤上。倒上蘋果酒醬汁並拌勻。用鋁箔紙蓋住烤盤，放進烤箱烤到蔬菜變軟，幾乎可以用叉子刺穿的程度，約30分鐘。拿掉鋁箔紙後，將所有蔬菜與醬汁再次拌勻，繼續烤到醬汁濃縮、變稠，並且能裹在蔬菜上，大概再10-12分鐘。

4. 最後拌入歐芹再上桌。

也可以選擇：

- 你可以改用任何喜歡的根莖類蔬菜。如果市場上有新鮮的根芹菜（celeriac）和球莖甘藍（kohlrabi），也可以使用。你也可以加入任何新鮮香草，像是百里香、歐芹或鼠尾草（鼠尾草不要加太多，它的味道很重）。

印度綠豆粥
Kitchari

這是最經典的阿育吠陀療癒食物，印度綠豆粥用的是簡單的米與去皮綠豆燉煮，並且以各種香料如薑黃、孜然與芥末籽調味。這就像是印度料理中的雞湯。做法簡單、快速，想要重新調整健康狀態，隨時能享用這道料理。如果你覺得身體不舒服，或是假日過度放縱飲食，連續一到兩天可以吃這個粥。你也可以將食材份量加倍，在冰箱裡存放一些印度綠豆粥。

阿育吠陀觀點：這是一種傳統排毒淨化療程，稱為帕奇卡瑪淨化排毒療法（panchakarma）飲食中的一部分，印度綠豆粥能提供完整的健康胺基酸，一道料理就能當完整的一餐，更是容易消化。所有能量體質者都能盡情享用。

4人份

1大匙印度酥油或椰子油

1小匙褐芥末籽

2小匙孜然粉

1小匙薑黃粉

1小撮現磨黑胡椒

¼杯黃色去皮綠豆（印度綠豆）

½杯印度香米

2大匙切碎的新鮮香菜

1小匙新鮮檸檬汁

½小匙細海鹽

↓V
↓P
↓K

1. 用中火在一個中型湯鍋裡加熱印度酥油。拌入芥末籽一起加熱到芥末籽開始爆開，約2-3分鐘。拌入孜然粉、薑黃粉與胡椒粉，煮到釋出香氣，約30分鐘。拌入綠豆仁與白米，煮到米稍微有烘烤過的樣子，約2-3分鐘，中間攪拌一、兩次。

2. 加入4杯水，以大火煮到微滾。調成小火，蓋上鍋蓋，煮到米與綠豆仁變軟、大部分的水分都吸收了，約10-15分鐘。印度綠豆粥應該有點濕，米飯要濕潤到能把食材都黏在一起的程度。關火後，蓋著鍋蓋讓綠豆粥悶5分鐘。如果喜歡比較有湯的印度綠豆粥，或是覺得太濃稠的話，可以多加1杯水稀釋一下。悶過以後，打開鍋蓋，拌入香菜、檸檬汁與海鹽。趁熱食用。

也可以選擇：

- 白米烘烤過後，可以加入自己喜歡的蔬菜一起煮，也可以試試不同的香料，找出最適合自己的口味。

蔬菜印度香飯
Vegetable Biryani

↓V
↓P
↓K

這款基本的米飯料理是克里帕魯養生中心的一道經典菜餚，也是印度餐廳菜單上的固定班底。搭配椰香鷹嘴豆蔬菜（P.180）一起食用特別美味。如果想要煮出粒粒分明的米飯，最好買放了1-3年的印度香米。美國買得到的印度香米，通常只有擺放6個月左右，煮起來會比較濕潤，但是你可以在印度市場與特色食品店找到比較陳年的香米。

阿育吠陀觀點：印度香米與洋蔥、大蒜與薑黃一起烹煮，等平衡米飯的涼性特質。就連小孩都愛這道米食，而且大多不在意裡面放了很多蔬菜。

4人份

¼杯切末的黃洋蔥

1大匙印度酥油或特級初榨橄欖油

½杯切成¼吋丁狀的紅蘿蔔

½小匙薑黃粉

1杯生的印度白香米

2小匙新鮮薑末

1小匙新鮮蒜末

¼杯深色葡萄乾

½杯新鮮或冷凍的豌豆

¼杯烤腰果（剖半或小塊，不要切碎）

¼小匙細海鹽

1. 以中小火加熱一個中型湯鍋，約2分鐘。放入洋蔥與印度酥油，晃動鍋子讓洋蔥均勻裹上油。蓋上鍋蓋並用小火煮到洋蔥變透明，約3-5分鐘。

2. 拌入紅蘿蔔、薑黃粉與香米。以中火繼續煮到紅蘿蔔快要變軟，米飯也因為薑黃而煮到變黃，聞起來有些烤過的味道，約2-3分鐘。

3. 拌入薑末與蒜末，煮到香氣釋出，約30秒。拌入葡萄乾與1½杯水。蓋上鍋蓋，以大火煮到微滾，再調成小火，煮到液體都被吸收、米飯變軟，約12-18分鐘。關火後，蓋著鍋蓋悶熟，約5分鐘。

4. 用叉子輕輕撥鬆米飯，讓米變得粒粒分明。輕輕拌入豌豆、腰果與海鹽，稍微拌到均勻即可。趁熱食用。

也可以選擇：

- 當作兩人份主食的話，可以加入226-340克的煮熟豆腐塊、鮮蝦或雞肉，並且拌入1小匙咖哩粉，和1大匙印度酥油或橄欖油。

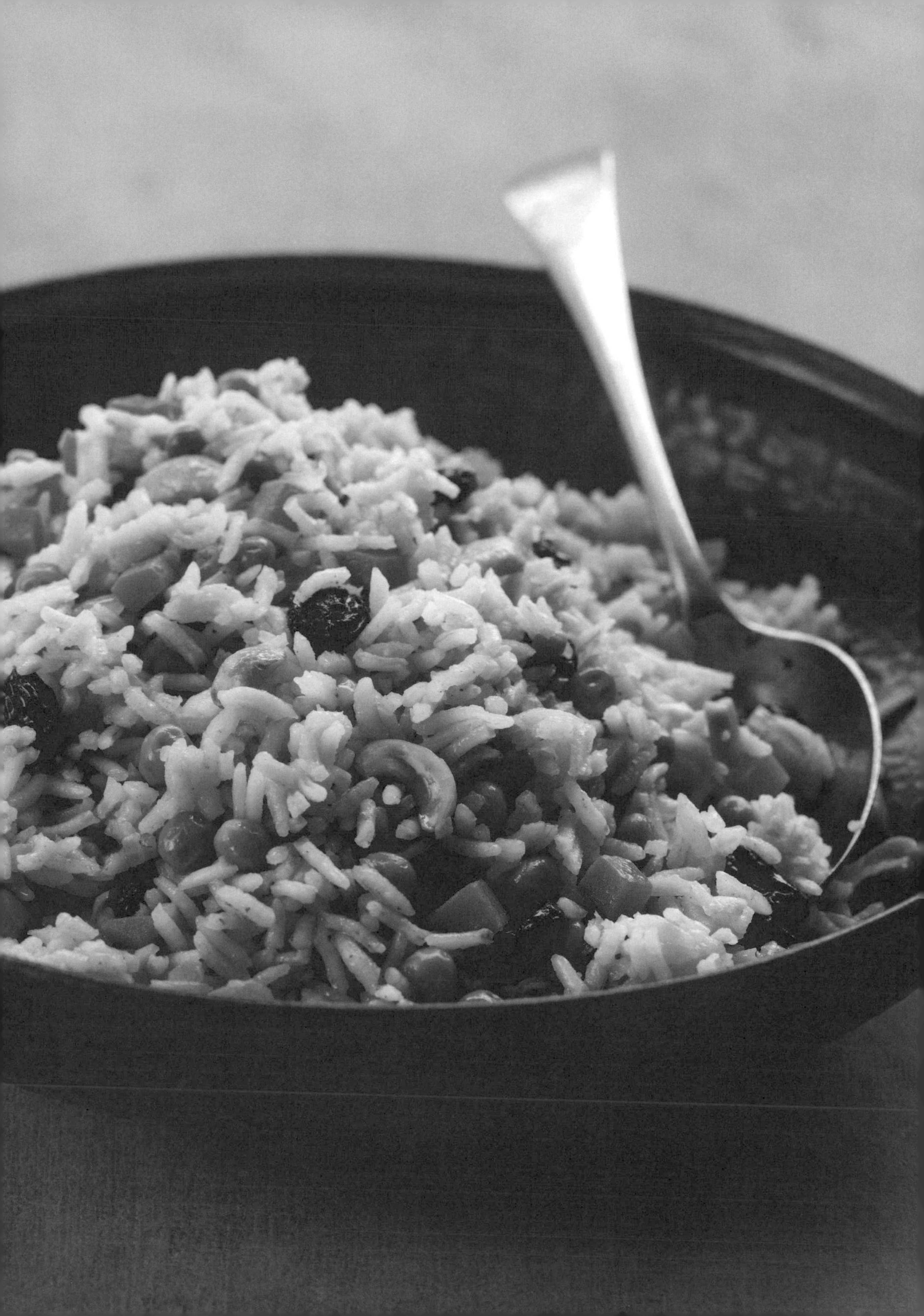

白花椰菜與小米泥
Cauliflower and Millet Mash

↑V
↓P
↓K

這是本書中最簡單的料理之一，但令人意外地，在我的烹飪課上總是特別受歡迎。跟馬鈴薯泥的濃郁滑順奶香一樣令人滿足，卻不會讓你覺得有負擔。如果要組成營養均衡的三等分餐盤，可以搭配任何蔬食料理，像是焦糖抱子甘藍佐韓式泡菜醬（P.235），以及任何蛋白質料理，像是烤雞佐芝麻蘋果酒燒烤醬（P.220）。

阿育吠陀觀點：白花椰菜與小米具有輕盈且乾燥的特質，能幫助蒸發多餘的痰，變相維持消化功能的健康。如果春天經常有過敏反應，可以試試這道菜。

4-6人份

½杯小米

113克切成小朵的白花椰菜（約1½杯）

½小匙細海鹽

1-2大匙印度酥油或特級初榨橄欖油

2大匙切碎的新鮮歐芹，作為裝飾用

1. 將小米放進一個細網篩子，以冷水沖洗，瀝乾。把小米放進一個有蓋子的中型湯鍋裡。加入2½杯水，以及白花椰菜和海鹽。以大火煮沸後，調成小火，蓋上鍋蓋，煮約35分鐘。煮30分鐘後，稍微攪拌一下食材。此時小米應該已經分解了，攪拌時，鍋中的液體應該會變稠。食材變得非常軟且濃稠時，關火並靜置5分鐘。

2. 用浸入式攪拌棒或攪拌機，或小型食物調理器，將食材打成泥。如果使用攪拌機，為了避免溢出，應該先讓食材放涼一下，並在攪拌時將中間的蓋子稍微打開散熱。將食材打得特別滑順。蔬菜泥的質地會非常濃稠。拌入印度酥油，並趁熱食用，最後以歐芹裝飾。

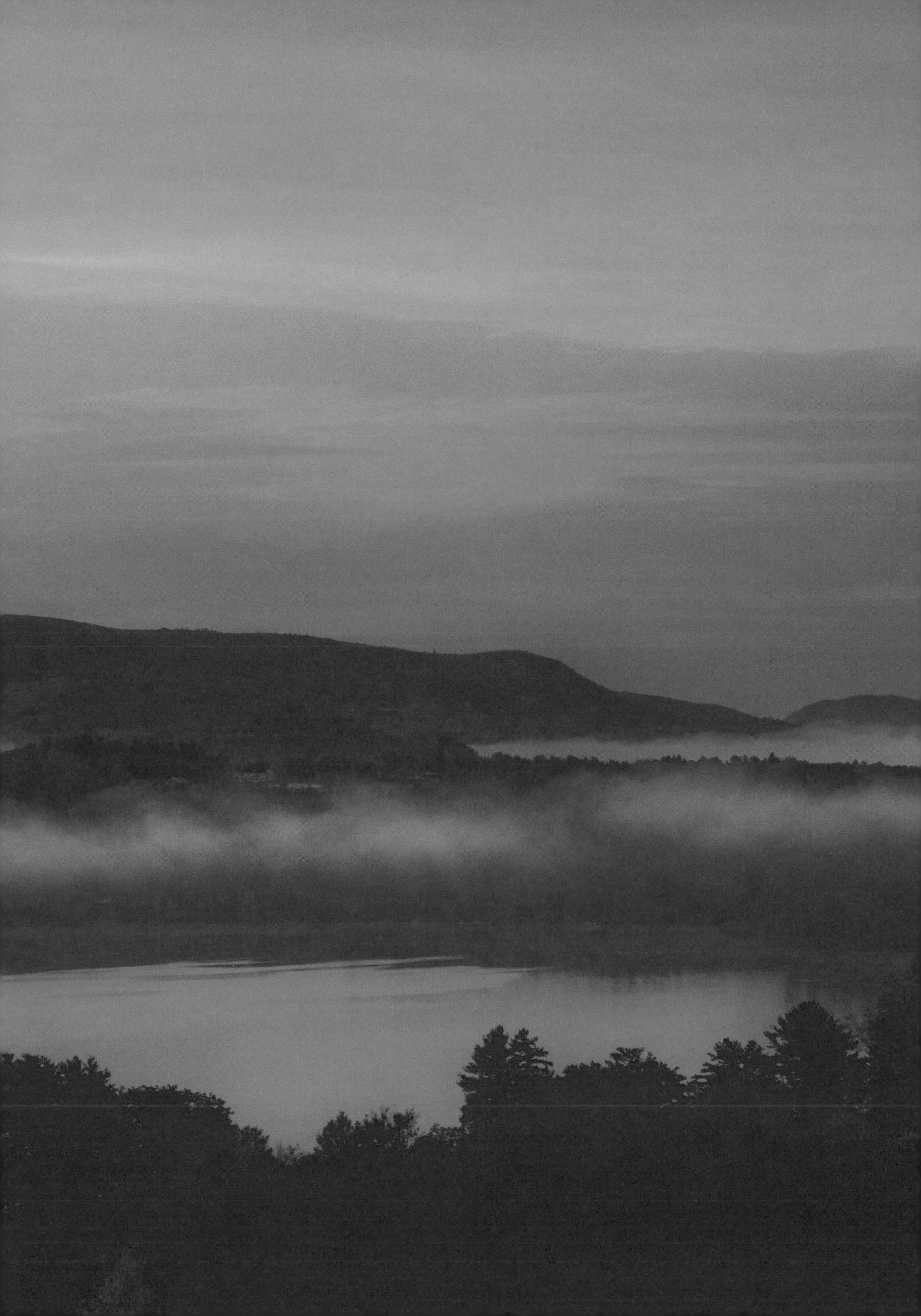

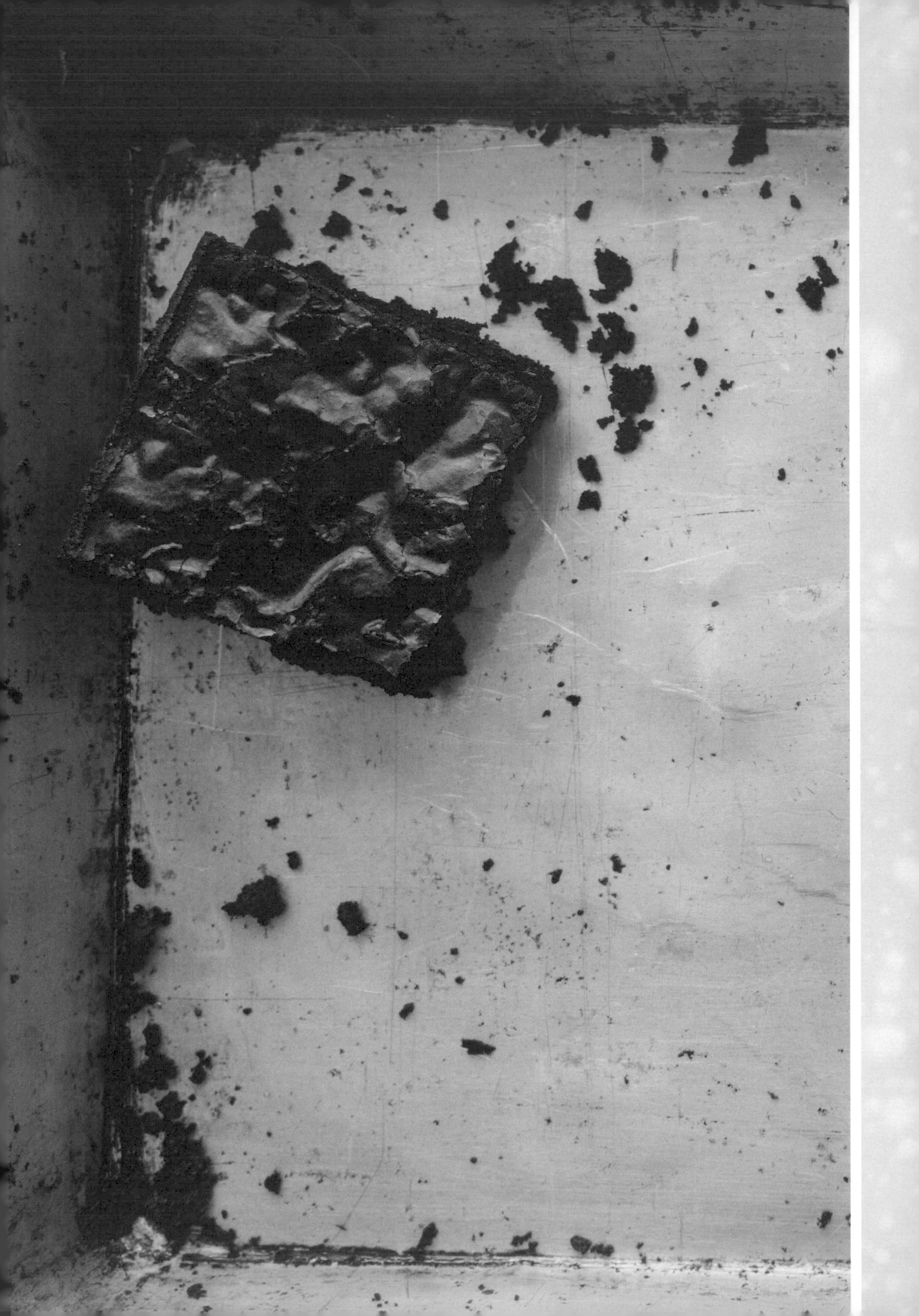

來一點甜的

甜味是人類最基本的味覺之一。根據阿育吠陀理論，最好能在完整的一餐裡，讓甜味與其它味覺平衡。在克里帕魯養生中心，為了滿足客人的甜品味蕾，我們會在營養的一餐結束後，提供小份量、大家熟悉的蛋糕、餅乾與其它甜品。我們會將重點放在來自全穀物和全食物來源的糖，像是水果和楓糖漿。

我們的無麩質鹽味雙巧克力豆餅乾（P.253）就是很好的例子，可以稍微放縱一下，但不至於會讓你血糖飆升。巧克力味道濃郁奢華，卻也充滿纖維豐富的燕麥粉。同樣地，無麩質全穀物純素布朗尼（P.261）也加入了亞麻籽粉、燕麥粉與蕎麥粉，讓這些濃郁、濕潤的點心，也能營養均衡。

使用全穀物麵粉的甜點，能降低整體升糖負荷（glycemic load）——一種描述食物攝入後，身體會多快代謝的衡量標準。雖然結晶糖、楓糖漿與龍舌蘭糖漿，都屬於高升糖指數的單糖（身體會很快代謝掉），全穀物如燕麥粉與水果裡的纖維，以及奶油和蔬菜油裡的脂肪，升糖指數都比較低，因此能讓單糖的吸收變慢，也能降低整體的升糖負荷。

簡而言之，使用全穀物製成的麵粉，能幫助你享受一點甜食，但不會讓血糖飆升太多。如果吃完纖維豐富、以蔬食為主的一餐，再吃一塊全穀物餅乾，你的整體升糖負荷會降得更低。

雖然如此，適量與正念飲食仍是關鍵的概念。縱情吃下布朗尼、餅乾或蛋糕之前，要讓自己坐好、放鬆。好好花時間感受甜味，並完全享受每一口甜食。吃一塊餅乾可以是非常快樂的經驗，有意識地、滿足地品嚐味道，也能降低一次就想把全部餅乾都吃光的慾望。

阿育吠陀認為烘焙品都是厚重的食物，因此最好在午餐時間，消化功能最強的時候享用。這樣就有時間上的優勢。可以用一整天好好利用這厚重的食物，當作身體的能源，並且燃燒完畢。同樣的烘焙品，如果是在晚餐過後，甚至更晚食用的話，可能會干擾睡眠，久而久之也會導致體重增加。

阿育吠陀也教導我們：同性相吸、異性相消。因此，餅乾、蛋糕等烘焙品，更適合在比較涼爽、乾燥的秋冬季食用。春夏季天氣比較濕且沈重，而烘焙品也會讓身體有濕氣且更沈重。更何況，誰會想要在炎炎夏日打開烤箱、讓廚房變得熱烘烘的？

無麩質鹽味雙巧克力豆餅乾
Gluten-Free Salted Double Chocolate Chip Cookies

克里帕魯養生中心的烘焙坊裡，只要有人想出新產品，我們就會試做並試吃。好吃的話，就會放到菜單上。我們的前烘焙坊主任麗茲・藍儂，研發出這款無堅果的餅乾，巧克力味濃郁香甜，但竟然感覺非常輕盈。謝啦，麗茲！

阿育吠陀觀點：可可粉味道苦，性質溫熱、具有刺激性，對於風型及火型能量體質者，是最有負擔的食材。不過，阿育吠陀認為飲食不只是吃進單一食材，而是所有食材的融合。在這裏，椰子的涼性能平衡可可粉的燥熱，而奶油的油性則能中和麵粉的乾燥。請適量享用。

可製作20塊3-4吋餅乾

½杯葵花籽

2⅓杯（397克）切碎的苦甜巧克力，或苦甜巧克力豆

1¼杯（198克）切碎的白巧克力，或白巧克力豆

2杯無麩質燕麥粉

½杯天然（非荷蘭式或鹼性）可可粉

1小匙泡打粉

1小匙小蘇打

1杯（2條）無鹽奶油，軟化

¾杯有機蔗糖

½杯壓實的紅糖

1大顆雞蛋

1杯無糖乾椰子絲

粗海鹽，如Maldon品牌

= V
= P
↑ K

1. 烤箱預熱至180℃。

2. 將葵花籽鋪在烤盤上，放進烤箱烤到稍微上色、烤香，約3-5分鐘，從烤盤倒出放涼。將烤盤與另一個烤盤都鋪上烘焙紙，放在一旁備用。

3. 在一個中型、可進烤箱的碗裡或湯鍋裡，放入1¼杯（198克）苦甜巧克力與⅔杯（113克）白巧克力。放入烤箱，加熱到巧克力開始融化，約4-6分鐘。仔細看著巧克力，途中攪拌一、兩次，確保巧克力不會烤焦。快要完全融化時，從烤箱取出，攪拌至完全滑順。稍微放涼，偶爾攪拌，讓巧克力保持滑順、不結塊的狀態。

4. 在一個中型調理盆裡，拌入燕麥粉、可可粉、泡打粉與小蘇打。

5. 將烤好的葵花籽放進小型食物調理機或乾淨的香料研磨器裡，並加入2大匙混合完的乾粉食材。攪打至葵花籽變成碎粉狀，但沒有被打成奶油狀（乾粉食材能幫助預防葵花籽被打成泥狀）。放在一旁備用。

6. 將奶油、蔗糖與紅糖放在電動攪拌器的碗裡。以中速攪拌至食材變得輕盈、蓬鬆。

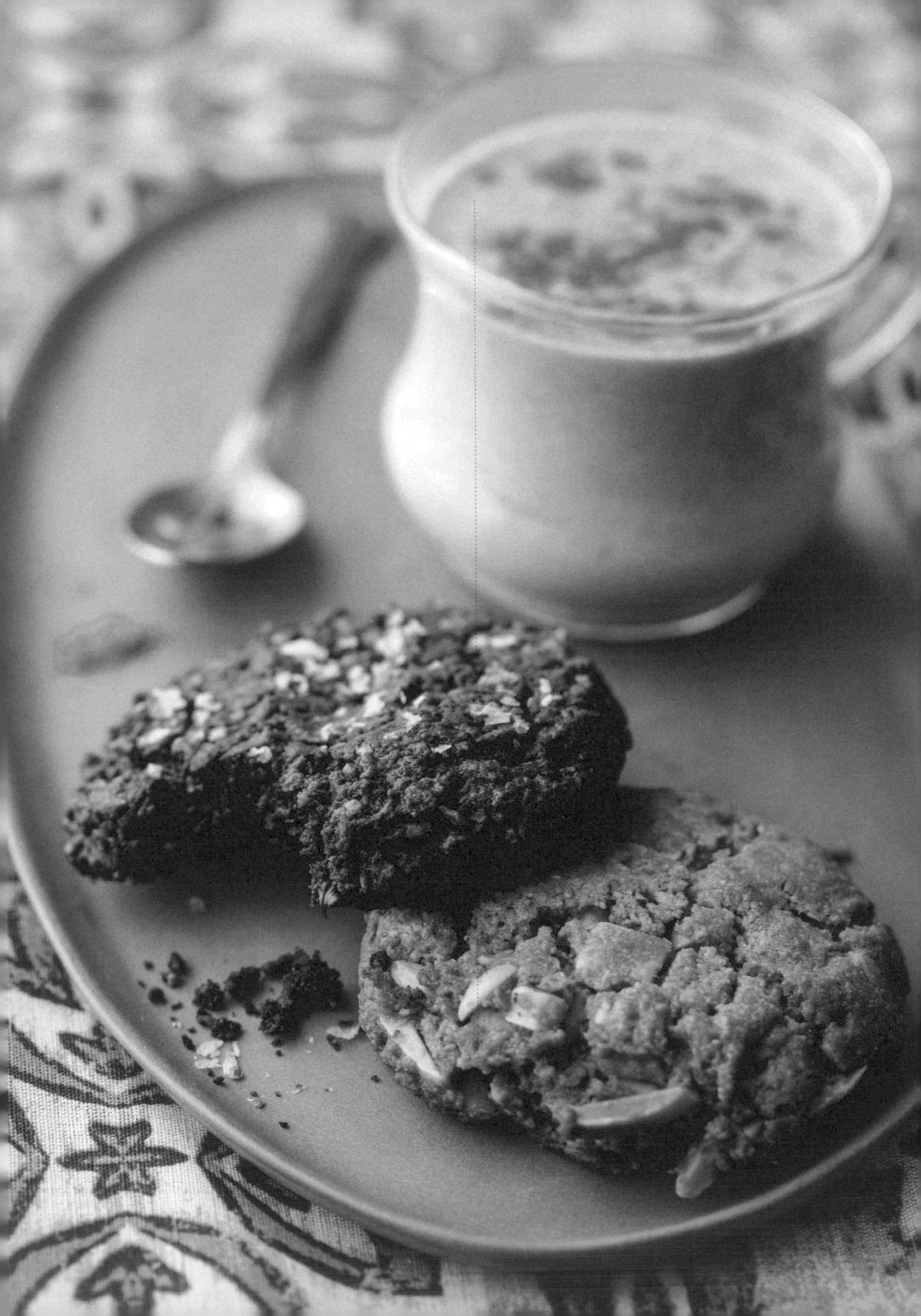

攪拌器繼續攪拌時，加入雞蛋拌勻。用刮刀將攪拌碗邊上的食材往下刮，繼續以中速攪拌，再加入放涼的融化巧克力。攪拌器改成低速攪拌，再加入乾粉食材以及打碎的葵花籽，需要的話，用刮刀將攪拌碗邊上的食材往下刮。拌入椰絲與剩下的1杯（170克）苦甜巧克力與½杯（85克）白巧克力。

7. 舀起麵團以每份¼杯（57克）的份量放在鋪好烘焙紙的烤盤上，應該能分成20顆餅乾。輕輕壓扁餅乾、整型成圓形。撒上海鹽，烤到餅乾邊都定型，但中心仍糊糊的，大約12分鐘，中途將烤盤轉向。烤完後，在烤盤上放涼15分鐘，再放在架子上徹底放涼。

柳橙餅乾的無麩質狂想曲
Gluten-Free Rhapsody in Orange Cookies

= V
= P
↑ K

朵拉・雷文森曾是我們克里帕魯養生中心烘焙坊的志工。她當時烘焙經驗非常少，但她的終極目標就是研發出一個招牌餅乾配方。朵拉特別愛柳橙的味道，因此將柳橙混合白巧克力，變成一個爽脆又有嚼勁的餅乾。

阿育吠陀觀點：如果在春天想要享用一塊餅乾，這會是很理想的選擇。這是一個無麩質、添加柳橙風味的點心，搭配一杯茶最對味。

可製作約20塊3-4吋餅乾

1¾杯杏仁粉

1⅔杯無麩質燕麥粉

1小匙小蘇打

1小匙細海鹽

¾小匙黃原膠

⅔杯（11大匙）無鹽奶油，軟化

1½大匙特級初榨橄欖油

¾杯壓實的紅糖

⅓杯有機蔗糖

2中顆雞蛋（1½大顆雞蛋）

1½小匙香草精

½小匙橘子萃取物

1½顆橘子的果皮

1½杯（255克）切碎白巧克力或白巧克力豆

1½杯（163克）切片杏仁

1. 烤箱預熱至180℃，在兩個烤盤鋪上烘焙紙，放在一旁備用。

2. 在一個中型調理盆裡，拌勻杏仁粉、燕麥粉、小蘇打、海鹽與黃原膠，放在一旁備用。

3. 在電動攪拌器的碗裡放入奶油、橄欖油、紅糖與蔗糖，以中速攪拌至食材變得輕盈蓬鬆。在攪拌器繼續攪拌的同時，一顆、一顆分別加入雞蛋，每一次加蛋時，用刮刀刮下調理盆邊上的食材。拌入香草精、柳橙萃取物與柳橙皮。將攪拌器調成低速，再加入乾粉食材，視情況刮刀刮下調理盆邊上的食材。拌入白巧克力與杏仁片。

4. 舀起麵團以每份¼杯（57克）的份量放在鋪好烘焙紙的烤盤上，應該能分成20顆餅乾。輕輕壓扁餅乾、整型成圓形。烤到餅乾邊都定型，但中心仍糊糊的，大約15分鐘，中途將烤盤轉向。烤完後，在烤盤上放涼15分鐘，再放在架子上徹底放涼。

無麩質全麥餅乾
Gluten-Free Graham Crackers

我們克里帕魯養生中心會自己烤全麥餅乾，這樣就能用到當地的楓糖漿，還能做成無麩質的餅乾。這些餅乾比市售的還厚，但味道很像。

阿育吠陀觀點：這裡用到的各種粉類，使得這款無麩質全麥餅乾，讓所有能量體質者都能適量食用。裡面的香料甚至還能讓餅乾更易消化。

= V
= P
= K

可製作 12 塊 5 x 2½ 吋全麥餅乾
（如果壓碎可壓成 2½ 杯）

- 3 大匙無鹽奶油，軟化，另外多準備一些，需要的話可以用來幫烤盤抹油
- 噴油罐，需要的話，用來替烤盤抹油
- 1 杯杏仁粉（杏仁粗粉）
- ¾ 杯無麩質燕麥粉，另外準備一些作為手粉
- ½ 杯蕎麥粉
- ⅓ 杯葛根粉
- 1½ 大匙亞麻籽粉
- 2 大匙有機黑紅糖（Sucanat）或原蔗糖（turbinado）
- 2 小匙肉桂粉
- ½ 小匙肉豆蔻粉
- ¼ 小匙薑末
- ½ 小匙小蘇打
- ½ 小匙細海鹽
- ⅓ 杯楓糖漿
- 2 大匙任何一種牛奶或植物奶

1. 烤箱預熱至160℃，在兩個（18x13吋）烤盤上鋪烘焙紙，或用奶油或噴油罐抹油。

2. 可以選擇用機器攪拌，也可以用手攪拌。無論用什麼方式，在一個大型調理盆裡，將杏仁粉、燕麥粉、蕎麥粉、葛根粉、亞麻籽粉、蔗糖、肉桂粉、肉豆蔻粉、小蘇打與海鹽拌勻。緩緩加入楓糖漿、奶與軟化的奶油，攪拌均勻。混合好的麵團摸起來扎實，但跟派皮麵團一樣可以塑形。

3. 將麵團放上灑了手粉的工作台上，用麵棍擀成一個大的長方形，厚度大約 到¼吋，並切成5x2½吋的長方形。切披薩用的滾輪刀很適合在這裡使用。按照需求重新平再切成長方形，最後應該有12塊。用鍋鏟把切好的長方形移到準備好的烤盤上。用叉子在長方形麵團上插出小洞，能幫助麵團釋放水蒸氣，烤出酥脆的餅乾。放進烤箱烤到餅乾變成淺褐色，看起來烤得酥脆、乾燥，約30-35分鐘。取出烤盤後，餅乾在烤盤上放涼15分鐘，再放到架上完全放涼。

無麩質巧克力花生醬能量棒
Gluten-Free Chocolate Peanut Butter Bars

↑V
↑P
↑K

烘焙坊的同事知道，我跟很多人一樣，特別喜愛巧克力與花生醬的組合。這麼受歡迎的點心，真的模仿得很到位。吃一個就很滿足了，因為可以一次吃到風味融合在一起的壓碎全麥餅乾、甜花生醬與黑巧克力甘納許。務必先冷藏再食用，在太溫熱的環境裡，能量棒會開始融化。

阿育吠陀觀點：我們的客人非常喜愛這些巧克力花生醬能量棒。它們非常濃郁，最好午餐過後再享用。撒一點薑粉有助於消化這種點心。

可製作24份

花生醬餡

1 杯（3條+3大匙）無鹽奶油，融化，另外多準備一些替烤盤抹油

2½杯花生醬，滑順或顆粒皆可

½杯純楓糖漿

2½杯粗略壓碎的無麩質全麥餅乾（P.257），或市售全麥餅乾

甘納許外層

⅓杯鮮奶油

3大匙純楓糖漿

198克苦甜或微甜巧克力，切碎（或1杯巧克力豆）

1. 製作花生醬餡：將13x9吋烤盤抹油，放在一旁備用。

2. 將花生醬放進一個大型調理盆裡。可以用手攪拌，或是用電動攪拌機，以中低速攪拌。將融化奶油與楓糖漿放進一個中型調理盆裡拌勻，再緩緩將奶油混合物拌進花生醬，持續攪拌至所有食材混合均勻。拌入壓碎的全麥餅乾，再把內餡食材全鋪在抹好油的烤盤上，均勻塗開到烤盤邊。內陷質地應該有一點稀。

3. 將內餡放到冰箱到變硬，大約冷藏1½小時，或冷凍45分鐘。

4. 製作甘納許外殼：在一個小湯鍋裡，將鮮奶油與楓糖漿，以中火加熱到微滾。關火後再拌入切碎的巧克力，攪拌至巧克力融化，混合物變得滑順。如果甘納許看起來有點顆粒狀，可以再加一點鮮奶油，攪拌至完全滑順。

5. 將甘納許均勻鋪在冷藏或冷凍過的內餡上，塗開到邊角都有塗到。放回冰箱直到外殼變硬，冷藏約45分鐘，或冷凍約25分鐘。

6. 切成24塊（2吋方塊）要切得乾淨漂亮，先將一把鋒利的刀子泡進滾熱的水裡熱透，並完全擦乾再切。每下刀一次後，再泡一次熱水並擦乾。立刻食用，或蓋起來冷藏最多兩天。請從冰箱取出直接食用，因為能量棒會在室溫融化。

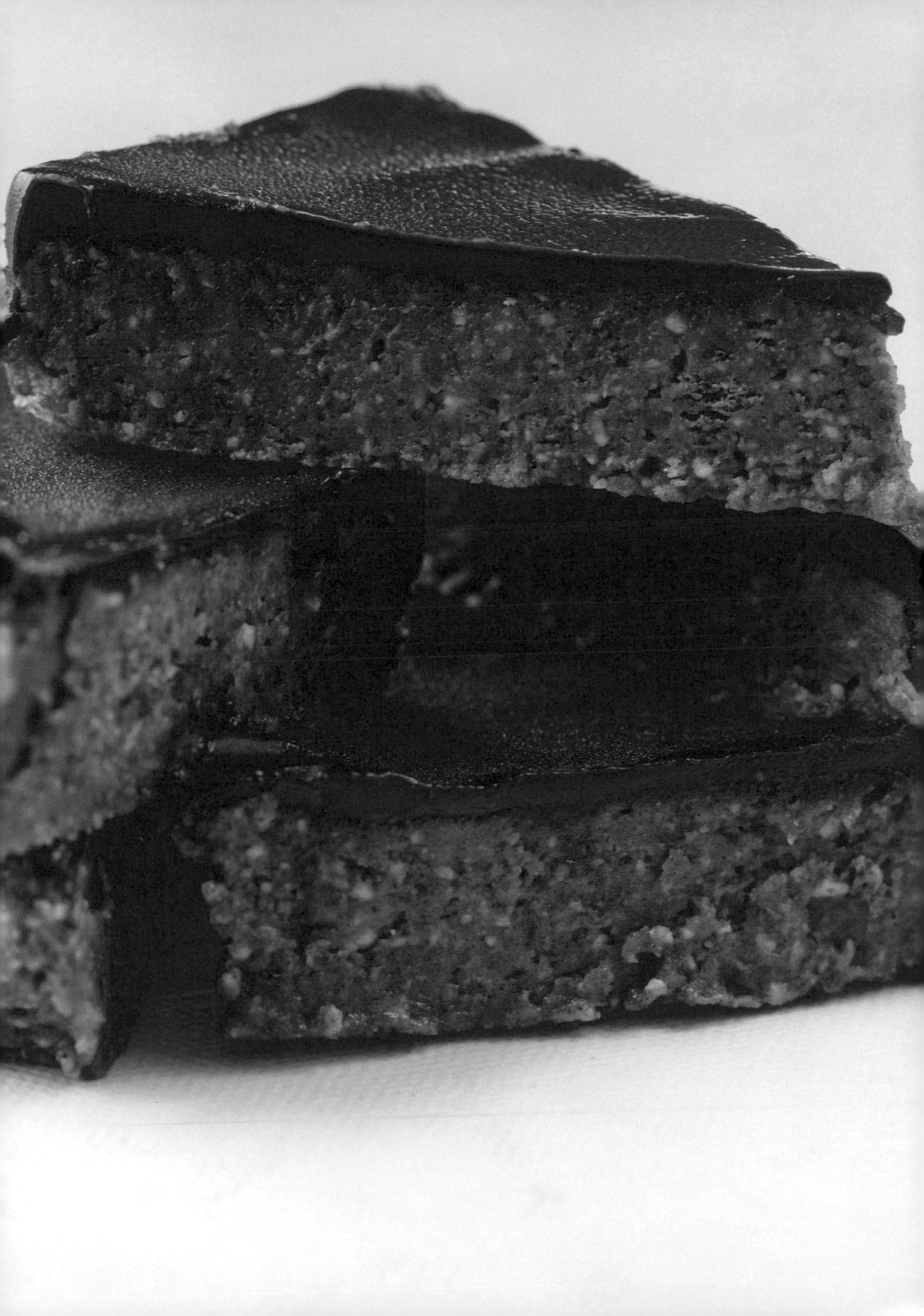

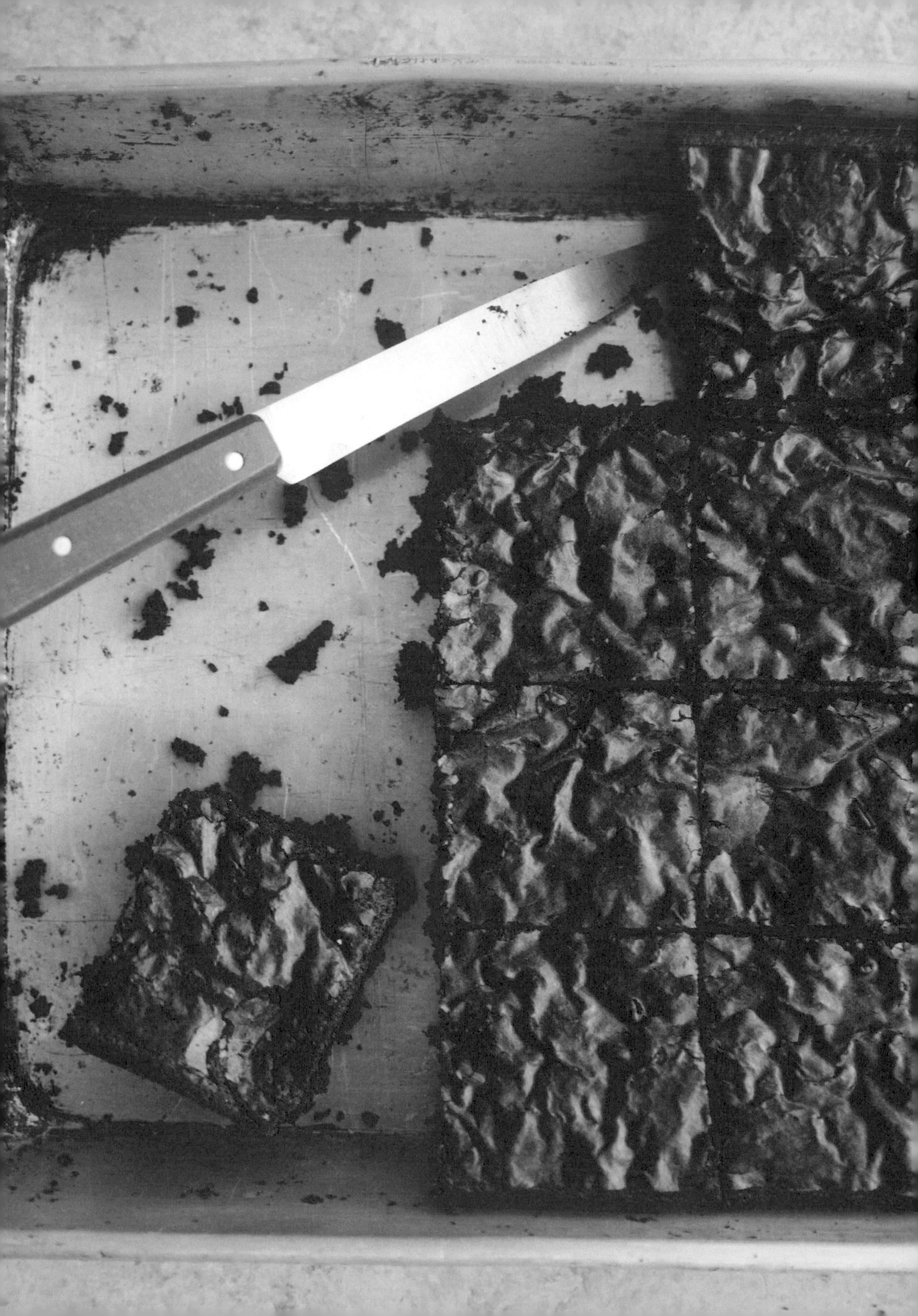

無麩質全穀物純素布朗尼
Gluten-Free Whole-Grain Vegan Brownies

蕎麥粉讓這些布朗尼帶有一點類似肉桂的獨特風味。布朗尼的邊邊會烤得香脆，卻仍保有濃郁柔軟的中心。如果找不到有機黑紅糖，可以用原蔗糖或椰子糖代替。

阿育吠陀觀點：可可粉與巧克力有許多很棒的健康益處，像是能幫助循環並紓緩咳嗽。不過，這些奢華的布朗尼還是最好少量享用，每一口也都要專心享受。

可製作12塊4吋布朗尼

1杯葵花油或其它蔬菜油，另外多準備一些用來替烤盤抹油

2大匙亞麻籽粉

¼杯豆奶或其它奶類

1杯有機黑紅糖或原蔗糖

¾杯又2大匙楓糖漿

2小匙香草精

1½杯無麩質燕麥粉

½杯蕎麥粉

½杯天然可可粉

1小匙泡打粉

½小匙細海鹽

1杯巧克力豆

1. 烤箱預熱至190℃，將13x9吋烤盤抹油。

2. 可以用手動攪拌，也能用電動攪拌器。無論如何，在一個大型調理盆裡，將亞麻籽粉與奶類拌勻。浸泡至少20分鐘，最多1小時。

3. 用低速稍微拌入有機黑紅糖，直到糖融入麵糊，約5分鐘。拌入楓糖漿與香草精到融入麵糊。再拌入葵花油直到拌勻。

4. 在一個中型調理盆裡，將燕麥粉、蕎麥粉、可可粉、泡打粉與鹽拌勻。緩緩將乾粉類食材拌入麵糊，直到拌勻。拌入巧克力豆，再將混合均勻的麵糊倒在準備好的烤盤上。

5. 放進烤箱烤到麵糊定型，但中心仍濕潤、柔軟，約20-25分鐘。接近烤好的時候，麵糊會膨脹起來再自行消氣，也會看起來有些氣泡。請放涼再切塊。

也可以選擇：

- 這些布朗尼很柔軟但很薄，厚度大約只有¾吋。如果想要更厚一點的布朗尼，將食材份量乘以1.5倍，烘烤時間多加5分鐘。
- 如果要加入一點果乾，用2大匙溫水，浸泡1杯切碎的櫻桃乾、藍莓乾或枸杞，直到果乾吸飽水份，約20分鐘。在拌入巧克力豆的階段，把果乾拌入布朗尼麵糊裡。

↑V
↑P
↑K

- 每一塊布朗尼上，可以舀上一匙克里帕魯打發鮮奶油（P.268）或克里帕魯腰果鮮奶油（P.269）。
- 要更容易切的話，烤盤上先鋪上一大片鋁箔紙，鋁箔紙上抹油，布朗尼烤好後放涼，再輕鬆將整個烤盤上的布朗尼脫模、切片。

無麩質純素食花生醬巧克力香蕉麵包
Gluten-Free Vegan Peanut Butter Chocolate Banana Bread

多年前，無麩質食品需求開始飆升的時候，我們就將這款甜麵包放到菜單上了，從那時候開始就特別受歡迎。巧克力與香蕉比例均衡，會讓你覺得雖然吃了甜點，但還是感覺很健康。

阿育吠陀觀點：阿育吠陀不建議將生水果與其它食物混合。不過，如果像這道甜品一樣，水果是煮熟的，就完全是另一種食物，絕對可以跟其它食材結合。

可做出9x5吋條狀麵包，大約切成10片

噴油罐

2大匙亞麻籽粉

¾杯燕麥粉

½杯蕎麥粉

1¼小匙泡打粉

½小匙細海鹽

½杯滑順無顆粒花生醬

3大匙無糖蘋果泥

⅔杯有機蔗糖

¾杯壓成泥的香蕉

2大匙豆奶

⅔杯迷你巧克力豆（113克）

1. 烤箱預熱至160℃，將一個9x5吋吐司烤盤噴上一層噴油罐油，放在一旁備用。

2. 將亞麻籽粉放進一個小碗裡，拌入⅓杯水。浸泡至少20分鐘，最多1小時。

3. 在一個中型調理盆裡，將燕麥粉、蕎麥粉、泡打粉與鹽拌勻，放在一旁備用。

4. 與此同時，將花生醬與蘋果泥倒入電動攪拌器的調理盆裡，用槳狀攪拌器以中速攪拌至混合均勻，約1-2分鐘。用刮刀刮下調理盆邊的食材，再繼續以中速攪拌。加入蔗糖與稍微壓成泥的香蕉，攪拌至蔗糖融入，1-2分鐘（混合的食材在手指摸起來，不應該覺得很有顆粒感）。再次刮下調理盆邊的食材，分三次依序加入乾粉類、奶類與浸泡過的亞麻籽粉。需要的話，停下來刮下調理盆邊的食材，再繼續加入食材，才能確保全部混合均勻。將攪拌機調成低速，加入巧克力豆與剩餘的香蕉泥，攪拌至香蕉還有些塊狀。

5. 將拌好的麵糊倒在準備好的烤模裡，烤到麵包外表定型、摸起來厚實，中間插入牙籤，取出時牙籤沒有沾著麵糊，約50-55分鐘。

也可以選擇：

- 香蕉麵包切片後，再用奶油煎一下會很好吃。也可以拿來煎成法式吐司。

↑V
=P
↑K

南瓜迎賓麵包
Pumpkin Welcome Bread

= V
= P
↑ K

我們每週五和週一，客人到中心報到最多的日子，都會提供「迎賓」麵包。這算不上甜點，但會在第一個晚上的晚飯後提供，是為了讓客人可以吃到有一點甜又有一點療癒的食物。

阿育吠陀觀點：南瓜泥伴隨溫暖的薑、肉桂、肉豆蔻與丁香，讓這款麵包特別適合涼涼的秋天早晨。抹上一點軟化的奶油，特別受歡迎。

可製作一條9x5吋吐司條，可切成約10片

6大匙無鹽奶油，軟化，另外多準備一些替烤模抹油。

¾杯中筋麵粉

¾杯全麥低筋麵粉

⅔杯有機蔗糖

1½小匙肉桂粉

½小匙薑粉

½小匙肉豆蔻

¼小匙丁香粉

¾小匙泡打粉

½小匙小蘇打

1小匙細海鹽

¾杯有機黑紅糖或原蔗糖

2顆大雞蛋，放置室溫

⅓杯任何一種奶類

½小匙香草精

¾杯罐裝或自製南瓜泥

1. 烤箱預熱至180℃，用奶油替一個9x5吋吐司模抹油，放在一旁備用。

2. 在一個中型調理盆裡，將中筋麵粉、全麥低筋麵粉、糖、肉桂粉、薑粉、肉豆蔻粉、丁香粉、泡打粉、小蘇打粉與海鹽拌勻。

3. 在電動攪拌器的調理盆裡，放入奶油與有機黑紅糖。用槳狀攪拌配件，以中速攪拌奶油與糖，直到食材變得蓬鬆、顏色變淡，約5分鐘。刮下調理盆邊的食材，再繼續以中速攪拌，分次加入雞蛋，拌勻才加下一顆。再次刮下調理盆邊的食材，攪拌器調成低速，分三次依序加入乾粉類、奶類、香草精與南瓜泥。需要的話，停止攪拌並刮下調理盆邊的食材，確保食材都能攪拌均勻。

4. 將攪拌好的麵糊倒入抹好油的烤模裡，放進烤箱頂部變褐色，牙籤插入中心取出時未沾麵糊的狀態，約55-65分鐘。

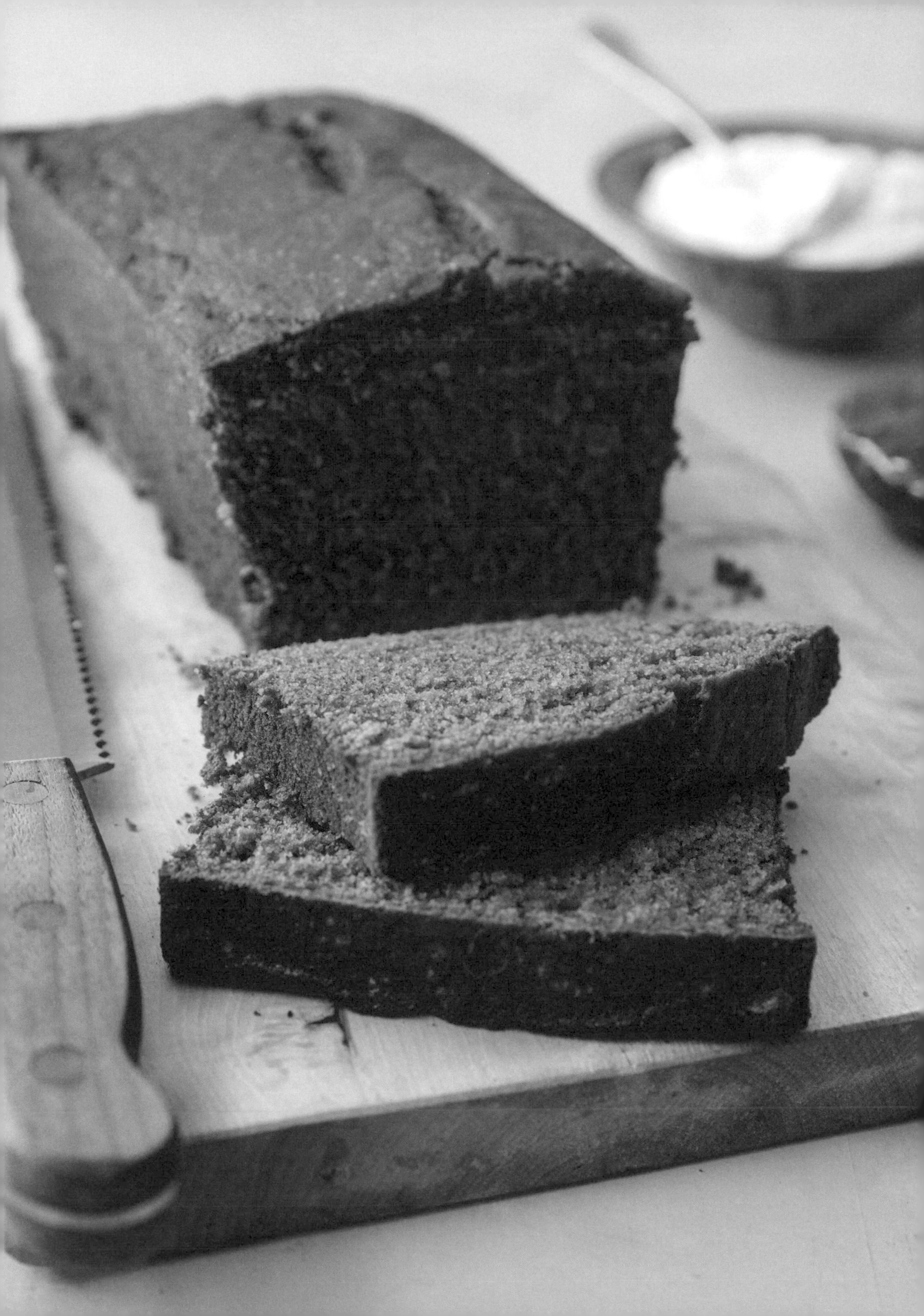

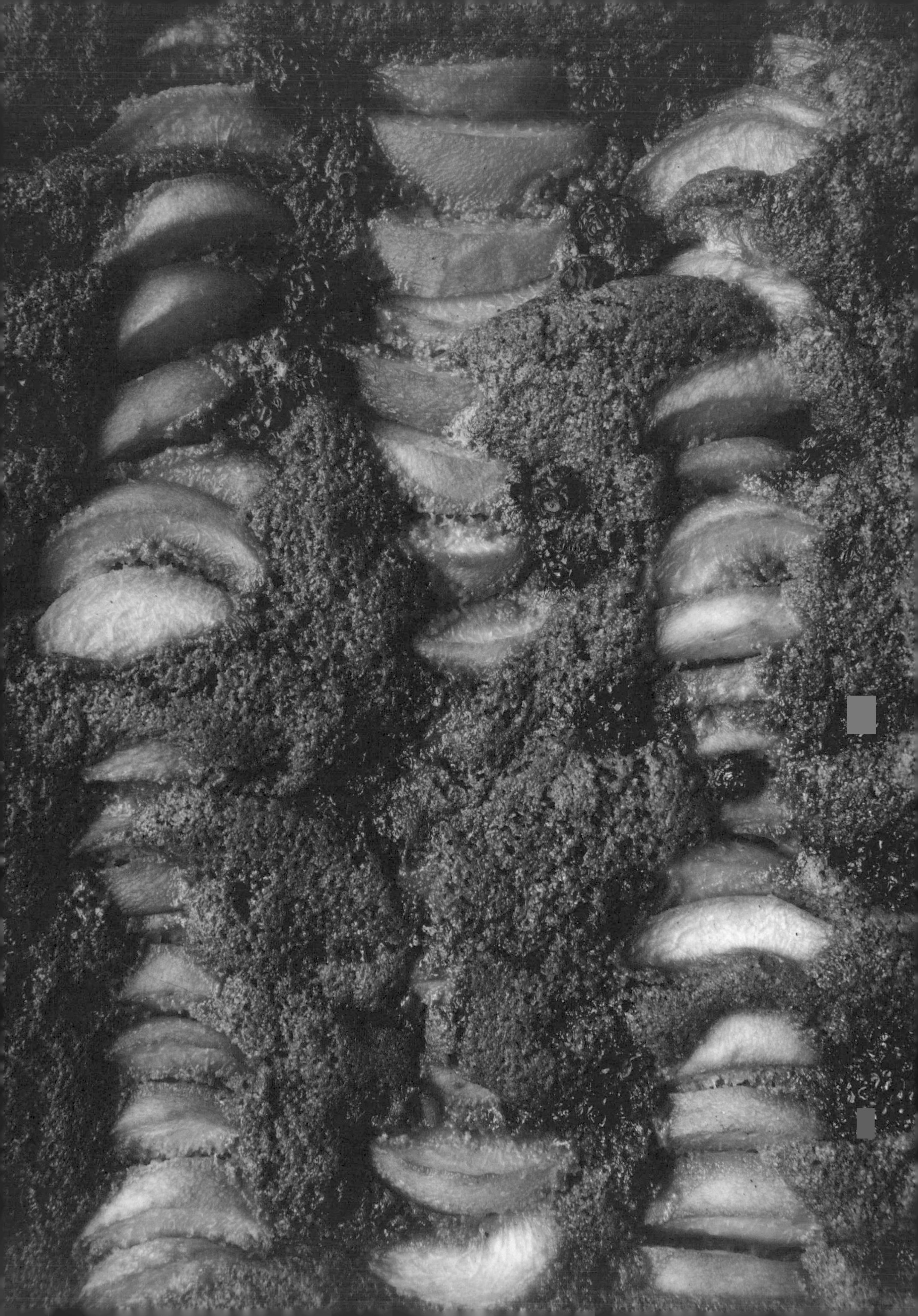

水蜜桃蛋糕
Peach Cake

這是一款老派的單層大塊蛋糕，簡單又美味。斯佩耳特小麥麵粉讓這款蛋糕又輕盈又好消化，切片的新鮮水蜜桃則陷入蛋糕上層，形成的凹陷處剛好適合舀上一大匙柔順的鮮奶油。

阿育吠陀觀點：斯佩耳特小麥這種古老穀物，性質乾燥、溫熱又有澀味，比起現代種類的小麥，對水型能量體質比較不具刺激性。古老穀物性質乾燥、溫熱又有澀味，比起現代種類的小麥，對水型能量體質比較不具刺激性。

可製作一個13x9吋蛋糕（15人份）

1杯（2條）無鹽奶油，軟化，另外多準備一些替烤盤抹油

2杯全麥斯佩耳特小麥麵粉，最好是發芽小麥

2小匙泡打粉

1小匙小蘇打

1 杯椰子糖，另外多準備一些最後撒上

4大顆雞蛋，放至室溫

2小匙香草精

453克（約4杯）切成薄片的去核水蜜桃

克里帕魯打發鮮奶油或腰果鮮奶油（食譜如下，可選擇不加）

1. 烤箱預熱至160℃，用一點奶油替一個13x9吋烤盤抹油。

2. 在一個中型調理盆中，將麵粉、泡打粉與小蘇打拌勻。

3. 在電動攪拌機的調理盆裡，放入奶油與椰子糖。以中速攪拌至食材變得輕盈、蓬鬆。攪拌機持續攪拌的狀態下，分次一顆、一顆加入雞蛋。刮下調理盆邊的食材，再將攪拌器調回中速，加入香草精。將攪拌器調成低速，緩緩加入乾粉類，過程中隨時刮下調理盆邊的食材，讓食材均勻混合。

4. 將拌好的麵糊倒入抹好油的烤盤，抹平表面。麵糊會有一些濃稠。均勻排上水蜜桃切片，再撒上椰子糖。

5. 放進烤箱烤到蛋糕變成金褐色，中心插入牙籤，取出時未沾著麵糊的狀態，約50-60分鐘。放涼後再切成15片。喜歡的話，舀上一勺打發鮮奶油一起食用。

也可以選擇：

- 在夏天，可以使用新鮮的熟水蜜桃，甚至也可以用油桃。不是水蜜桃季節時，可以改用冷凍並解凍的水蜜桃切片。
- 若要多增加一點色彩，擺上水蜜桃後，撒上½杯新鮮藍莓，再撒上椰子糖。
- 我們喜歡用發芽的全麥斯佩耳特小麥麵粉來製作這款蛋糕，這種麵粉讓蛋糕質地柔軟，客人們也發現，發芽的斯佩耳特小麥麵粉，比一般麵粉更易消化。你也可以改用一粒小麥（einkorn）麵粉，它也是一種古代小麥製作的麵粉，客人覺得更容易消化。

↑V
=P
=K

克里帕魯打發鮮奶油
KRIPALU WHIPPED CREAM

= V
↓ P
↑ K

冰的鮮奶油、冰的調理盆與冰的攪拌器，就是能簡單、快速做出打發鮮奶油的方法。有時候我們會加一點蜂蜜，但楓糖漿是我們最喜歡的天然甜味劑。

阿育吠陀觀點：甜的鮮奶油與楓糖漿的組合，最適合用來平衡火型能量體質者的燥熱特質。

可製作約2杯

1杯冰的鮮奶油（heavy cream）

5大匙純楓糖漿

½小匙香草精

1. 將電動攪拌機的調理盆與攪拌器，放進冰箱冰鎮。

2. 取出後，用中速攪拌冰的鮮奶油，直到鮮奶油開始變稠，約1-2分鐘。加入楓糖漿與香草精，繼續攪拌至提起攪拌器時，鮮奶油呈現柔軟的尖角狀。過度攪拌會讓鮮奶油太硬、帶有顆粒口感。打完後立刻使用。

也可以選擇：

- 打發椰漿：如果要做植物性打發鮮奶油，改用397克的罐裝純椰漿（coconut cream）代替，並按照食譜指示製作。如果找不到椰漿，可以將兩罐397克的椰奶拿去冷藏，打開罐頭後，舀起上方浮起的白色椰漿，留下底下透明的椰子水。剩下的椰子水可以拿來替果昔和湯品加味，像是芒果冷湯（P.100）。

克里帕魯腰果鮮奶油
Kripalu Cashew Cream

這款純素食鮮奶油不像牛奶製成的打發鮮奶油那麼輕盈蓬鬆，但仍是非常濃郁、令人滿足的甜品配料。

阿育吠陀觀點：鎂被稱為天然的鎮定劑，腰果富含高劑量的鎂，讓這款甜點幫助那些覺得有壓力、煩躁或焦慮的人，平衡他們的緊張情緒。

可製作約2杯量

1 杯腰果

¼杯蜂蜜

¼小匙香草精

1. 將腰果泡水8-24小時。

2. 腰果瀝乾水分，再放進食物調理機或高速攪拌機裡，攪拌至腰果被攪打成細粉狀。機器繼續運轉，緩緩加入蜂蜜，持續攪拌至混合。接著緩緩加入香草精以及適量的水，約3-4大匙，攪拌至質地類似酸奶油。繼續攪拌至質地變得滑順，約2-4分鐘。立刻使用，或冷藏最多2天。

↓V
=P
↑K

無麩質純素食紅蘿蔔蛋糕
Gluten-Free Vegan Carrot Cake

= V
= P
= K

有些紅蘿蔔蛋糕會甜到讓人覺得很膩，而我們的版本微甜、濕潤，讓你能真正嚐到蛋糕裡的紅蘿蔔絲、核桃與醋栗。

阿育吠陀觀點：蕎麥溫暖、乾燥的特質，能平衡水型能量體質。

可做一條13x9吋蛋糕（可切成15份）

½杯葵花油，另外多準備一些替烤模抹油

¼杯亞麻籽粉

⅔杯無糖蘋果泥

2¼杯無麩質燕麥粉

⅔杯蕎麥粉

2小匙肉桂粉

2小匙泡打粉

1小匙小蘇打

1小匙細海鹽

3¼杯（425克）刨絲紅蘿蔔

⅔杯柳橙汁

¾杯又2大匙有機蔗糖

170克（1½杯）核桃，切碎

170克（1杯）醋栗

2杯香料純素香草糖霜（食譜如下）

1. 烤箱預熱至160℃，將13x9吋蛋糕烤模抹油。

2. 在一個小碗裡，將亞麻籽粉與蘋果泥拌勻，浸泡至少20分鐘，最多1小時。

3. 在電動攪拌機的調理盆裡，將燕麥粉、蕎麥粉、肉桂粉、泡打粉、小蘇打與海鹽拌勻。加入紅蘿蔔絲，並以中速攪拌至紅蘿蔔都裹上麵粉，麵粉也看起來有些濕潤感，約2-3分鐘。攪拌機還在運作中時，加入浸泡過的亞麻籽粉，繼續攪拌至混合均勻。緩緩加入柳橙汁，接著加入葵花油。加入糖，繼續攪拌至糖完全溶解，約1-2分鐘。拌入核桃與醋栗。

4. 將拌勻的麵糊刮入抹好油的烤模裡，放進烤箱烤到插入牙籤到中心，取出時只有一些濕潤的蛋糕屑黏著在牙籤上的狀態，約1小時10分鐘。蛋糕表面會裂開，出現一些小裂縫。讓蛋糕留在烤模裡，在架子上放涼。

5. 完全放涼後，將糖霜均勻抹在表面。接著把蛋糕切成15份。

也可以選擇：

- 這個蛋糕高度大約1吋。如果要烤厚一點的蛋糕，把食譜份量乘以1.5倍，烤的時間多加10-15分鐘。烤蛋糕時，表面開始出現小裂縫，就表示快要烤好了。
- 如果喜歡的話，可以用克里帕魯奶油乳酪糖霜（P.272）代替本食譜裡的香料純素香草糖霜。

香料純素香草糖霜
Spiced Vegan Vanilla Frosting

這是搭配紅蘿蔔蛋糕最完美的糖霜，也完全適合放在南瓜迎賓麵包（P.264），或任何加了香料的蛋糕上。只要不加香料粉、多加一點香草精，就可以變成生日蛋糕上的簡單香草口味糖霜。

阿育吠陀觀點：因為糖霜裡的奶油，大部分的純素食者都不能碰。這款使用精煉過的油品製成的糖霜，雖然適合純素食者食用，但是阿育吠陀建議避免食用過度精製的食物。因此，適量食用特別重要。

可製作約2½杯

3杯糖粉

2大匙南瓜派香料

⅔杯100%棕櫚起酥油，如Spectrum品牌

½杯（1條）純素食奶油，軟化（未打發），如Earth Balance品牌

2小匙香草精

2大匙豆奶，或罐裝全脂100%椰奶

1. 在一個調理盆裡，將糖粉與南瓜派香料粉過篩，放在一旁備用。

2. 將棕櫚起酥油放進電動攪拌機的調理盆裡，以中速攪拌至質地變得滑順，約1-2分鐘。加入軟化的純素食奶油，繼續攪拌至均勻混合。

3. 攪拌速度調成低速後，加入糖粉混合物，視情況將調理盆邊上的食材往碗中刮下，避免食材結塊。加入香草精，攪拌至滑順。最後拌入豆奶，攪拌至糖霜變得滑順、容易抹開。攪拌完立刻使用。

也可以選擇：

- 如果手邊沒有南瓜派香料，自行混合：1½小匙肉桂粉、½小匙肉豆蔻粉、½小匙薑粉與½小匙丁香粉。
- 純素食香草口味糖霜：如果要做能抹在無麩質純素食克里帕魯生日蛋糕（P.273）上的糖霜，在食譜裡省略南瓜派香料，並增加1大匙香草精。

= V
↑ P
↑ K

克里帕魯奶油乳酪糖霜
Kripalu Cream Cheese Frosting

= V
= P
↑ K

這也是一款搭配紅蘿蔔蛋糕的傳統糖霜，只是不用糖粉。蜂蜜增添了獨特的花香，與蛋糕裡的紅蘿蔔和核桃相得益彰。

阿育吠陀觀點：未經熟成的軟乳酪，像是奶油乳酪，更適合火型能量體質，因為成熟鹹乳酪對這類體質者過於刺激。

可製作約1½杯

1杯（227克）奶油乳酪，放置室溫

3大匙蜂蜜

½小匙香草精

將奶油乳酪放進電動攪拌機的調理盆裡，以中速攪拌至滑順，約1-2分鐘。刮下調理盆邊的食材，再拌入蜂蜜與香草精，持續刮下調理盆邊的食材，讓食材充分混合。攪拌完請立刻使用。

無麩質純素克里帕魯生日蛋糕
Gluten-Free Vegan Swami Kripalu Birthday Cake

在2015年，我們的首席烘焙師，凱西·利根薩（Cathy Ligenza），被賦予一項任務，那就是替史瓦密·克里帕魯——我們瑜伽與養身中心就是以他為名成立的——百年誕辰製作慶生蛋糕。凱西研發出一款簡單的無麩質、純素，且散發著椰子與香草香氣的純白色蛋糕。做法非常簡單，我們到現在有員工節慶都會製作這款蛋糕。

阿育吠陀觀點：根據史瓦密·克里帕魯，「至高的靈修，就是不帶評判的自我觀察。」帶著跟大師一樣的心境：徹底拋下自我，適量享用一塊這個生日蛋糕吧。

可製作一個13x9吋蛋糕（可切成15份）

¼杯葵花油，另外多準備一些替烤模抹油

1杯糙米粉

1杯木薯粉

¾杯椰子細粉

1¼杯有機蔗糖或椰子糖

1¼小匙泡打粉

1¼小匙小蘇打

1¼小匙細海鹽

1小匙黃原膠

⅓杯無糖蘋果泥

⅔杯罐裝全脂100%椰奶

1大匙+1小匙香草精

1小匙新鮮檸檬汁

2½杯純素香草口味糖霜（**P.271****）**

= V

= P

= K

1. 烤箱預熱至190℃，將一個13x9吋烤模抹油。

2. 在一個大型調理盆裡，將糙米粉、木薯粉、椰子細粉、蔗糖、泡打粉、小蘇打、鹽與黃原膠，過篩拌勻。

3. 在電動攪拌機的調理盆裡，將蘋果泥、椰奶、油、香草精與檸檬汁，以中速拌勻，約1-2分鐘。將攪拌機調成低速，緩慢且分次加入乾粉食材，每次加入要用刮刀刮下調理盆邊上的食材。繼續攪拌至麵糊看起來濃稠、滑順，約2-3分鐘。慢慢加入1¼杯溫水，同時刮下食品處理機邊上的食材，直到所有麵糊都拌勻。將攪拌速度調成中低速，繼續攪拌至麵糊變得非常滑順，再1-2分鐘。

4. 將攪拌好的麵糊倒入抹好油的烤模裡，烤到蛋糕變成深金褐色，輕壓時蛋糕體會回彈，插入牙籤，取出時牙籤上不沾任何麵糊即是烤熟了，約30分鐘。將蛋糕留在烤模裡，放在架子上放涼。

5. 徹底放涼後，在蛋糕表面均勻抹上一層糖霜。將蛋糕切成15份。

也可以選擇：

- 如果要做一個圓形、兩層的生日蛋糕，將兩個9吋圓型蛋糕烤模抹油，油上再撒一些糙米粉，倒扣烤模並拍掉多餘的粉。按照食譜烤蛋糕。糖霜食譜份量要增加成二或三倍。將糖霜抹在第一層的表面上，放上第二層，再將糖霜抹在表面與整體蛋糕邊上。
- 也可以製作圖片中（P.275）的四層蛋糕，只要按照上面指示烤出兩個圓形蛋糕。接著，將每一個圓形蛋糕橫切成兩份，就有四層蛋糕了。第一層表面抹上覆盆子或草莓果醬，第二層抹糖霜，第三層再抹果醬，最上層的表面與整體蛋糕邊再抹上糖霜。

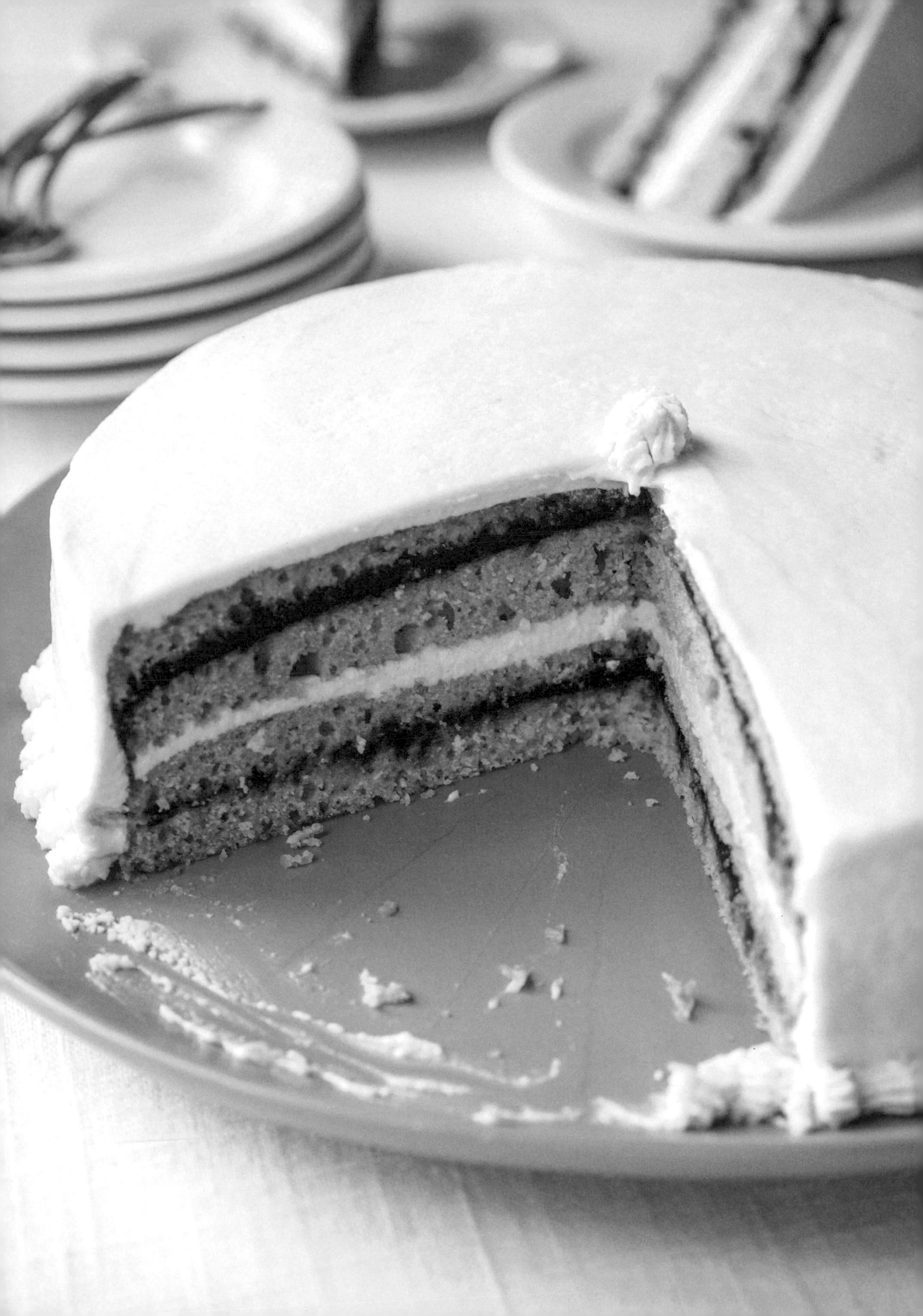

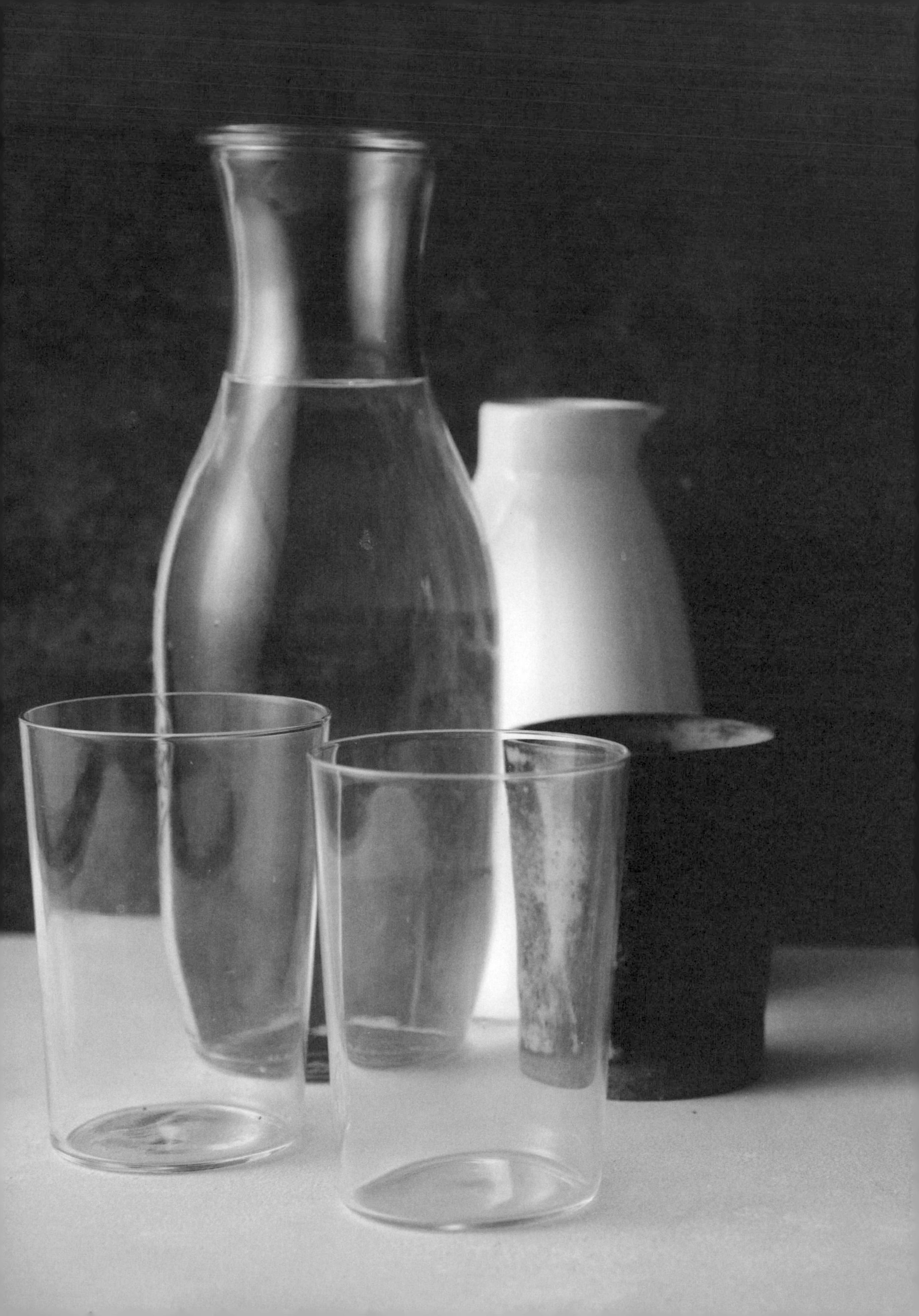

果汁、茶與氣泡飲

最容易獲得自我療癒能力的方式，或許就從喝下一杯茶飲、果汁或療癒高湯開始。我們鼓勵你隨時都能攝取這些飲品，幫助身體補充水分、淨化、排毒與提神。

在克里帕魯養生中心，所有飲料都是自己製作的，除了當地取得的蘋果酒，以及搜集來自世界各地的熱茶。秋冬的月份裡，我們會提供克里帕魯香料茶（P.282）與生命能量奶（P.285）來幫助增強消化火焰。到了夏天，客人們很愛喝薰衣草冰紅茶（P.286）、泰式羅勒檸檬汁（P.289），偶爾也愛喝克里帕魯生薑醋味蜜糖飲（P.291），這是一種來自新英格蘭地區，用純楓糖漿、蘋果酒與新鮮薑塊製成的特色飲品。

有趣的是飲料對身體最有益的地方，其實是它的溫度。水能很有效率地傳導溫度，冬天的季節，或是只要覺得冷的時候，喝杯熱飲或高湯就能安撫並療癒全身，因為身體的溫度因溫暖的飲品而得到平衡。同樣地，到了夏天或任何覺得熱的時候，冷飲能讓身體降溫，覺得清爽又有活力了。

茶與其它飲料的另一個美妙之處，就是它們將其它健康的成分萃取到液體裡。在濕冷的早晨，一杯熱熱的克里帕魯香料茶（P.282）不只能暖身，還能帶來薑和白豆蔻的抗發炎、助消化特質，以及肉桂與丁香的抗菌、提升免疫力功效。在比較溫暖的月份，一杯清爽的小黃瓜、羽衣甘藍、生薑和蘋果汁（P.292）還能讓你補充到多種有療效的維生素、礦物質與抗氧化物，同時也很容易消化。

豆類、小扁豆、全穀物、蔬菜與水果，確實組成基本的健康飲食。冷熱飲料也能讓你在補充營養的同時，還能改善心情。請盡情享用。

早晨高湯
Morning Broth

大佛吧台每天都有提供這款味道乾淨的高湯。它介於飲料與湯品之間。早上喝這個高湯，能夠很溫和地結束斷食。而且非常容易製作，又能用任何你喜歡的蔬菜。

阿育吠陀觀點：有些早上，你的身體沒有辦法吃一整份早餐。如果覺得自己消化狀況不佳，這個清淡的高湯能幫助你開啟一天的行程，但不至於會讓身體感到沈甸甸的。

4人份

5杯蔬菜高湯（P.281）或水（如果要避開洋蔥）

¾杯切成¼吋丁狀的地瓜

¼杯切成¼吋丁狀的紅蘿蔔

¼杯切成¼吋丁狀的芹菜

1小塊（約½吋）昆布

½杯切碎的羽衣甘藍，最好是拉齊納多羽衣甘藍

細海鹽或無麥麩醬油

在一個中型湯鍋裡，放入高湯、地瓜、紅蘿蔔、芹菜與昆布。蓋上鍋蓋，以中火煮到微滾。調成小火，繼續蓋著鍋蓋燉煮到地瓜變軟，約15分鐘。將火關掉，再拌入羽衣甘藍。羽衣甘藍應該會在放入湯裡的一、兩分鐘軟化、變成鮮綠色。試喝高湯，按照自己的口味以鹽調味。取出昆布，趁熱上桌。

也可以選擇：

- 可以加入任何你喜歡的根莖蔬菜和葉菜類組合：像是蕪菁與白蘿蔔，以及菠菜和瑞士甜菜。

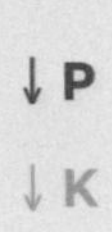

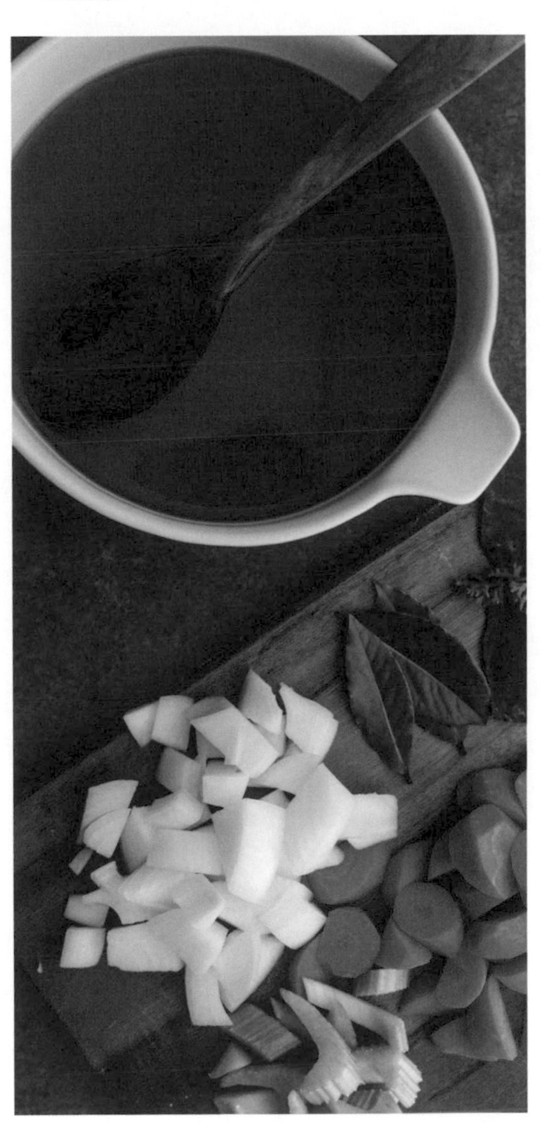

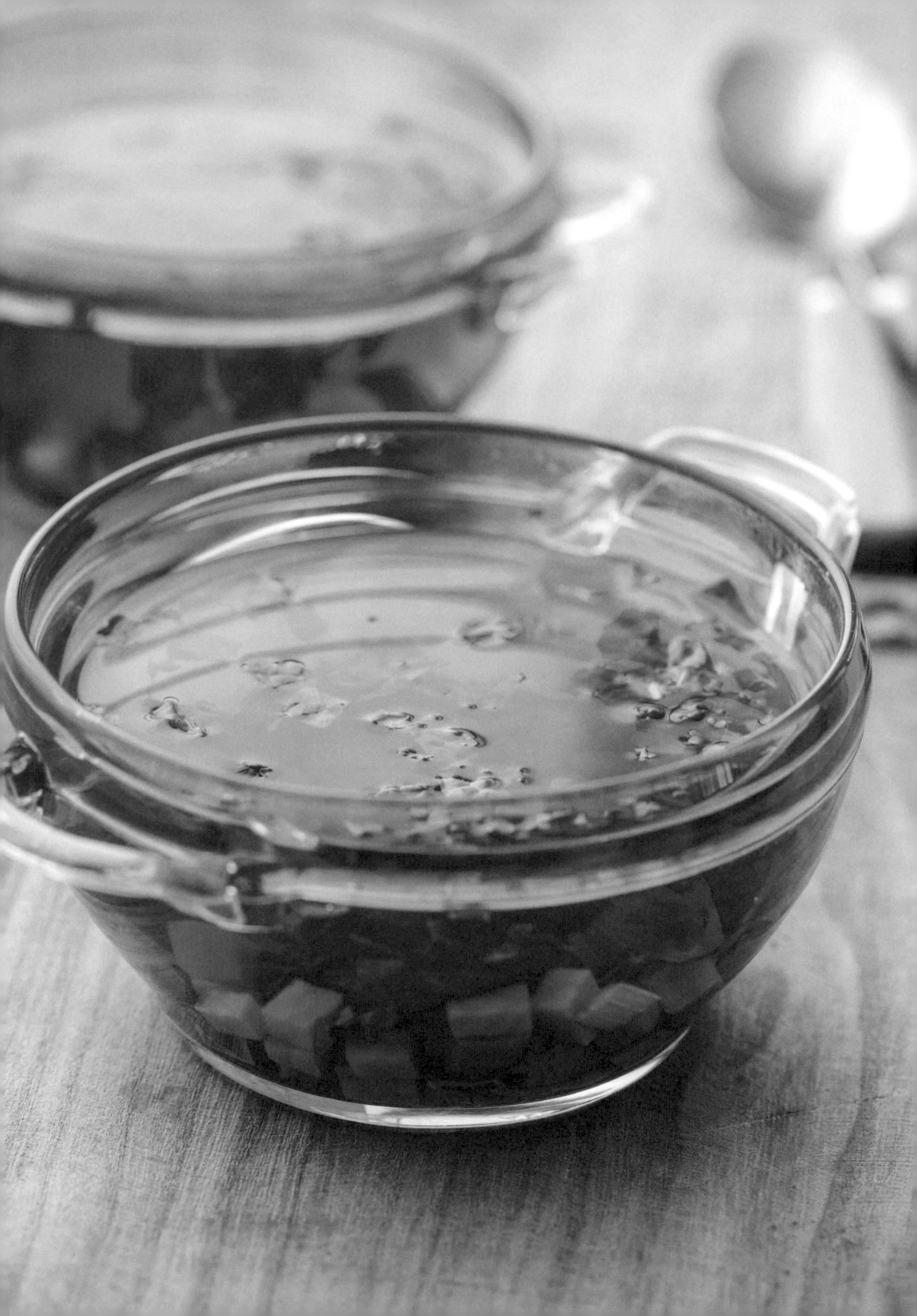

蔬菜高湯
VEGETABLE STOCK

↓V
↓P
↓K

這個中性風味的高湯，是克里帕魯養生中心療癒熱飲「早晨高湯」（P.279）的基礎食材。從燉煮的早餐穀物如早餐濃粥（P.70），到中東香草烤雞與小扁豆佐綜合香料優格醬（P.222）這類主食，我們也會將這個蔬菜高湯加進多種佳餚裡。在冷凍庫裡存放一些高湯，就能隨時變出具有修復力的飲品或美味餐點。

阿育吠陀觀點：自製蔬菜高湯一定比市售高湯的風味更濃郁、更營養。只需要把平常切下來的新鮮蔬菜渣放在冷凍庫裡，蒐集夠多就拿來燉煮成高湯。

可製作3.8公升份量

4顆中型洋蔥，切碎

907克紅蘿蔔，切碎

6根芹菜，切碎

1把新鮮歐芹，切碎

2片月桂葉

3吋寬昆布

1. 將所有食材放進一個大型高湯鍋裡，注入5.7公升水。以大火煮沸後，調成中小火，繼續不加蓋燉煮30分鐘。關火後，靜置30分鐘。

2. 用細篩網過濾高湯。立刻使用，或冷藏最多一週，或冷凍最多一個月。

也可以選擇：

- 保留一些褐色的洋蔥皮，就能煮出顏色較深的高湯。
- 如果要味道更濃郁，燉煮時間可以延長至2小時。

克里帕魯香料茶
Kripalu Chai

↑V
=P
↓K

我們建議喝香料茶，作為熱咖啡的替代品。薑、肉桂、白豆蔻、丁香、八角與黑胡椒粒，混合而成一種有滋養效果、風味濃郁、療癒的同時又刺激的飲料。

阿育吠陀觀點：濕濕冷冷的早晨，咖啡因能幫助你啟動身體各種機制。不過，炎熱的夏天，咖啡因就有些太燥熱了。一般來說，對火型與風型能量體質者也過於燥熱，但他們可以改享用未加茶葉、只加香料的飲品。如果將牛奶改用杏仁奶，這個飲品對水型能量體質也有平衡的效果。

4人份

2大匙整粒白豆蔻

2小匙整粒丁香

2根肉桂條

1顆八角

½小匙黑胡椒粒

1大匙切成細絲的鮮薑

2杯奶，任何種類皆可

4個紅茶包

1-3大匙巴西蔗糖（rapadura）、壓實的黑糖，或任何你喜歡的甜味劑

1. 在一個穩固的工作台上，用一塊粗棉布蓋著白豆蔻、丁香、肉桂、八角與黑胡椒粒。用一個擀麵棍或鑄鐵鍋，將香料輕輕壓碎，幫助它們釋放香氣。用粗棉布將壓碎的香料與鮮薑包起來，或是放進一個大型濾茶球。

2. 將牛奶或植物奶、2杯水與香料袋一起放進一個中型湯鍋裡，以大火煮沸。調成中小火，繼續燉煮約15分鐘。

3. 接著再次以大火煮沸，關火後立刻放入茶包。讓茶包浸泡5分鐘，再過濾掉所有食材。

4. 拌入喜歡的甜味劑，攪拌至完全融化。請趁熱飲用。

也可以選擇：

- 若要在天氣暖和時喝冰的香料茶，先徹底放涼，再將香料茶倒入裝滿冰塊的高玻璃杯裡。
- 若要符合原始人飲食，不要加奶類，並將水量增加為3杯。若要做純素食版本，請改用杏仁奶。

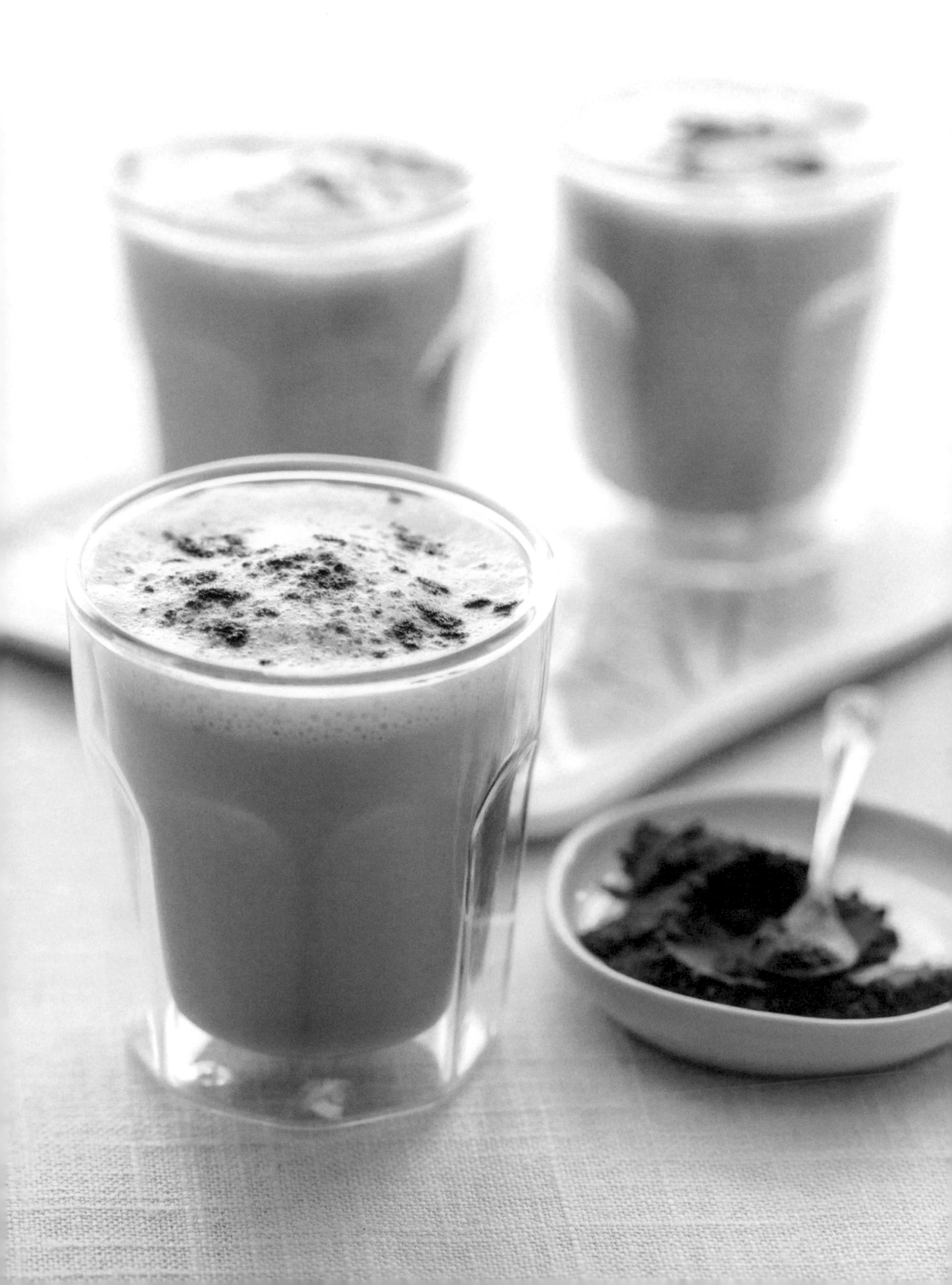

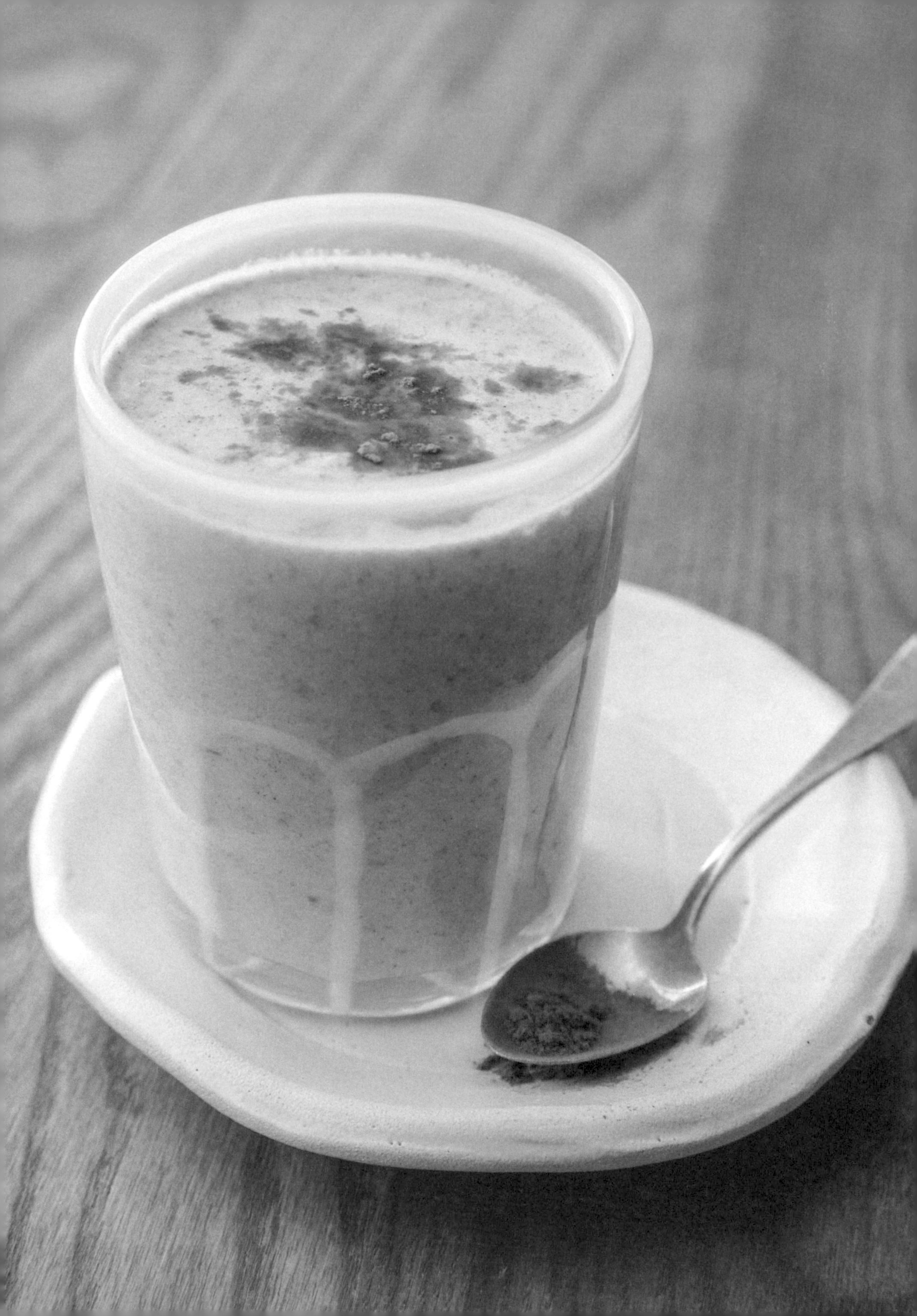

生命能量奶
Ojas Milk

無論是大人小孩，需要那麼一點安慰感的時候，喝一杯溫暖的香料奶香飲料可能再適合不過了。這款飲料也很適合配無麩質鹽味雙巧克力豆餅乾（P.253）和柳橙餅乾的無麩質狂想曲（P.256）一起享用。

阿育吠陀觀點：生命能量（ojas）是促進身體免疫力、心理適應性且能維持生命的一股能量。生命能量能讓你在流感期間保持健康，工作加班時，幫助你保持活力。溫暖的飲品適合消化功能比較強健的時候享用，改用杏仁奶或米漿製作，也比較適合水型能量體質者。

4人份

¼杯杏仁片

4杯全脂牛奶，或米漿或杏仁奶

8顆椰棗，去核切碎

½小匙薑粉

½小匙肉桂粉

½小匙白豆蔻粉

1. 用水蓋過杏仁片，浸泡一晚。

2. 杏仁瀝乾水分，放入一個中型湯鍋裡，加入喜歡的奶類，以及椰棗、薑粉、肉桂粉與白豆蔻。以中火加熱液體至微滾，再繼續燉煮到椰棗變軟，約8分鐘。

3. 每一個杯子裡，倒入½杯奶量，同時放入一些椰棗和杏仁片。

↓V
↓P
=K

也可以選擇：

- 若要製作一杯滑順、有奶泡的熱飲，按照食譜指示燉煮食材後，用浸入式攪拌棒或直立式攪拌機，將所有食材打成泥。
- 黃金奶（Golden Milk）：跟著其它香料一起加入一點薑黃粉，飲料顏色會變得金黃美麗，還有抗發炎的作用。

薰衣草冰紅茶
Iced Lavender Black Tea

↑V
=P
↓K

這是我們自己的南方甜茶版本，還多加了一味薰衣草。薰衣草具有舒緩、凝神的功效，同時也能改善大腦功能。

阿育吠陀觀點：薰衣草能緩解壓力與焦慮感，因此與具有刺激性的咖啡因一起飲用特別搭配。

4人份

6個英式早餐茶茶包

2大匙乾燥薰衣草

2大匙蜂蜜或龍舌蘭糖漿

1. 在一個中型湯鍋裡，將1½杯水煮沸。浸入茶包與薰衣草，並且關火。蓋上鍋蓋，浸泡約5分鐘。

2. 用細的濾網過濾茶包，再拌入蜂蜜與2¾杯冰水。立刻倒在冰塊上一起飲用。也可以放在冷藏最多3天。

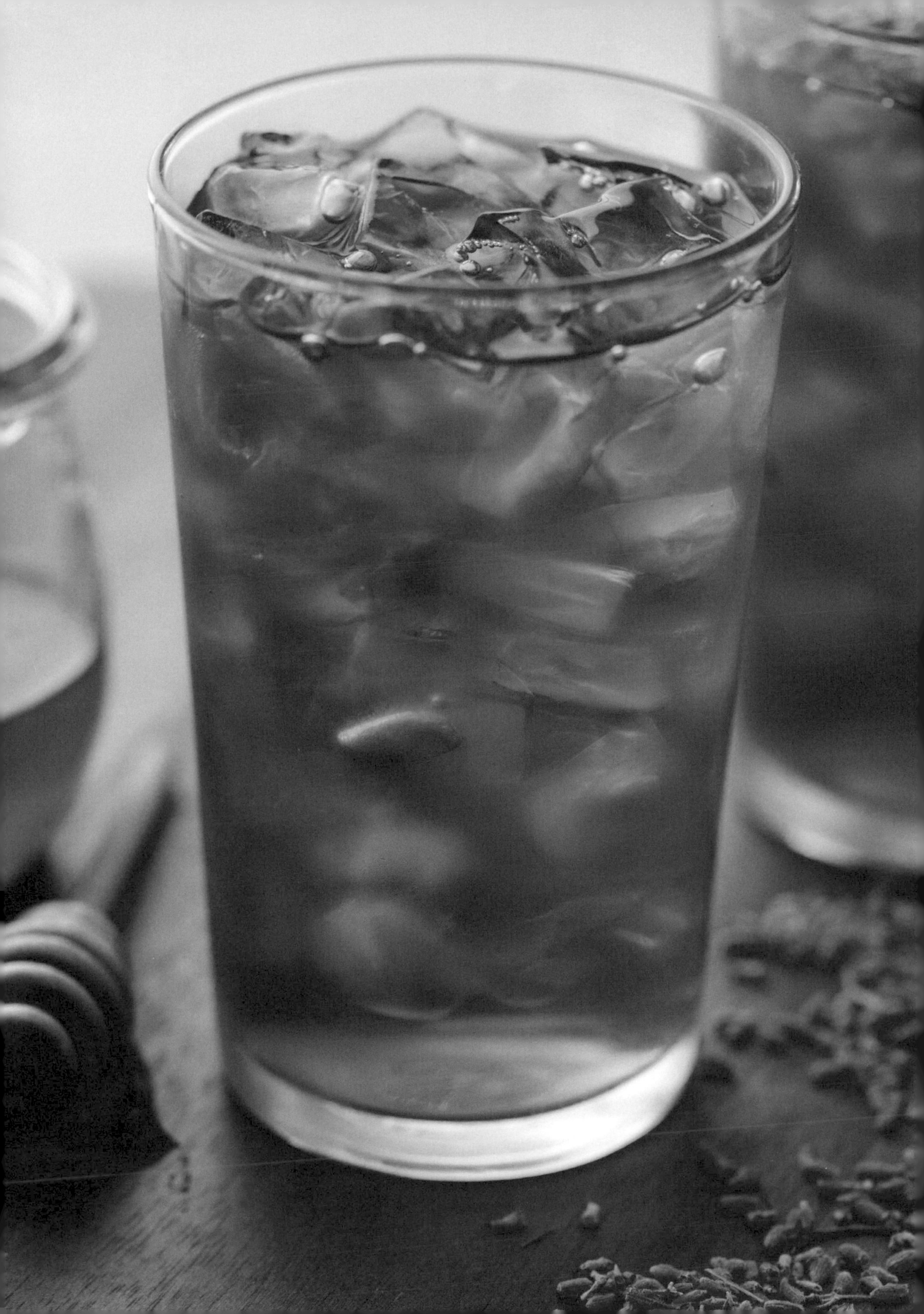

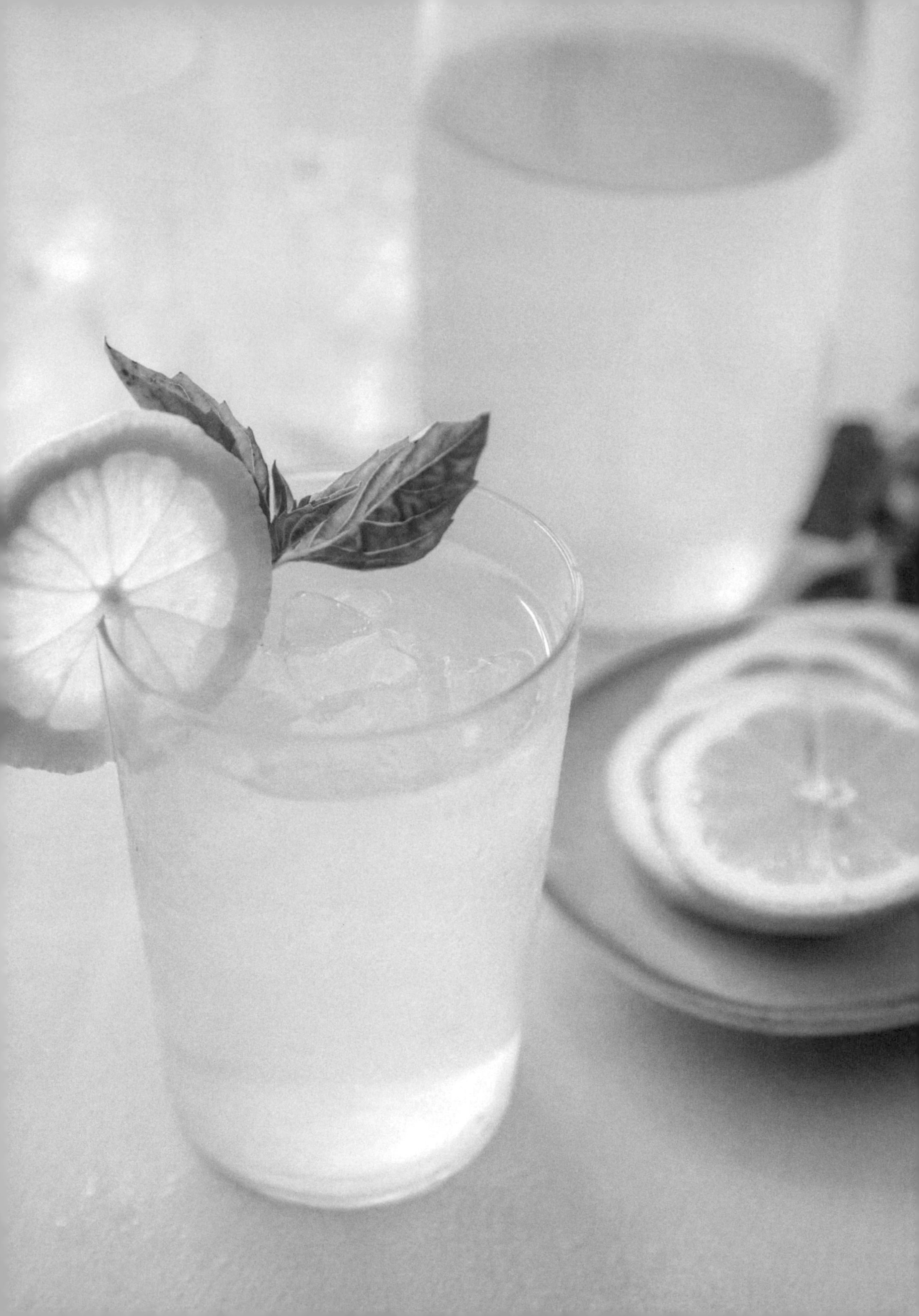

泰式羅勒檸檬汁
Thai Basil Lemonade

克里帕魯養生中心的阿育吠陀香草園位在主要大樓的頂樓。某一年夏天，香草園裡的香草瘋狂生長，所以我們把這些香草浸泡成各種風味的糖漿，用來製作檸檬汁。這是其中我最喜歡的一款。

阿育吠陀觀點：比較溫暖的月份裡，酒精的燥熱特質，加上來自太陽的熱能，容易導致身體發炎，影響到消化功能的健全。這個冷飲最適合當作夏天的偽雞尾酒。若要做得更適合火型能量體質者，食譜中的萊姆可以換成檸檬。

4人份

½杯壓實的泰國羅勒或一般羅勒，另外多準備一些作為裝飾

½杯有機蔗糖

1小撮喜馬拉雅鹽岩

½杯新鮮檸檬汁，以及4片檸檬

4杯氣泡水或開水

1. 將羅勒、糖、鹽與½杯水，放入一個小湯鍋裡。以中火煮到微滾後，繼續燉煮10分鐘，關火後放涼。將這個糖漿液冷藏至少1小時，最多5天。

2. 取出羅勒葉，在糖漿液中拌入檸檬汁與氣泡水。倒入裝有冰塊的玻璃杯。放上一枝羅勒，杯緣放上一片檸檬。

也可以選擇：

- 製作糖漿液時，可以變換口味，改用迷迭香或薄荷取代羅勒。

↓V
=P
=K

摩洛哥薄荷冰茶
Moroccan Mint Iced Tea

↑V
↓P
↓K

加糖綠茶搭配綠薄荷的療癒組合，在阿拉伯世界是經典的搭配。傳統做法是做成熱飲，但我們會在夏天加冰塊喝，作為含咖啡因熱飲的替代品。

阿育吠陀觀點：綠茶的咖啡因比咖啡少，比較適合火型能量體質者。涼性的薄荷也能改善消化功能。如果你覺得消化不大好，可以做成熱飲或放至室溫，而不是喝冰的。

4人份

3個綠茶茶包

¼杯壓實的新鮮綠薄荷（spearmint）或胡椒薄荷（peppermint）葉，另外多準備幾枝當作裝飾用

1大匙蜂蜜或龍舌蘭糖漿

1. 在一個中型湯鍋裡，將2½杯水煮沸。浸入茶包與薄荷，關火。蓋上鍋蓋，浸泡約7分鐘。

2. 以細濾網過濾茶包，再拌入蜂蜜與2杯冷水。倒入裝有冰塊的杯子裡，放上一枝薄荷當作裝飾，立刻飲用。你也可以冷藏最多3天。

克里帕魯生薑醋味蜜糖飲
Kripalu Switchel

生薑醋味蜜糖飲是新英格蘭地區的經典冷飲，是用楓糖漿、蘋果醋與鮮薑製成。這是我們加了薑黃的版本，顏色會變得金黃，又有助於改善消化。

阿育吠陀觀點： 香甜的楓糖漿、酸味的醋、強烈的香料與一小撮鹽，讓這款飲料非常平衡，特別適合幫助溫暖無精打采的消化系統。

↓V
↑P
=K

4人份

2大匙純楓糖漿

2大匙生蘋果醋，如Bragg' s品牌

1½小匙新鮮薑黃碎末，或 小匙薑黃粉

1½小匙新鮮薑末

⅛小匙細海鹽

1. 將楓糖漿、醋、薑黃、薑末與海鹽，倒入一個236毫升的玻璃罐裡。蓋上瓶蓋，劇烈搖晃至食材混勻，放進冰箱冷藏24小時。

2. 用細網篩過濾，倒入946毫升玻璃罐中，過濾掉的食材丟棄。拌入4杯水並試試味道，按照自己的口味，加入一點楓糖漿、醋或水。倒在冰塊上一起享用。

也可以選擇：

- 如果要在比較冷的月份改喝熱飲，在生薑醋味蜜糖飲裡加入4杯熱水而不是冷水。
- 如果要符合原始人飲食，將醋改用檸檬汁代替。

小黃瓜、羽衣甘藍、生薑和蘋果汁
Cucumber, Kale, Ginger, and Apple Juice

↑V
↓P
= K

這是我們克里帕魯養生中心最基本的綠拿鐵。喝這個飲料能讓消化系統稍微休息一下，同時攝取到關鍵營養素，像是維生素A、維生素C與維生素K，鉀和鈣等礦物質，以及類胡蘿蔔素中的葉黃素與玉蜀黍黃素（zeaxanthin），有助於預防黃斑部退化，也具有強效的抗氧化效果。

阿育吠陀觀點：想要減輕消化負擔，可以改喝蔬果汁。到了夏天，這種綠拿鐵能提供營養，同時緩解消化各種飲食中的蛋白質與高纖蔬菜的負擔。

4人份

4杯稍微壓實的羽衣甘藍（菜梗也可以加入）

2條小黃瓜或溫室小黃瓜

2顆蘋果，例如紅粉佳人或脆蜜蘋果，切成塊狀

½顆小顆的球莖茴香，切成塊狀

¼杯壓實的香菜葉與小菜梗

½顆檸檬，去皮

1片約½吋寬的鮮薑

所有食材切成適合自家榨汁機的大小，一個一個放入，汁最多的種類先放。榨汁完成後，倒入四個玻璃杯。如果榨出來的果汁氣泡很多，上桌前先用細網過濾。

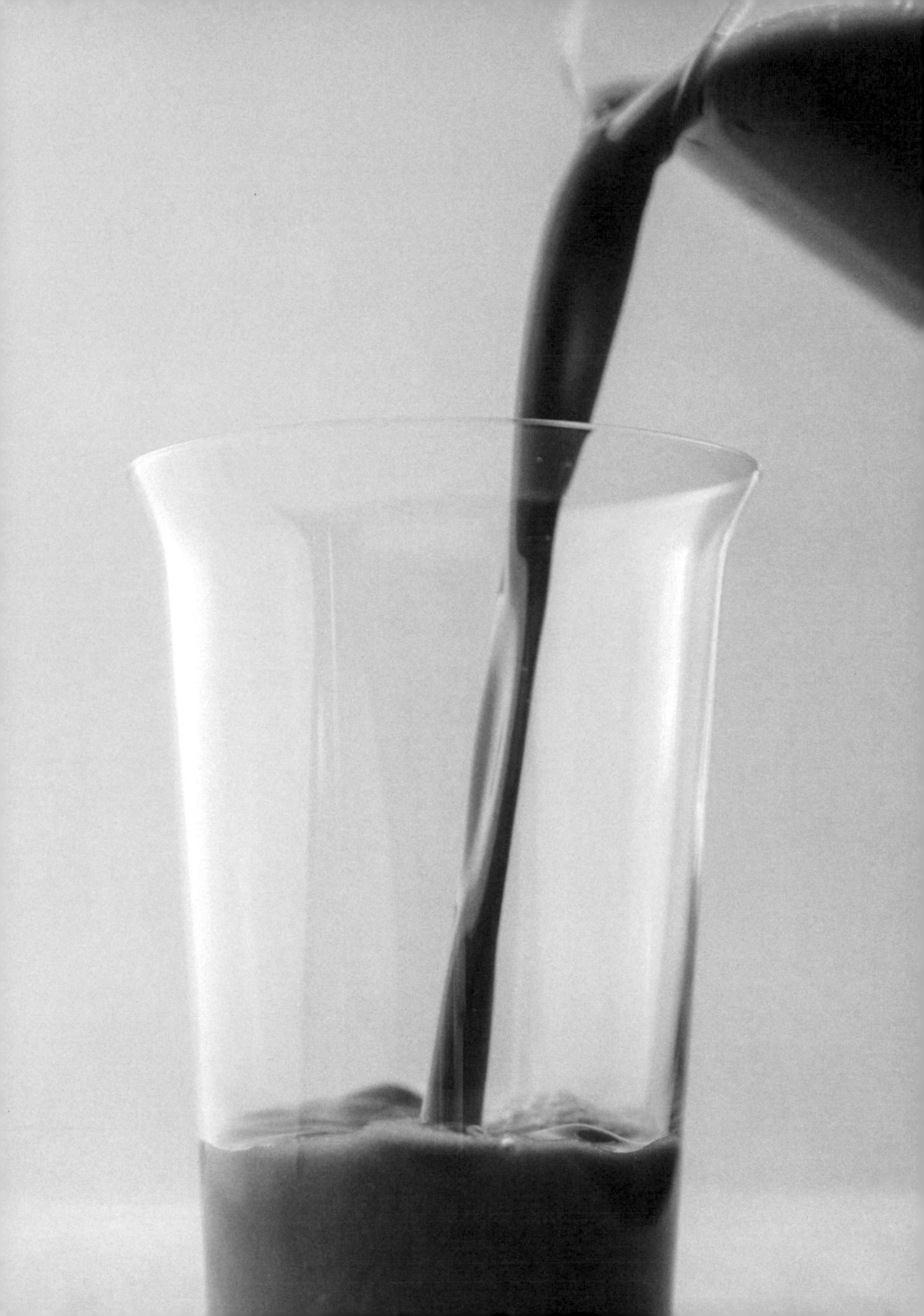

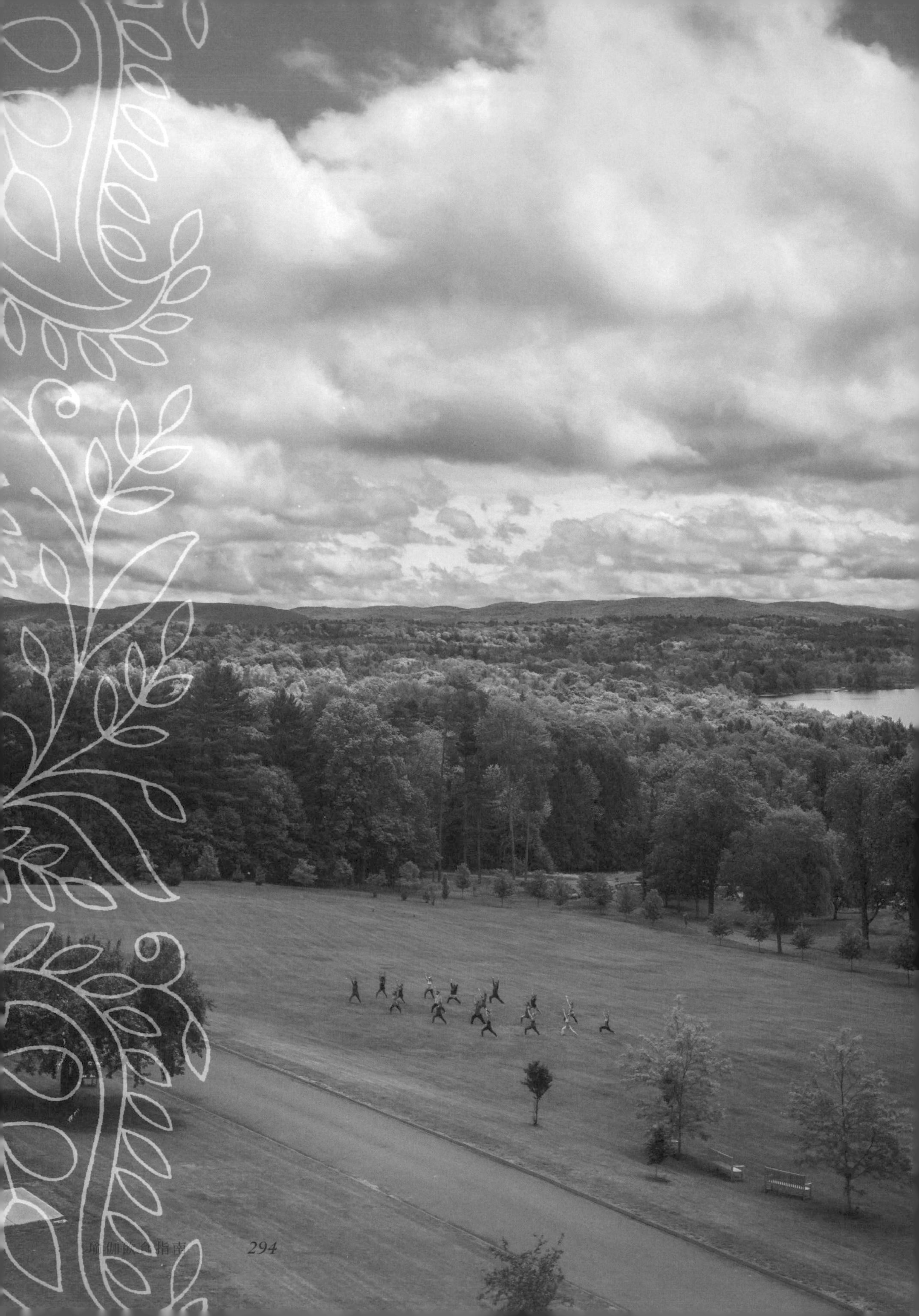

附錄

特殊飲食食譜

所有的食譜在書寫的時候，都有考慮到不同的飲食限制。雖然許多食譜是純素食或素食的，我們也會提供替代方式與選擇，讓食譜可以符合不同的純素食、素食、原始人飲食、生食、無糖、無奶、無麩質或無穀物等飲食需求。利用以下列表，可以找到自己需要的特殊飲食食譜。用星號（*）標示的食譜，表示若參照食譜的變化方式或選擇，就能符合該飲食需求。

無乳製品食譜

無麩質食譜

無穀物食譜

健康重開機（潔淨）食譜

原始人飲食食譜

生食食譜

無糖食譜

純素食(維根)食譜

素食食譜

六種材料食譜（不包括鹽、胡椒、油和水）

30分鐘食譜

致謝

我很幸運能在克里帕魯養生中心承接一個非常獨特又規劃周全的的餐飲服務，我希望向所有炊事員、志工與廚師前輩致敬，並且表達我的感謝，是他們為現在的廚師打造一個能盡情發揮、支持顧客美食體驗的舞台。

我要大聲感謝克里帕魯阿育吠陀學院的主任，艾琳．卡斯皮爾森（Erin Casperson），感謝她為本書提供自己的阿育吠陀觀點，也提供自己的幽默感，以及堅持做自己。

謝謝我們的烘焙坊經理，凱西．利貞薩（Cathy Ligenza），感謝她多年的付出，研發本書中的烘焙食譜，也要感謝她持續努力不懈，不斷尋找新烘焙點子。

謝謝資深助理廚師，辛地．林（Sinti Lin），感謝他負責整個廚房的運作，以及試做食譜時的所有協助。

謝謝我們的營運經理，史蒂夫．謝曼（Steve Sherman），感謝他在本部門提供的無限支持，以及幫助我，在即使正確食物沒出現的情況下，還是完成書籍裡的照片拍攝。

感謝好友戴夫．喬艾琴（Dave Joachim），感謝他努力幫助我將本書資訊從我混亂的腦袋中引出，還成功印刷出來。自從 90 年代，我大概還沒有跟任何人講過那麼多電話了！謝謝你在工作上表現出的專業、耐心與輕鬆的心態。我也要感謝戴夫的太太，克里斯汀．布謝爾（Christine Bucher），以及他們的兩個兒子，奧古斯都與麥鐸斯（August and Maddox），謝謝他們試吃所有食譜的食物——而且對每道菜都讚譽有加！

感謝我們的代理人，莎莉・艾苦斯（Sally Ekus），謝謝她幫助克里帕魯養生中心實現整個計畫，還幫忙介紹大衛。我要大大感謝我們的編輯，瑪妮・寇奇藍（Marnie Cochran），謝謝她在這本書的發展過程中，持續提供冷靜客觀的引導，也謝謝巴蘭坦（Ballantine）出版社裡的所有員工，幫助我們成功出書。

謝謝布萊恩・山謬爾斯（Brian Samuels）與凱特琳・凱爾蒂（Catrine Kelty），謝謝你們用這些美麗照片，讓美食躍然紙上——也謝謝你們教我許多超棒的食物拍攝技巧！

謝謝行政廚師助理，謝爾比・朵瑟恩（Shelby Drosehn）。他是一位天生的領導者，並且自從我在 2010 年開始在克里帕魯瑜伽廚房工作開始，一直伴隨著我，我在任期間得到的任何成就，他鐵定有相同的功勞。

無比感謝我們目前在職的所有炊事員、助理廚師、經理、服務員、膳務員、蔬菜整備員、烘焙師，採購東西的人、收拾東西的人、修理東西的人，以及謝謝克里帕魯餐飲服務中，所有做事務性工作的員工。你們全部一起、穩定地提供，那些熱愛造訪我們的顧客所愛的經驗…你們真的太棒了！

謝謝泰瑞・摩爾（Terry Moore），我的第一個老闆與良師，感謝他給一位留著鍋蓋頭髮型、害羞的十四歲小子一次機會，在他的餐廳裡當雜工，並展現給他看究竟何謂真正的「服務」。

感謝安德瑞雅・詹恩（Andrea Zahn）與奈德・立威特（Ned Leavitt）為克里帕魯養生中心做的所有幕後工作。

最重要的是，我要謝謝我的家人，安柏、哈丁、潔絲敏與戴莎，謝謝你們在我「工作時」支持我，也總是能激勵我做得更好。

最後，謝謝克里帕魯養生中心每年數千名的顧客，謝謝你們的造訪，也謝謝你們為自己努力，也願意嘗試我們的食物，我們會永遠感恩。